Kessel · Boundy
Farbatlas Klinische Orthopädie

Lipmann Kessel · Uta Boundy

Farbatlas Klinische Orthopädie

W DE G

Walter de Gruyter
Berlin · New York 1984

Titel der Originalausgabe:
L. Kessel, U. Boundy: A Colour Atlas of Clinical Orthopaedics. Wolfe Medical Publications Ltd., London, 1980.

Deutsche Übersetzung von Roland Wolff.

Autoren:
Lipmann Kessel, MBE MC FRCS, Professor of Orthopaedics, Institute of Orthopaedics, Royal National Orthopaedic Hospital, London

Uta Boundy, Department of Medical Photography, Institute of Orthopaedics, London.

Das Buch enthält 771 Abbildungen.

Für Beryl, Sara und Abigail

CIP-Kurztitelaufnahme der Deutschen Bibliothek

Kessel, Lipmann:
Farbatlas klinische Orthopädie / Lipmann Kessel ; Uta Boundy. [Dt. Übers. von Roland Wolff]. – Berlin ; New York : de Gruyter, 1983.
Einheitssacht.: A colour atlas of clinical orthopaedics ⟨dt.⟩
ISBN 3-11-009725-7

NE: Boundy, Uta:

Satz: Druckerei Appl, Wemding
Druck: Smeets-Weert, Niederlande
Bindung: Lüderitz & Bauer GmbH, Berlin

Inhalt

Danksagungen

Ich möchte meinen ehemaligen und gegenwärtigen Kollegen des Royal National Orthopaedic Hospital und des Institute of Orthopaedics (London) für ihre Hilfe bei der Auswertung des Materials in diesem Atlas danken. Dank für die Erlaubnis zur Veröffentlichung ihrer Abbildungen gebührt ferner: Dr. Barbara Ansell (Abb. **118**), G. L. W. Bonney (Abb. **394**), Dr. Mercer Rang (Abb. **133**), Dr. Gerald Stern (Abb. **189** und **190**) und den Abteilungen für Medizinische Fotografie des Institute of Orthopaedics, ferner der Londoner Krankenhäuser St. Bartholmew's, Charing Cross und University College. Dr. Paul Byers hat mir wesentlich bei der Interpretation der Mikrofotografien geholfen. Veronika Aurens half bei der Auswahl der Röntgenaufnahmen; Ruth Campbell und Pat Sugden recherchierten die entsprechenden Krankengeschichten. Betty Walton bewies große Geduld und Sachverstand in der Vorbereitung des Manuskriptes. Ich möchte allen meinen Dank und meine Anerkennung aussprechen.

Uta Boundy, Medizinische Fotografin am Institute of Orthopaedics, die ständig bei der Vorbereitung des Manuskriptes mitgearbeitet hat, wird im Titelbogen des Bandes genannt.

1. Generalisierte Erkrankungen

Für klinisch tätige Orthopäden ist es faszinierend, Diagnosen bei Patienten zu stellen, die sich zunächst mit einer deutlich lokalisierten Formabweichung oder Behinderung vorstellen, deren Symptome sich aber im weiteren Verlauf als Ausdruck einer Systemerkrankung herauskristallisieren. Der Kliniker sollte sich dabei nicht zu sehr vom Lokalbefund fesseln lassen, sondern sich bewußt sein, daß er möglicherweise nur die Spitze eines Eisberges sieht. Manchmal ist die Systemerkrankung klar erkennbar. Ein andermal stellt sich z. B. ein Kind mit X-Beinen vor, das tatsächlich an Rachitis leidet – oder ein Kind, bei dem sich die Rückgratverkrümmung als lokale Manifestation einer generalisierten Neurofibromatose erweist.

Der Kliniker sollte sich nicht von einem einzelnen Symptom täuschen lassen und dabei die eigentliche Ursache übersehen.

Achondroplasie (Chondrodystrophie, dysproportionierter Zwergenwuchs)

Die Entwicklungsstörungen des Skeletts können grob unterteilt werden in solche, die zum Minderwuchs führen, und jene, die die Größe nicht beeinflussen. Die klassische Achondroplasie wird autosomal dominant vererbt. Die Anlage ist bereits bei Geburt oder bald danach klar erkennbar. Der abnorme Schädel und die kurzen Gliedmaßen sind charakteristisch. Körperkraft und Intelligenz sind *nicht* beeinträchtigt.

1

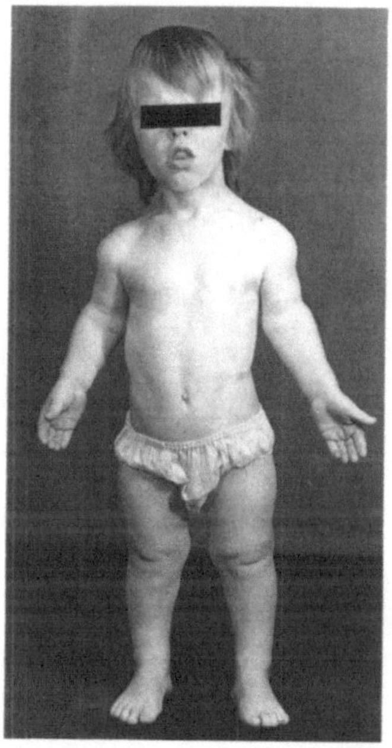

2

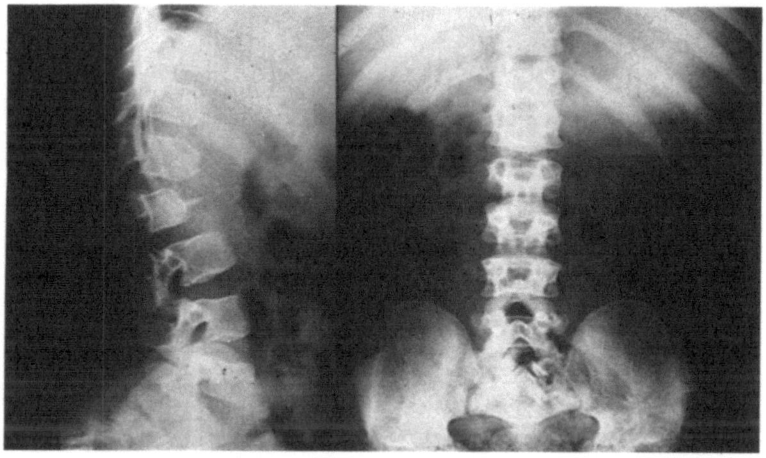

1–5 Der kräftige Körperbau dieser kleinwüchsigen Menschen („Zwerge") führt zu einem typischen Erscheinungsbild. Röntgenaufnahmen des Rückens zeigen im seitlichen Bild eine Abflachung der Lendenwirbelkörper im Bereich der Vorderkante und eine Erweiterung der Zwischenwirbelräume. Im antero-posterioren Strahlengang nimmt der Abstand zwischen den Pediculi ständig ab. Röntgenaufnahmen der Extremitäten zeigen die charakteristischen „Ball-im-Korb"-Epiphysen und die sich nach außen becherförmig erweiternden Metaphysen. Die Knochen sind kurz, so daß die Diaphysen verdickt erscheinen.

3

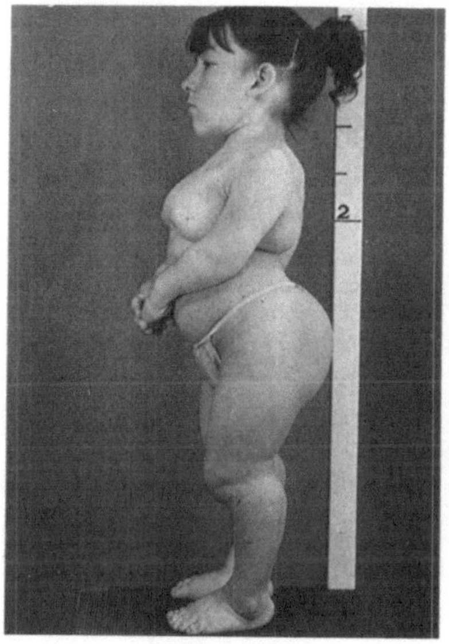

4

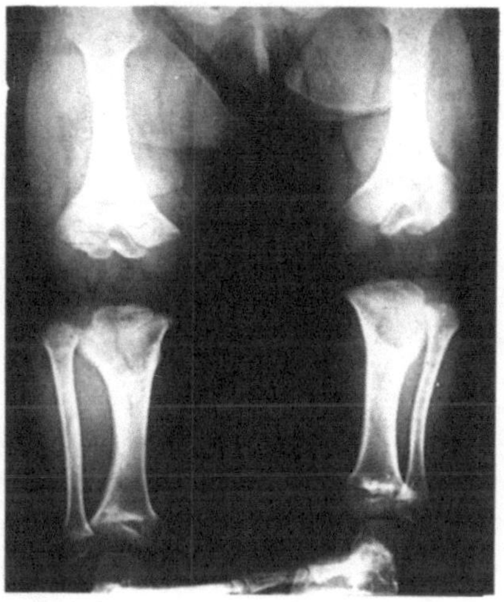

5

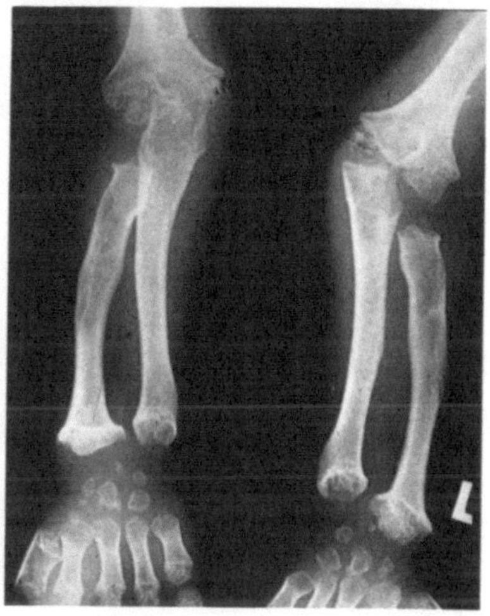

Enchondromatose (Dyschondroplasie – Ollier-Krankheit)

Ein erblicher Hintergrund ist nicht bekannt, Minderwuchs mit einem asymmetrischen Wachstum der paarigen Gliedmaßen ist üblich. Die betroffenen Glieder sind kurz. Die unteren Röntgenaufnahmen der Hand zeigen eine multiple Enchondromatose.

6–10 Dieser Patient zeigt den typischen unterschiedlichen Wuchs der Arme.

6

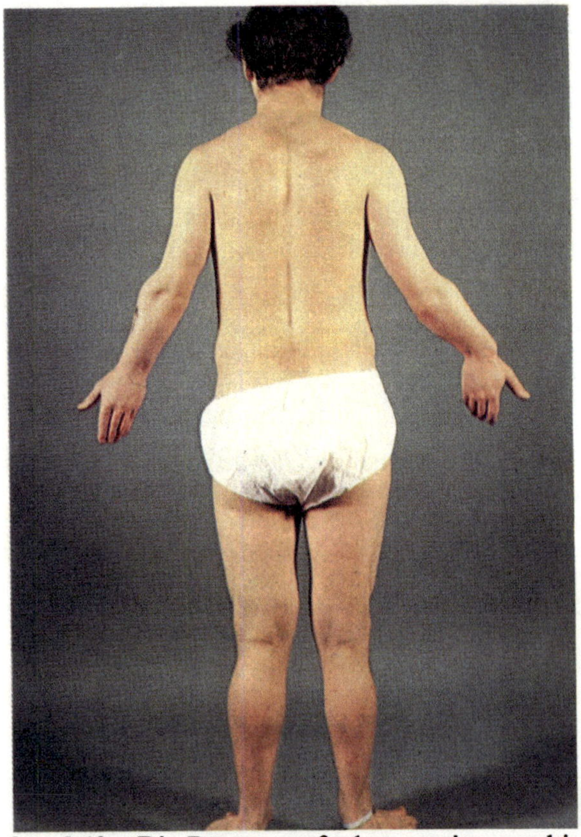

7

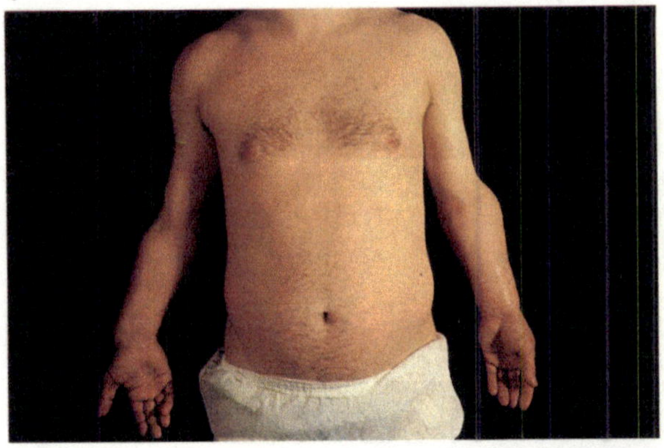

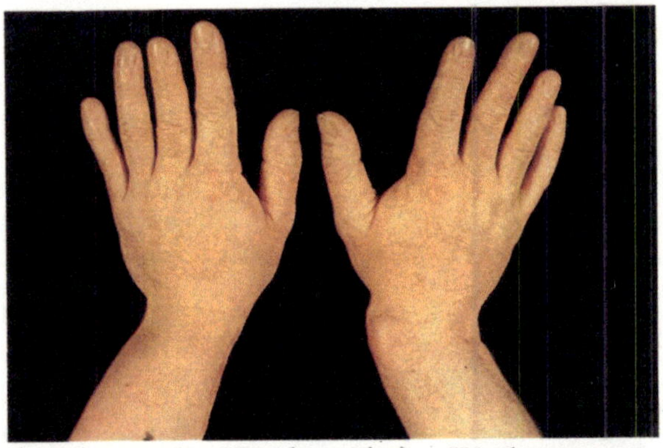

9 und 10 Die Röntgenaufnahmen zeigen multiple Enchondrome der Hände und eine Wachstumsstörung, die zu einer Deformierung am distalen Ende des Radius führt.

9

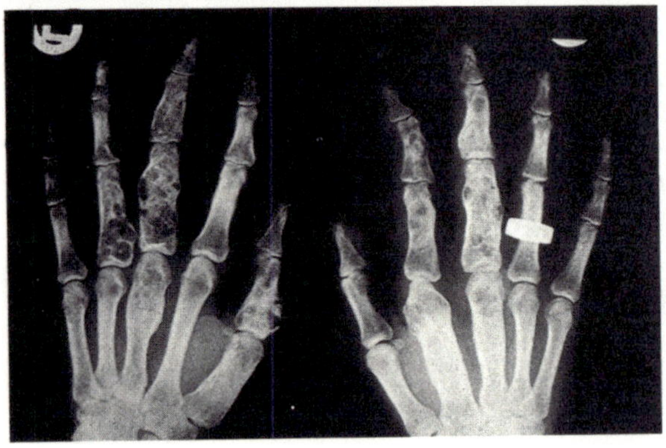

10

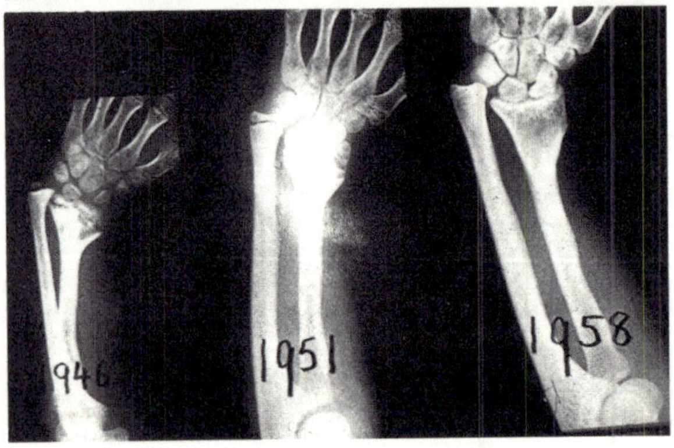

Kartilaginäre Exostosen (diaphysäre Aklasie)

Es handelt sich um eine Störung des Knochenwachstums mit knorpelüberzogenen Exostosen, die vom Gelenk fortzeigen. Der Erbgang ist autosomal dominant, begleitender Minderwuchs ist sehr selten.

11–15 Obwohl die Krankheit gewöhnlich die unteren Gliedmaßen befällt, kann jeder Röhrenknochen betroffen sein. Die Abwinkelung des linken Ringfingers wurde durch eine knorpelüberzogene Exostose am distalen Ende der Grundphalanx verursacht.

11

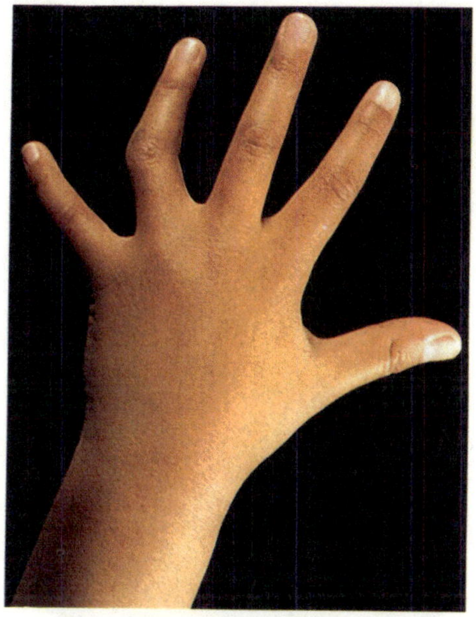

12

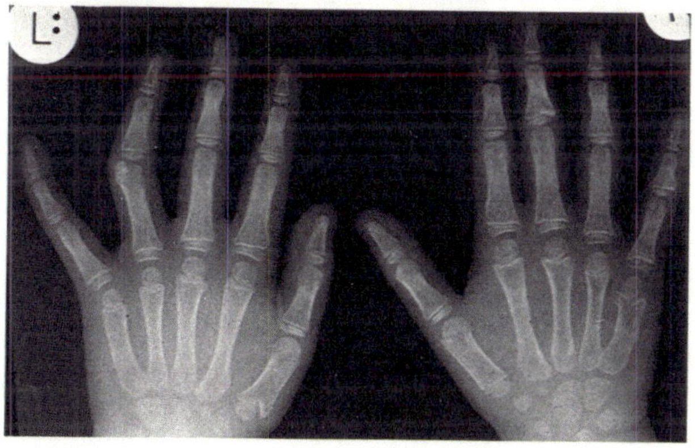

13

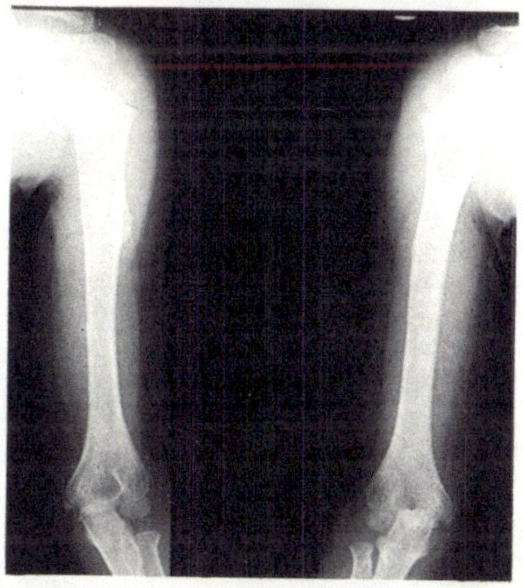

14

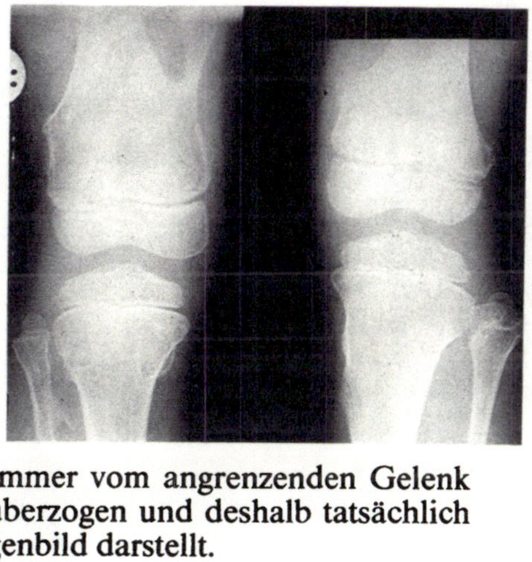

15

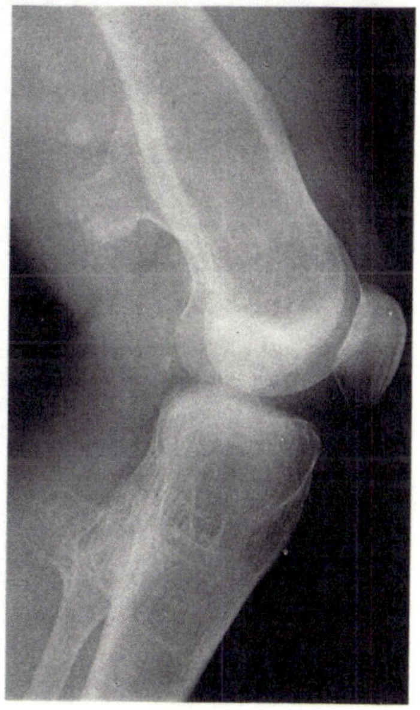

14 und 15 Die Exostose zieht immer vom angrenzenden Gelenk fort. Sie ist immer mit Knorpel überzogen und deshalb tatsächlich größer, als sie sich auf dem Röntgenbild darstellt.

Spondylo-epiphysäre Dysplasie

Es handelt sich um den vergleichsweise seltenen Typ einer generalisierten Entwicklungsstörung mit autosomalem Erbgang. Der kurze skoliotische Rumpf ist charakteristisch. Nur die großen proximalen Gelenke (Hüften und Schultern) sind betroffen. Gewöhnlich entwickelt sich eine progressive Skoliose. Eine vorzeitige degenerative Arthrose von Hüften und Schultern kann vorkommen, die Lebenserwartung ist nicht verändert.

16

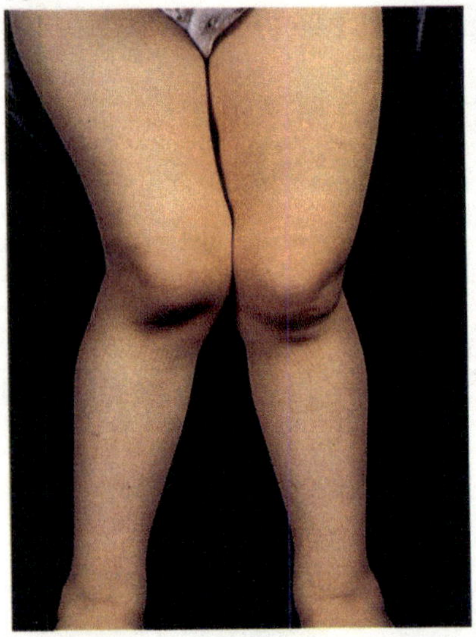

16–19 Die Entwicklungsstörungen im Bereich der Wachstumsfuge führen zu einer Deformierung der Gliedmaßen.

Die vertebralen Endplatten sind deformiert und als Folge die Wirbelkörper verdreht. Dies führt zur Entwicklung einer Skoliose.

17

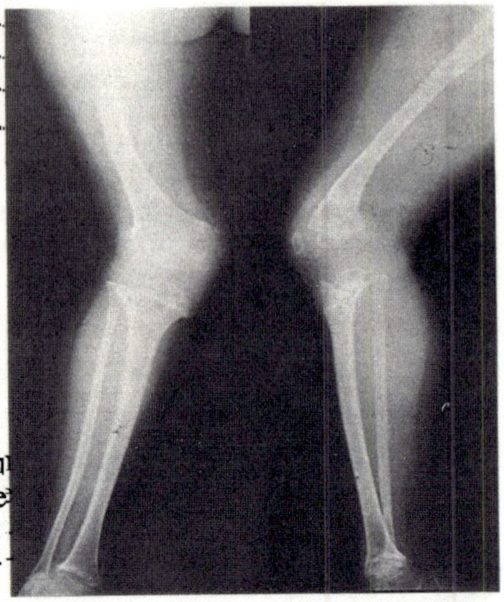

18

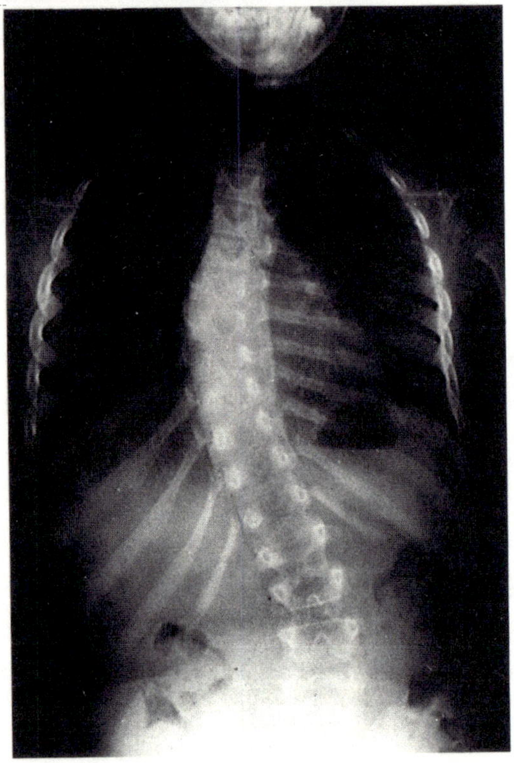

19

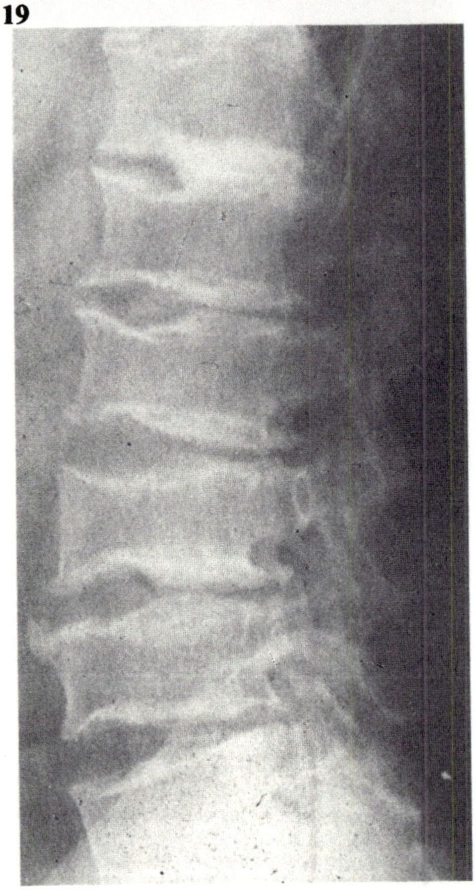

Metaphysäre Dysostosen

Diese seltene Erkrankung mit autosomal dominantem Erbgang ist gekennzeichnet durch eine erhebliche Wachtumsstörung der Metaphysen der langen Röhrenknochen sowie deutliche Deformität und Fehlfunktion der Gelenke. Zwei Typen werden hier beschrieben:

20

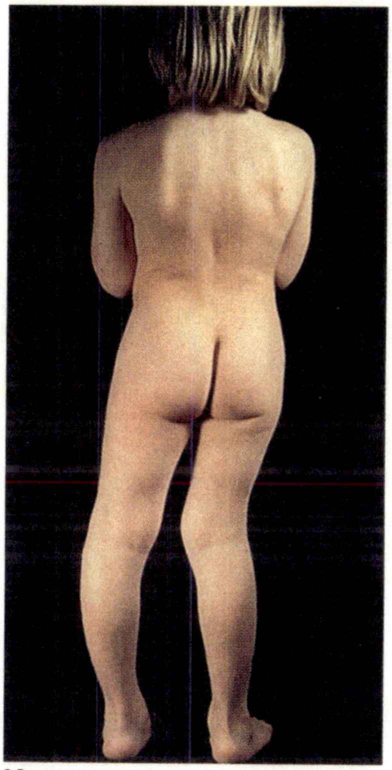

21

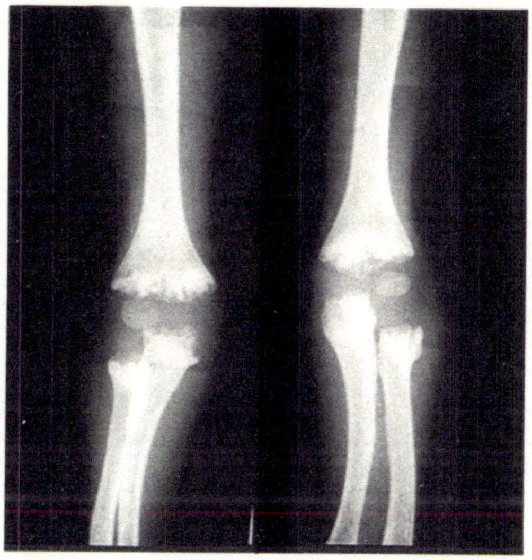

20 und 21 Die Verlaufsform nach Schmid ist relativ benigne und beginnt während der Kindheit.

22

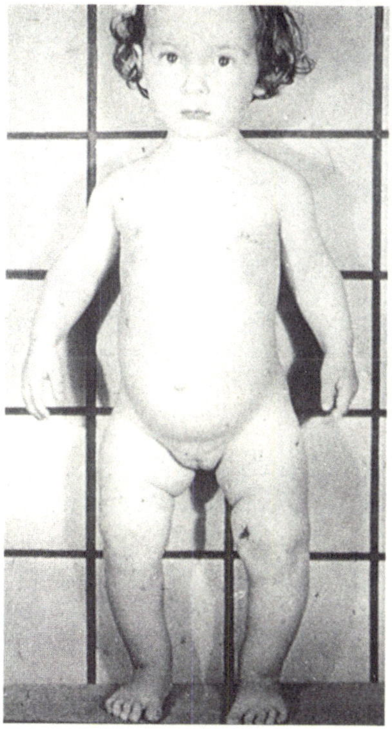

23

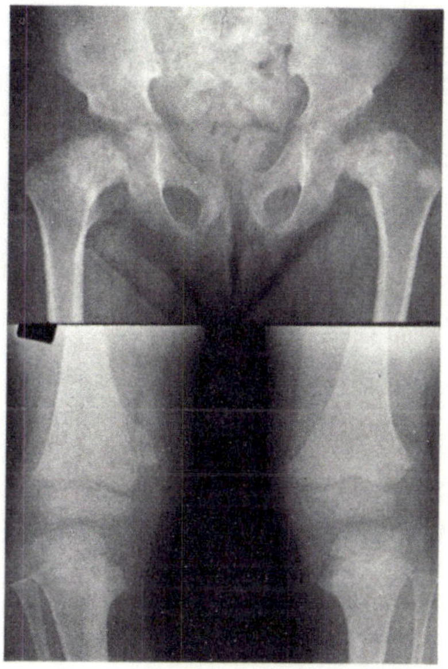

22 und 23 Der Typ Jansen ist bereits bei Geburt erkennbar und zeigt einen schwereren Verlauf.

Dysplasia epiphysealis hemimelica (Trevor-Krankheit)

Sie befällt eher die unteren als die oberen Extremitäten, üblicherweise an der Medialseite von Sprung- oder Handgelenk.

24

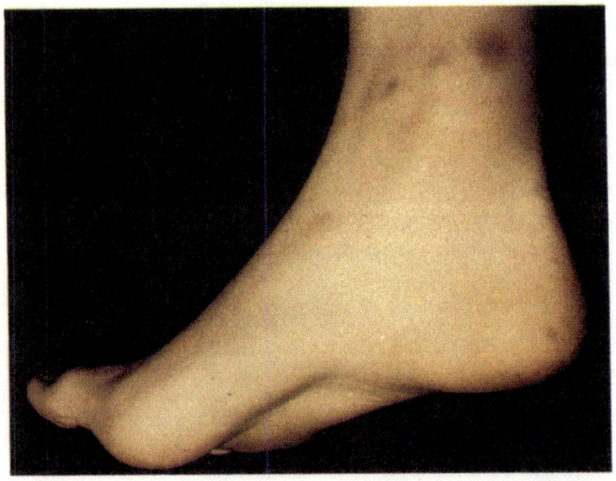

25

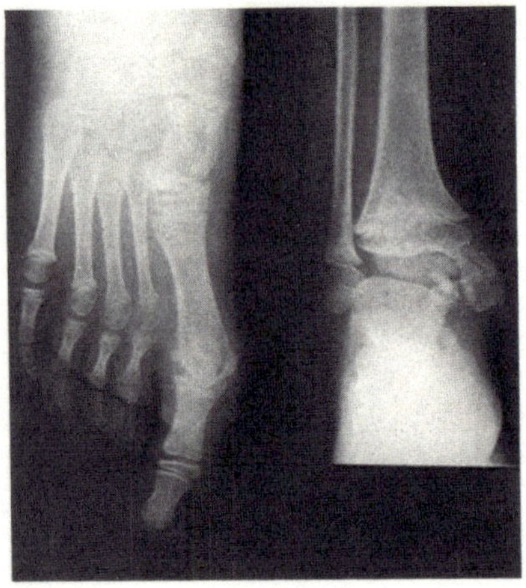

24 und 25 Eine verkalkte Masse, die auf dem Röntgenbild des Sprunggelenkes sichtbar ist, täuscht eine knorpelüberzogene Exostose vor. Malleolus medialis, mediales Os cuneiforme sowie der gesamte erste Metatarsalstrahl sind hypertrophiert. Diese Krankheit geht mit Einschränkung der Beweglichkeit und Schmerzen einher.

26

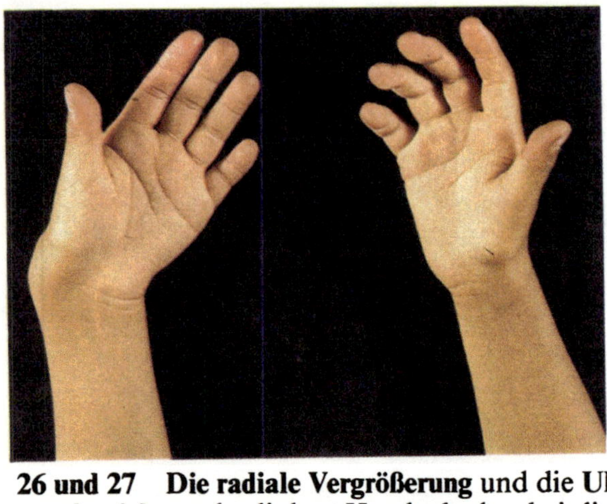

27

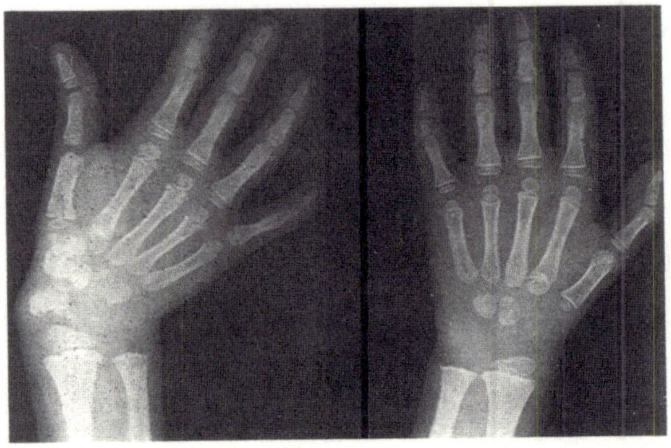

26 und 27 Die radiale Vergrößerung und die **Ulnarabweichung** des linken Handgelenkes bei diesem 10 Jahre alten Jungen sind klinisch klar erkennbar. Die Röntgenaufnahmen zeigen – neben einer erheblichen vorzeitigen Reifung des Carpus – die Entwicklung von Knochenauswüchsen, die ossifizierte Chondrome vortäuschen.

Phokomelie

Die Thalidomid-Katastrophe hat erneut die Aufmerksamkeit auf die ernsten Folgen gelenkt, die schädliche intrauterine Einflüsse auf den Fötus haben können. Die Rötelninfektion der Mutter und die Einnahme von Thalidomid während der Schwangerschaft sind wahrscheinlich nur die bekanntesten und schwerwiegendsten Beispiele.

28–30 Der in den Abb. **29** und **30** dargestellte Junge hat normale Intelligenz und ist in jeder Hinsicht gut entwickelt – eine Ausnahme bilden nur seine oberen Extremitäten. Der linke Arm fehlt, und sein rechter Arm besteht aus einer kleinen Flosse (gr. phoke: Robbe; melos: Glied). Das Kind in Abb. 28 ist normal entwickelt, abgesehen von einer Fehlentwicklung des linken Beines.

28

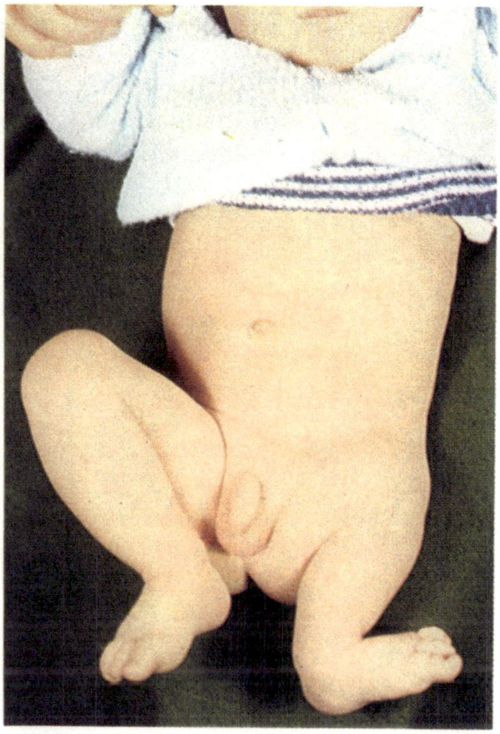

29

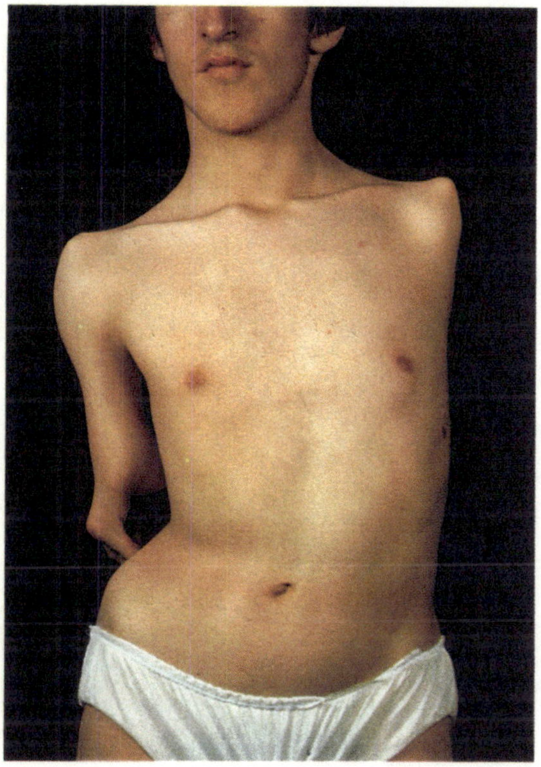

30

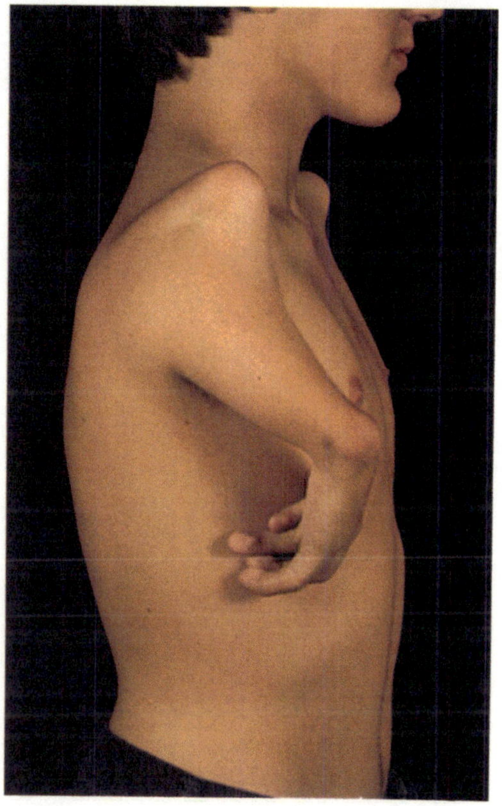

Osteogenesis imperfecta (abnorme Knochenbrüchigkeit)

Diese Erkrankung tritt gewöhnlich sporadisch auf, möglicherweise liegt ein autosomal dominanter Erbgang vor. Die Entwicklungsstörung des gesamten Bindegewebes einschließlich des Knochens, blaue Skleren und unvollständige Dentition sind kennzeichnend. Zwei Formen werden unterschieden: die *Osteogenesis imperfecta congenita* und die *Osteogenesis imperfecta tarda*. Häufige, oft multiple Frakturen führen zu einem Fehlwachstum in allen Ebenen. Renale Konkremente sind Zeichen des raschen Knochenumsatzes.

31

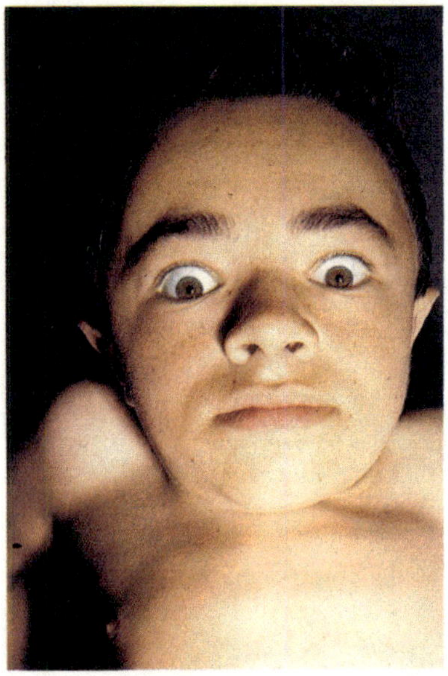

32

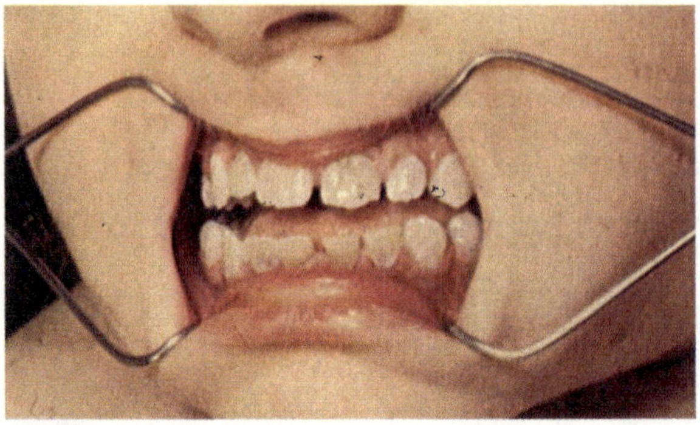

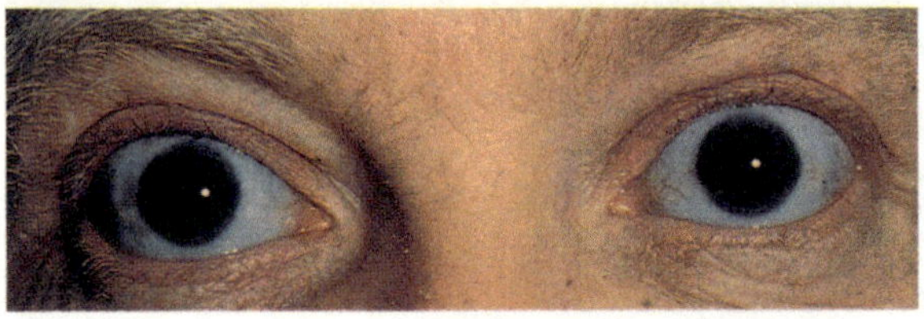

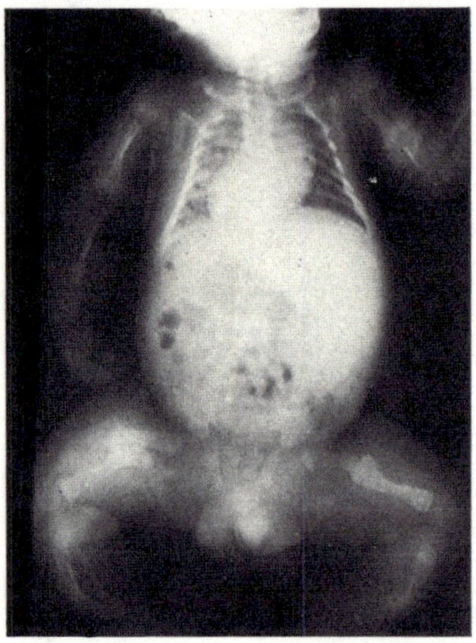

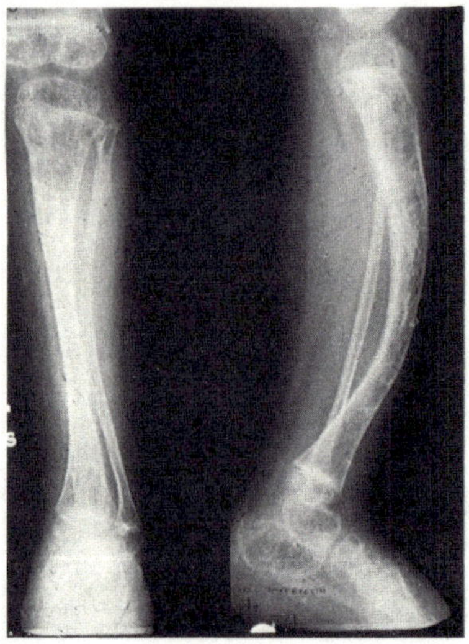

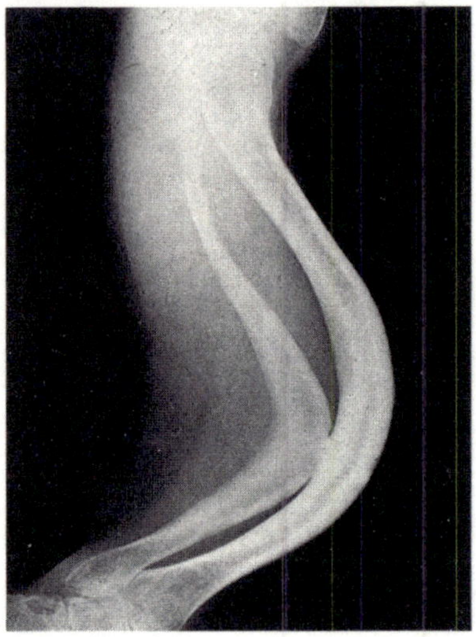

34–36 Eine Ganzkörperröntgenaufnahme des Kindes zeigt multiple Frakturen. Überlebt das Kind, führen die häufigen Frakturen zu einer erheblichen Verformung der langen Röhrenknochen.

Arthrogryposis multiplex congenita

Da im Bereich der Gelenke die Muskelentwicklung fehlt, sind diese steif und kontrakt. Der häufigste Typ, der hier abgebildet ist, befällt nur die unteren Gliedmaßen. In etwa 10% der Fälle sind allein die oberen Gliedmaßen betroffen, in 30% sowohl obere als auch untere Extremitäten. Die Erkrankung tritt sporadisch auf und ist möglicherweise Folge einer verlängerten intrauterinen Immobilisation des Fötus aus unterschiedlichen Gründen. Der geistige Zustand ist normal.

37

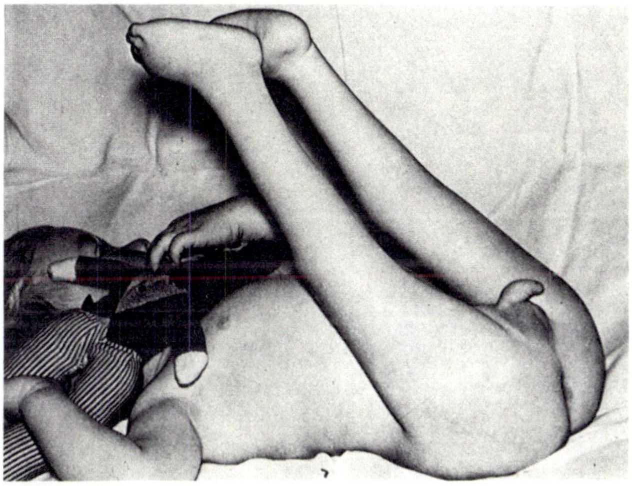

38

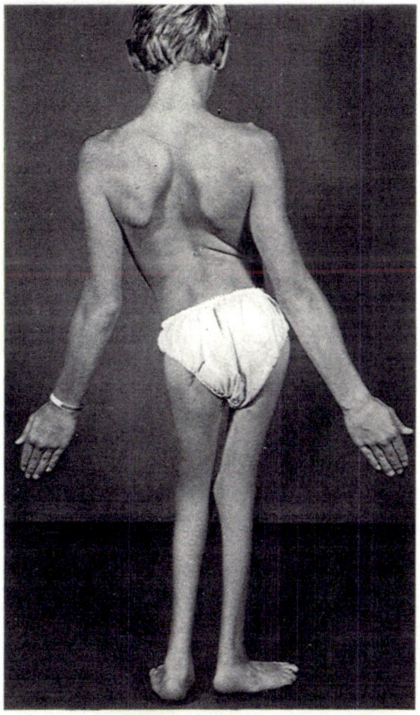

37–40 Der häufigste Typ der Arthrogryposis multiplex congenita befällt nur die unteren Gliedmaßen.

39

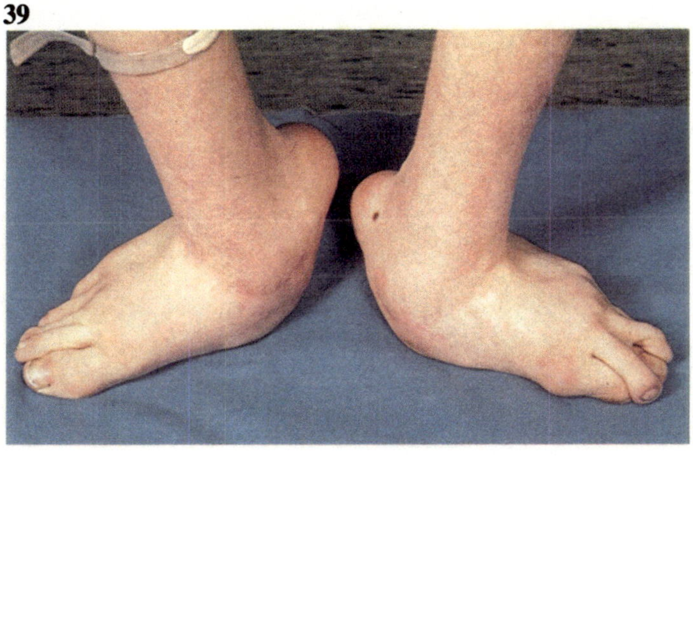

40

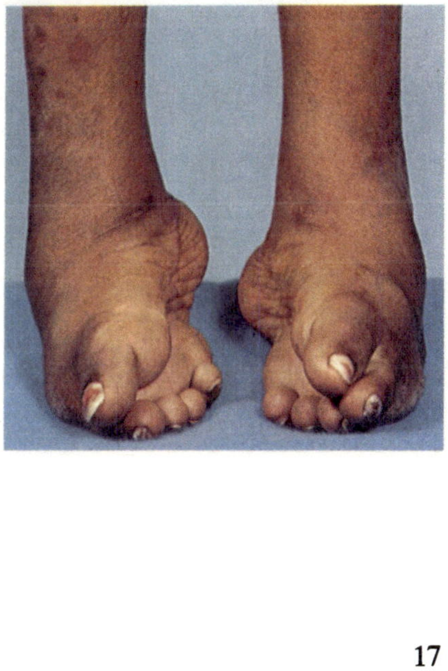

41

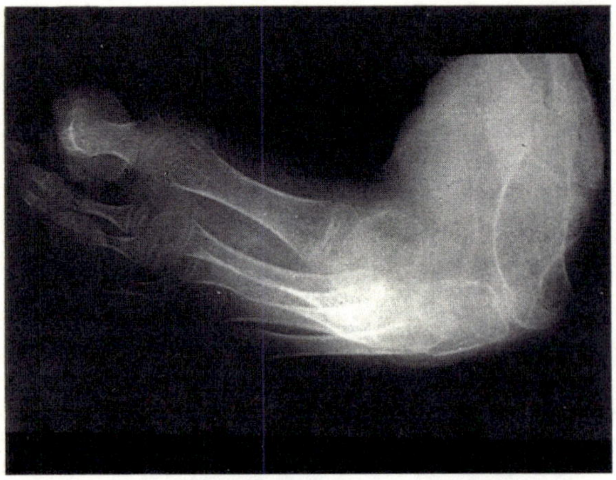

42

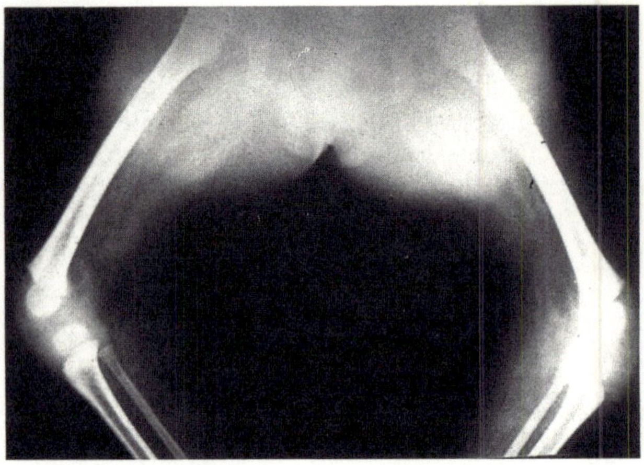

41 und 42 Arthrogryposis multiplex congenita. Röntgenaufnahmen zeigen eine normale Knochenstruktur aber eine erhebliche Deformierung der Gelenke bis hin zur Dislokation. Röntgenaufnahmen der langen Röhrenknochen zeigen die verminderte Muskelmasse und Muskelausbildung an den Gliedmaßen.

43

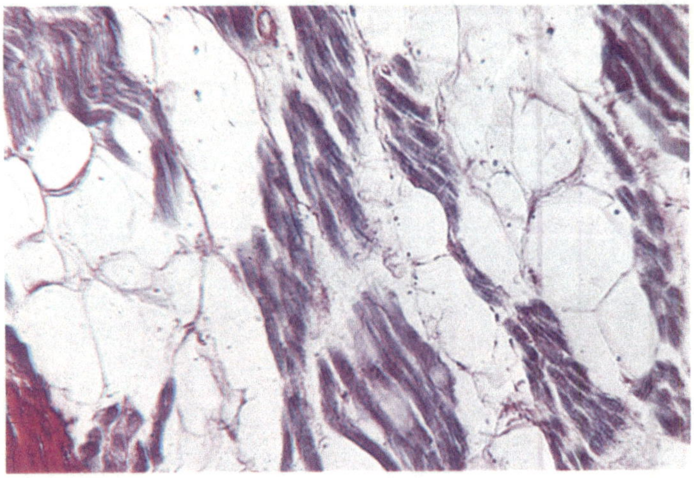

43 Histopathologisch zeigt sich eine fettige Infiltration des Muskels (× *75*).

Neurofibromatose (Recklinghausen-Krankheit)

Es handelt sich um ein Syndrom, das autosomal dominant vererbt wird und recht unterschiedlich ausgeprägt sein kann. Charakteristisch ist die Hautpigmentierung, bekannt als „Café-au-lait"-Flecken. Ein oder zwei isolierte Tumoren der Nervenstränge verursachen manchmal erosive Veränderungen benachbarter Knochen. Der ausgedehnte Befall einer einzigen Gliedmaße kann zu Hypertrophie und Fehlwachstum führen. Die schwerwiegendste Manifestation der Neurofibromatose am Skelett ist die Skoliose mit erheblicher Wachstumsveränderung der Wirbelsäule und charakteristischer Ausbiegung der Wirbelkörper beim Anblick von dorsal.

44

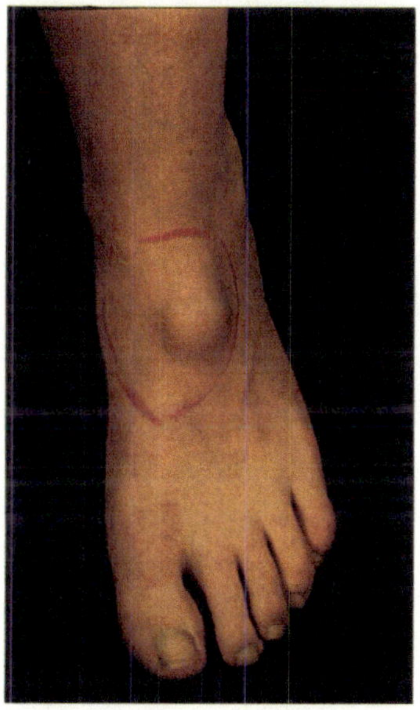

45

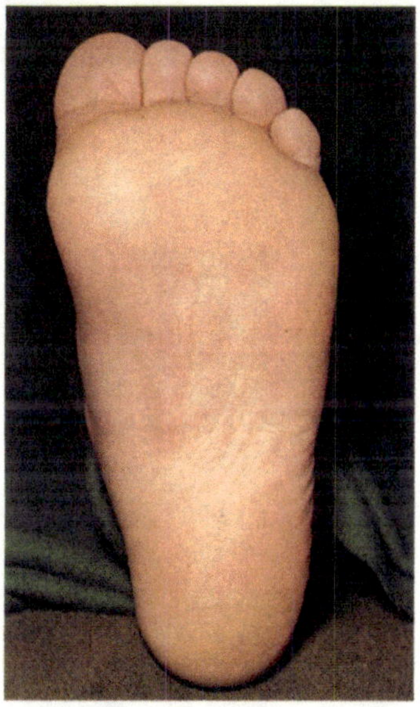

46

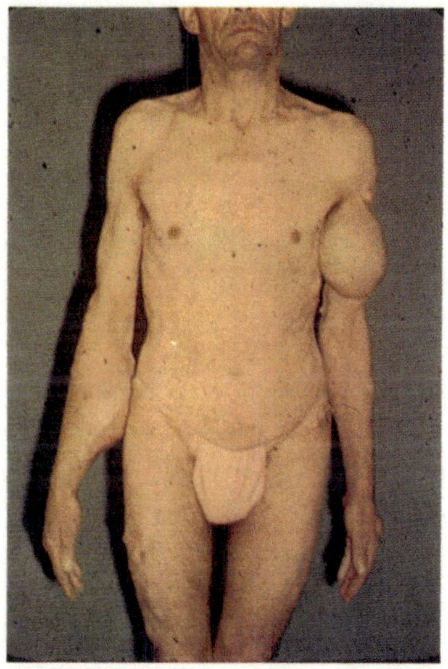

47

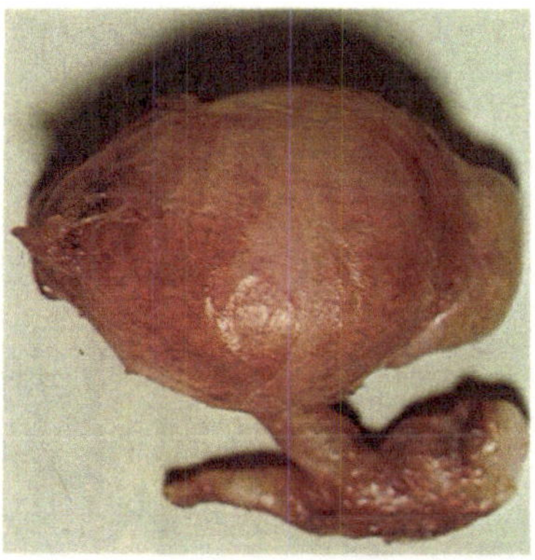

47 Tumor, der vom Arm des in Abb. **46** gezeigten Patienten entfernt wurde.

48

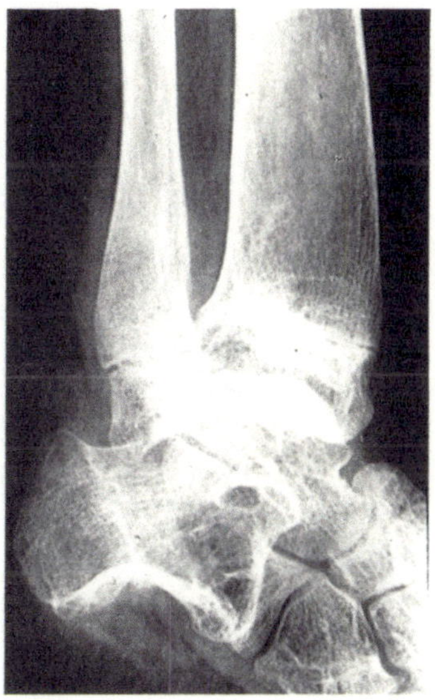

48 Erosion der Plantarfläche des Kalkaneus als Folge eines angrenzenden Neurofibroms.

49

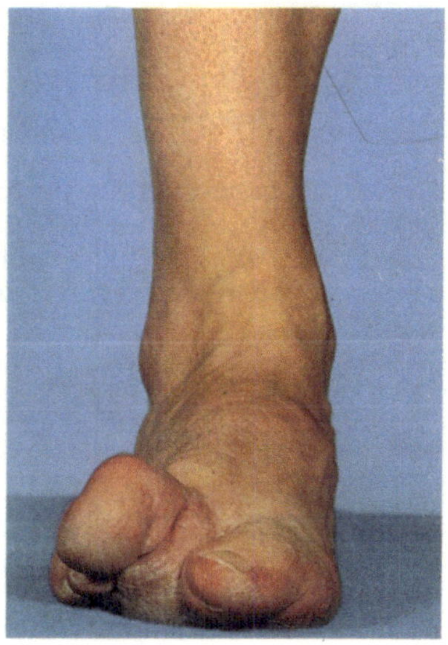

49 Hypertrophie der 2. Zehe.

50

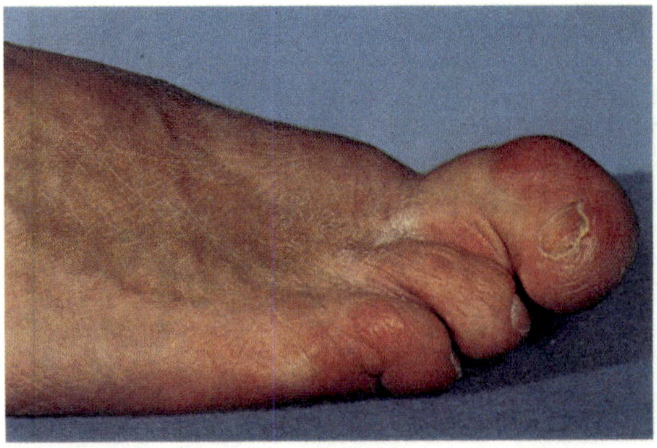

51

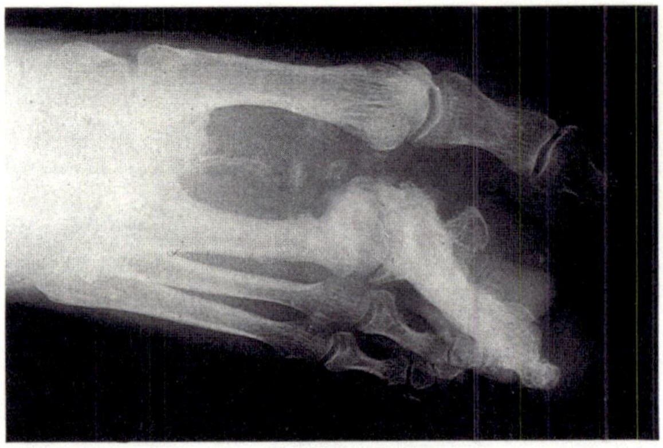

50 und 51 Riesenwachstum der 3. Zehe eines Patienten mit Recklinghausen-Krankheit.

52

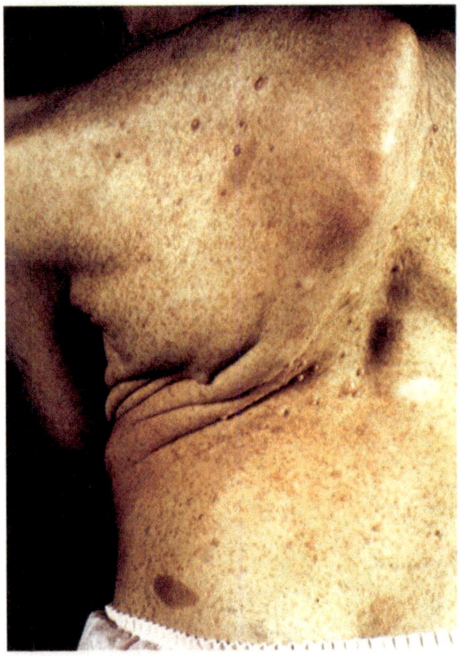

53

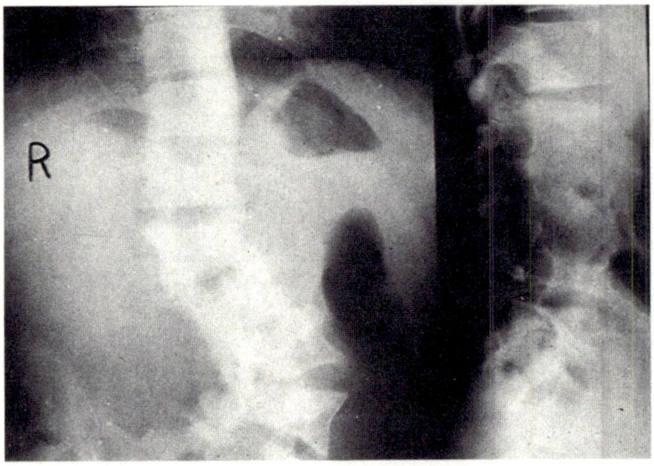

52 und 53 Pigmentierung der Haut und multiple Neurofibrome unterschiedlicher Größe sind typisch für die Recklinghausen-Krankheit. Sie kann mit einer schweren Skoliose verbunden sein.

54

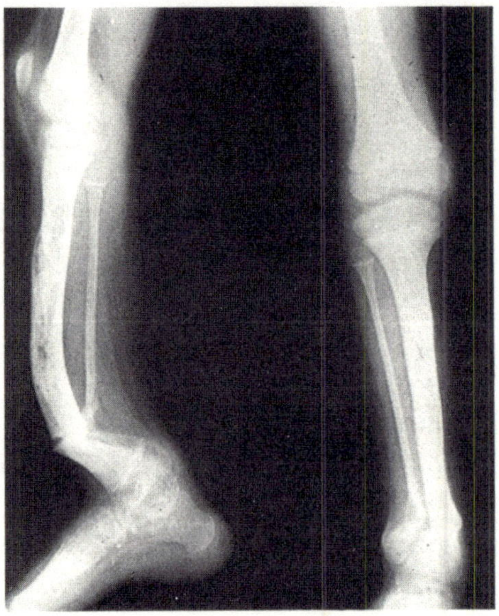

54 Die **Tibiapseudarthrose** ist eine weitere merkwürdige, aber ernste Begleiterkrankung am Skelett.

Ehlers-Danlos-Syndrom

Die übermäßige Gelenkbeweglichkeit reicht von einer vergleichsweise milden Bänderschwäche, die sich in der Fähigkeit ausdrückt, Knie, Ellenbogen, Hand und Finger zu überstrecken, bis zu einer schwerwiegenderen Störung.

55

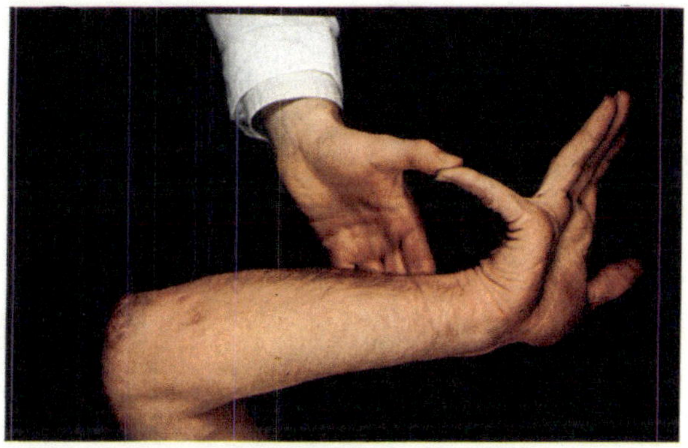

55 Übermäßige Beweglichkeit der Gelenke.

56

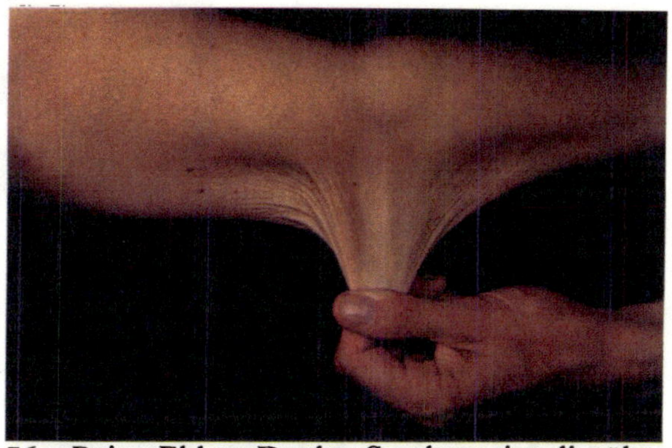

56 Beim Ehlers-Danlos-Syndrom ist die übermäßige Bänderschwäche nur ein Aspekt der ausgedehnten Bindegewebserkrankung, die sich z. B. in einer Hyperelastizität der Haut ausdrückt.

57

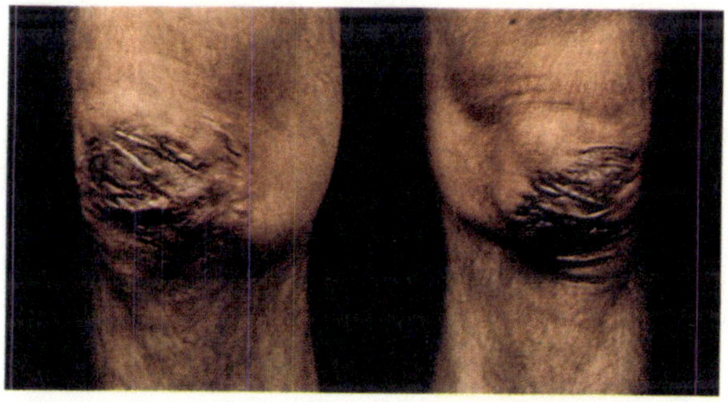

57 Die Haut zerreißt leicht. Pigmentierte, seidenpapierartige Narben bleiben zurück.

58

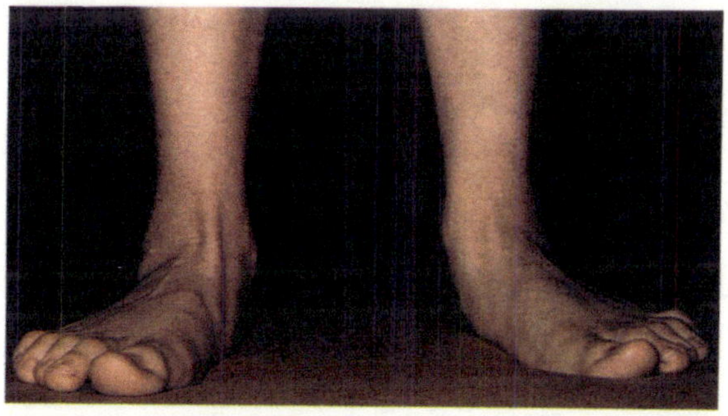

58 Das Ehlers-Danlos-Sydrom ist eine seltene Ursache des Plattfußes.

59

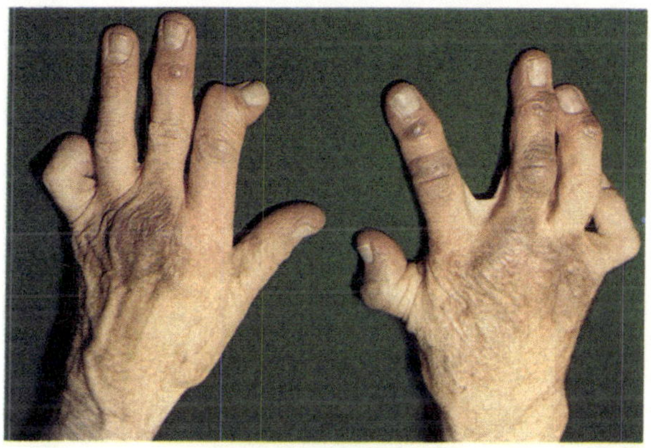

60

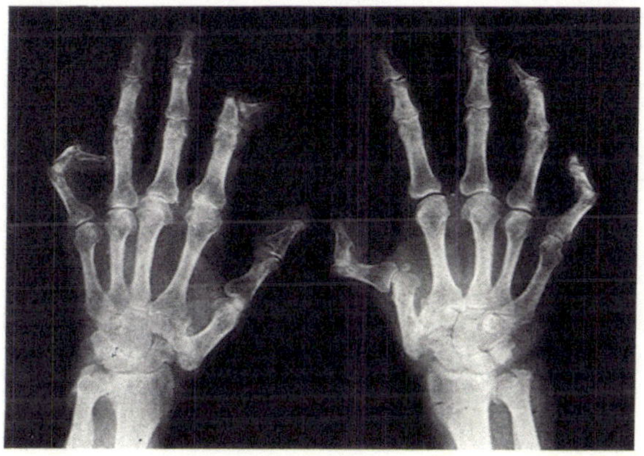

59 und 60 **Eine destruktive Arthropathie** mit teilweisem Befall des Karpometakarpalgelenkes des Daumens kann sich entwickeln. Die Krankheit ist selten; ihre Bedeutung liegt in der damit verbundenen – möglicherweise schwerwiegenden – kardiovaskulären Beteiligung.

61

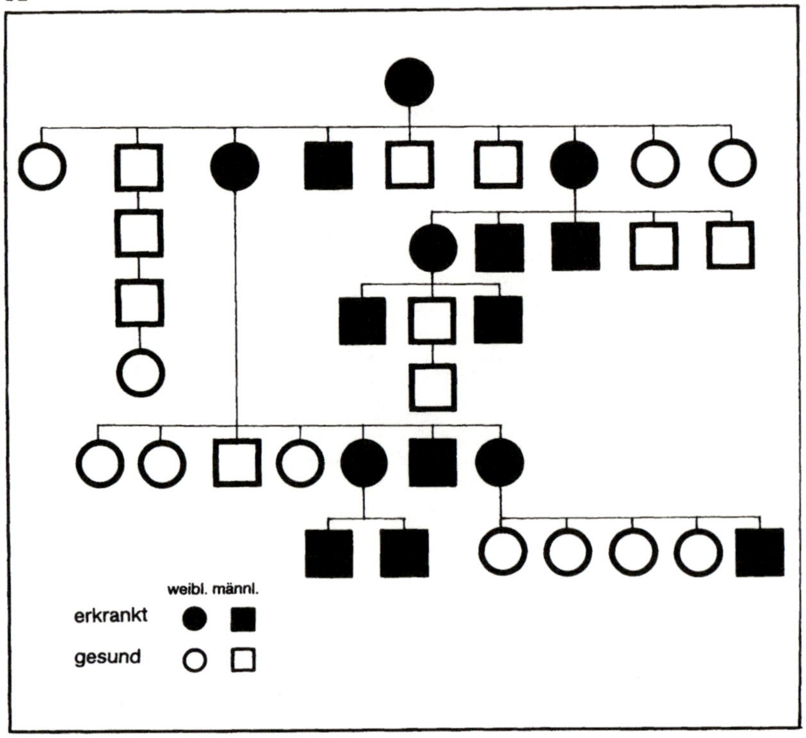

62

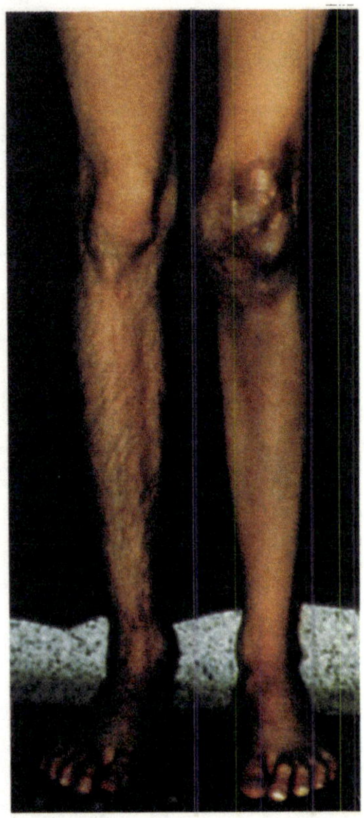

61 Familienstammbaum der Königin Viktoria. Die klassische Hämophilie wird von der Frau übertragen und manifestiert sich beim Mann. Es besteht daher ein an das X-Chromosom gebundener rezessiver Erbgang. Die Krankheit kann wegen eines Mangels an Gerinnungsfaktoren massive Blutungen verursachen, ferner hämorrhagische Tumoren im Muskel. Die Gelenke werden durch wiederholte Blutungen nach Trivialverletzungen geschädigt.

62 Verfärbung und Schwellung des linken Knies nach wiederholten kleinen Blutungen.

63

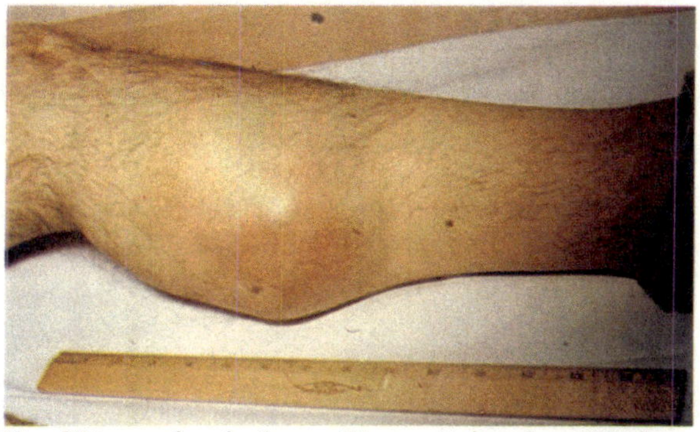

63 Hämorrhagischer „Tumor" in der Wadenmuskulatur.

64

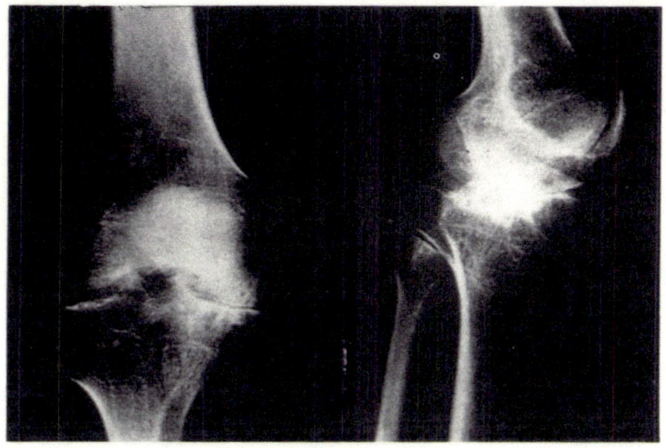

65

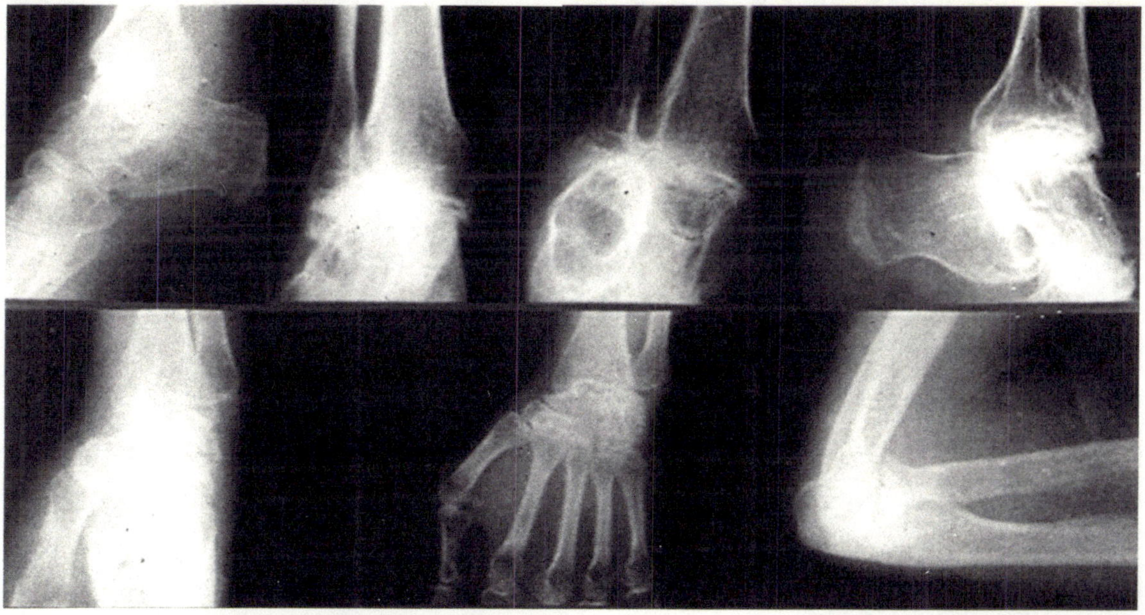

64 und 65 Ein oder mehrere Gelenke werden durch wiederholte Blutergüsse geschädigt. Schließlich manifestiert sich eine destruktive Gelenkerkrankung.

66

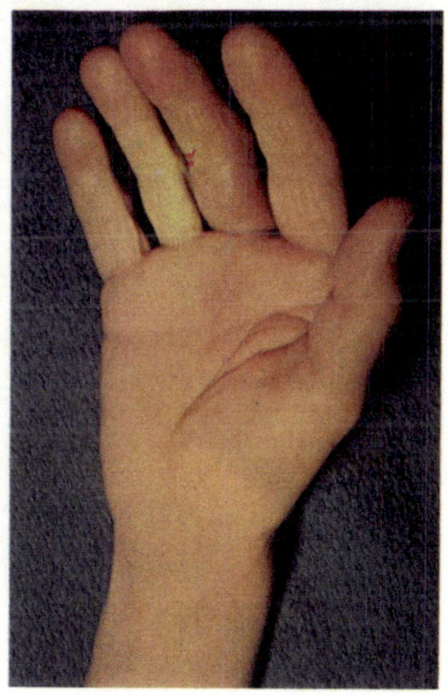

66 Von-Willebrand-Syndrom. Obwohl nach der klassischen Definition Frauen nicht an Hämophilie erkranken können, gibt es eine seltene Dyskrasie des Blutgerinnungssystems, die Frauen befällt: das „Von-Willebrand-Syndrom". Diese Erkrankung verläuft weniger schwer, und im Gegensatz zur Hämophilie finden sich hier Petechien der Haut.

Arthrosis deformans

Die Arthrosis deformans ist eine degenerative Gelenkerkrankung, die beim Knorpel beginnt und im Laufe der Zeit das gesamte Gelenk befällt. Die Arthrose sollte als sekundär angesehen und ihre Ursache durch sorgfältige Suche aufgedeckt werden.

Alle Fälle von „primärer" Arthrosis deformans, die hier geschildert werden, sind wahrscheinlich sekundär, obwohl zum gegenwärtigen Zeitpunkt ihre Ursache oder Ursachen unbekannt sind.

67–70 Für die primäre Polyarthrose (Heberden) ist die Erkrankung der Fingerendgelenke typisch. Heberden-Knoten finden sich an der Dorsalseite der Gelenke.

67

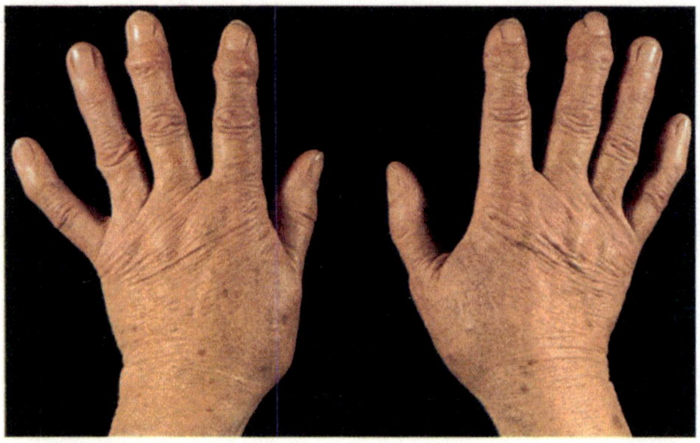

68

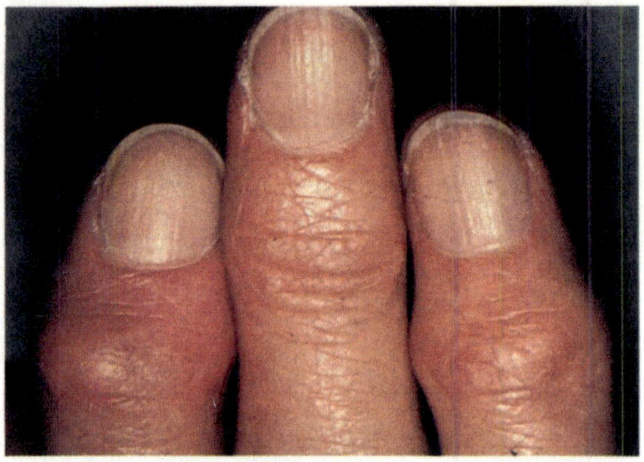

69 Die Fingerendgelenke sind in erster Linie betroffen.

69

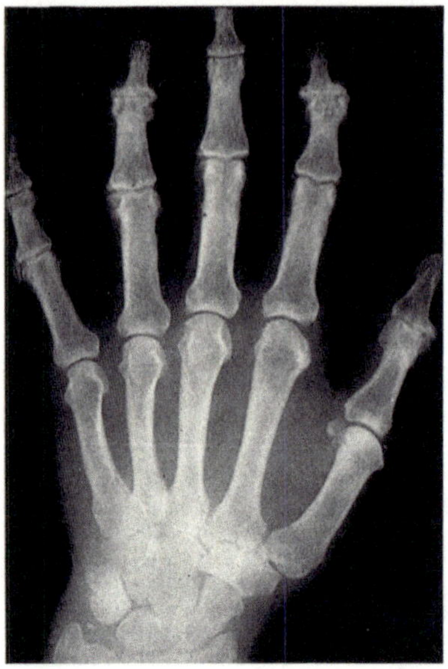

70 Das Karpometakarpalgelenk des Daumens ist gewöhnlich befallen.

70

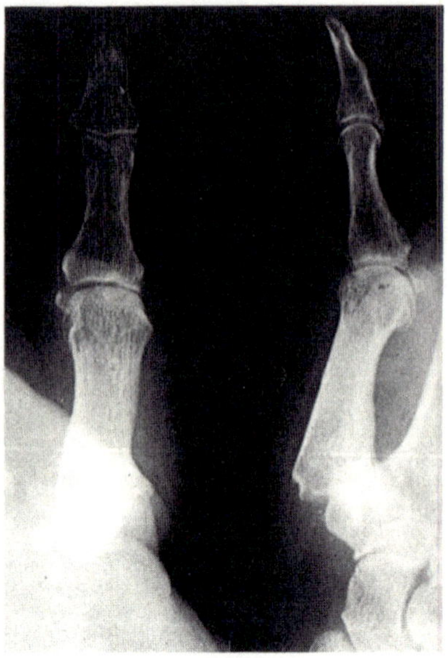

71

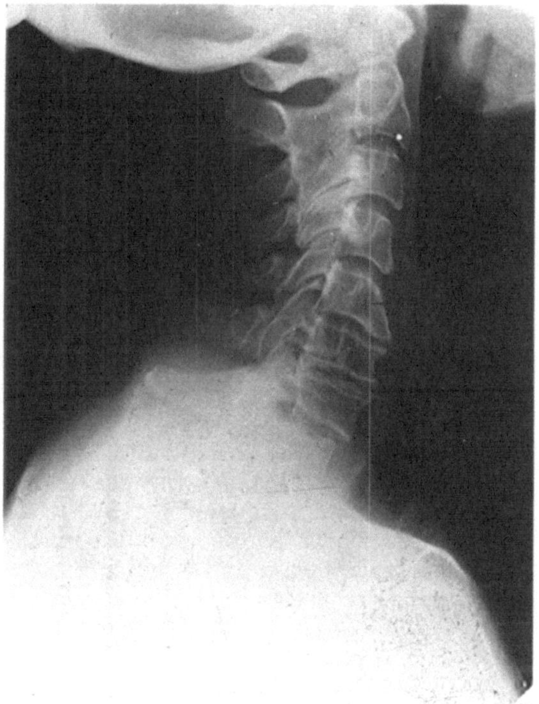

72

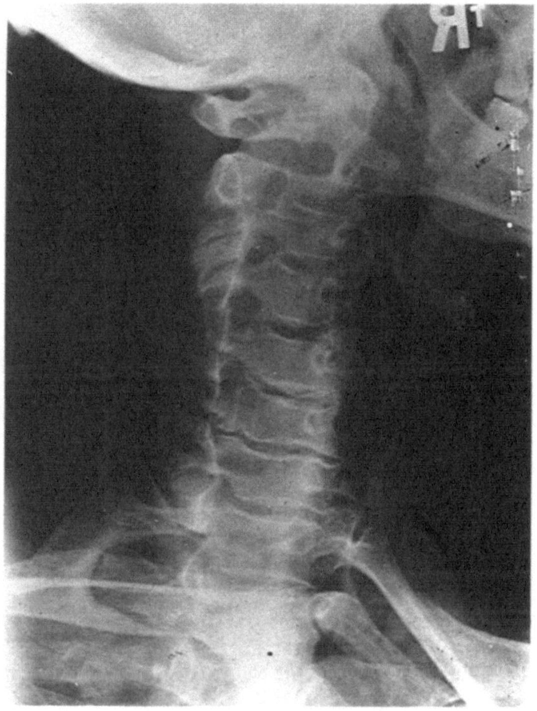

71 und 72 Zervikale Spondylosis deformans: Die Gelenke der Halswirbelsäule sind gewöhnlich betroffen.

Schmerzen im Bereich der Halswirbelsäule können vielfältige Ursachen haben, so z. B. den Prolaps einer zervikalen Bandscheibe, tuberkulöse oder pyogene Infektionen oder einen Tumor, der die Wirbelsäule mit einbezieht. Die bei weitem häufigste Ursache ist jedoch die zervikale Arthrosis deformans (Zervikale Spondylosis deformans). Obwohl die primäre Arthrosis deformans der Halswirbelsäule durch eine Verletzung angebahnt werden kann, ist sie oft einfach ein Erscheinungsbild der allgemeinen degenerativen Veränderungen, die sich mit zunehmendem Alter ausbilden (s. Diagramm **381**). Die Arthrosis deformans beginnt gewöhnlich im Bereich des beweglichsten Halsabschnittes. Ausgehend von HWK 5/6 pflanzt sie sich fort, um schließlich die drei unteren Zervikalgelenke zu befallen. Die Veränderungen betreffen zuerst die Intervertebralgelenke mit begleitender Degeneration der Bandscheiben, später sind die kleinen Wirbelgelenke betroffen. Osteophyten, die sich am Rand der Wirbelgelenke bilden, greifen auf die Foramina intervertebralia über und reizen die hervortretenden zervikalen Nervenwurzeln durch direkten Druck.

73

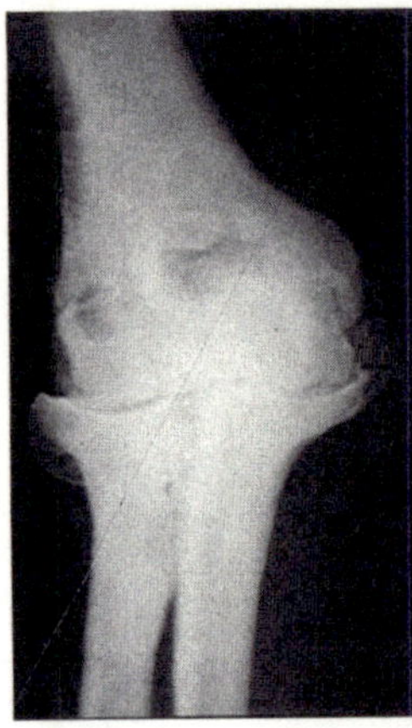

74

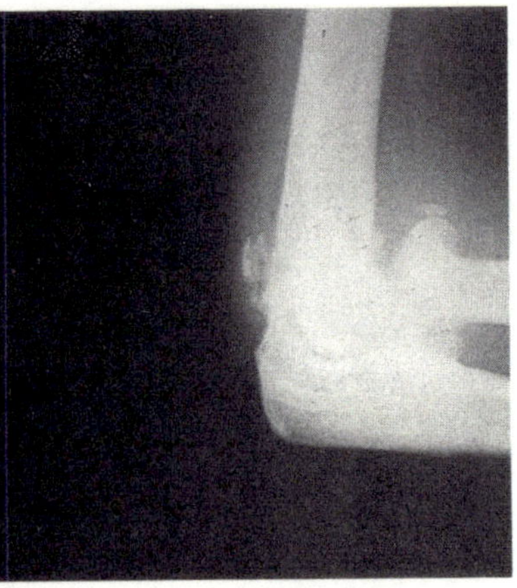

75

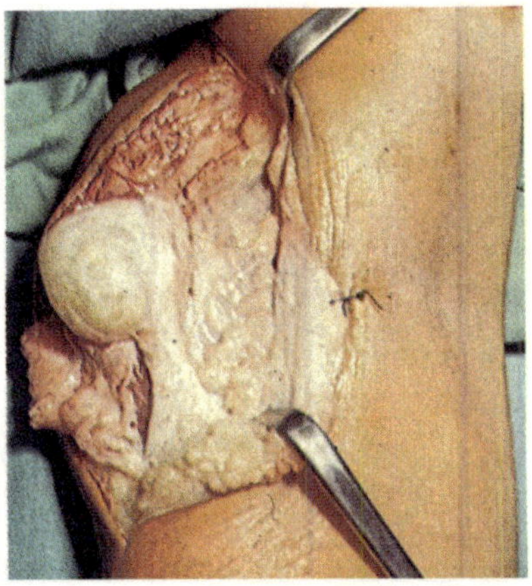

73–75 Baker-Zyste. Die Ellenbogengelenke werden weniger häufig von einer Arthrose befallen. Eine Protrusion der Synovialis kann sich entwickeln, insbesondere im Bereich von Ellenbogen und Knie: eine sogenannte Baker-Zyste.

76

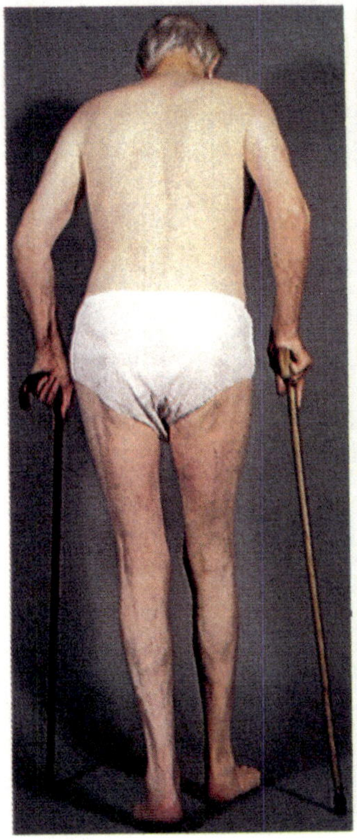

77

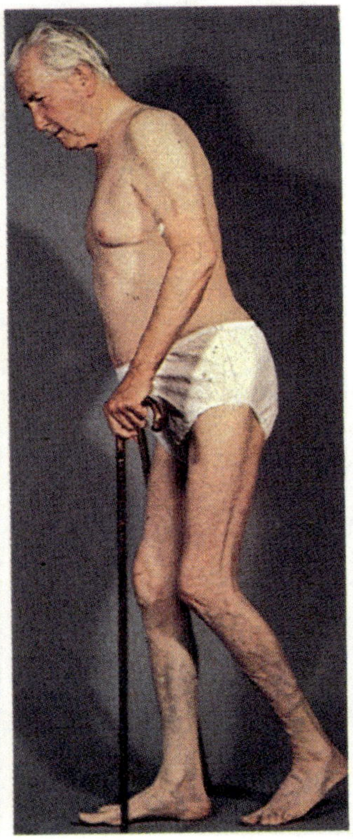

78

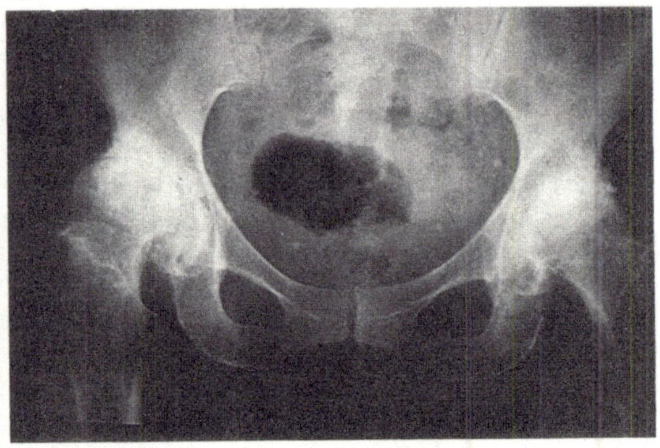

76–78 Arthrosis deformans. Dieser ältere Herr benötigt zwei Gehstützen, um die Behinderung durch seine schmerzhaften, steifen und gebeugten Hüftgelenke zu kompensieren. Seine Röntgenaufnahme zeigt das typische Bild der degenerativen Arthrose – der sogenannten primären Arthrosis deformans. Da die Erkrankung bereits weit fortgeschritten ist, verbirgt sich jede Aufbaustörung der Hüftgelenke, die zu der Arthrose geführt haben kann, hinter den schweren Veränderungen, die sich später entwickelt haben. Durch den Verlust des Knorpels ist der Gelenkspalt aufgehoben. Im Gelenkbereich sind Kopf und Pfanne sklerosiert, am Rand haben sich Osteophyten gebildet.

79

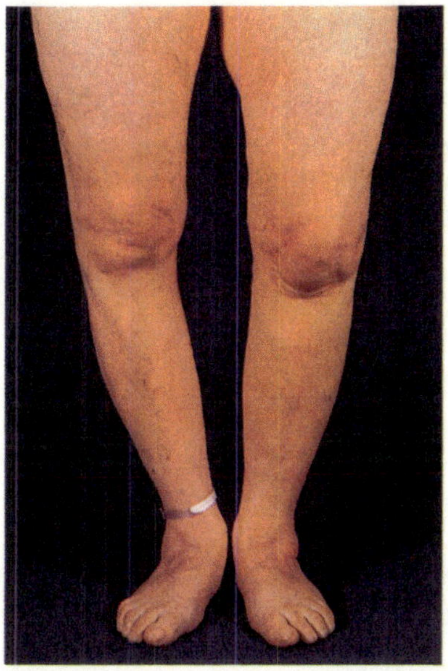

80

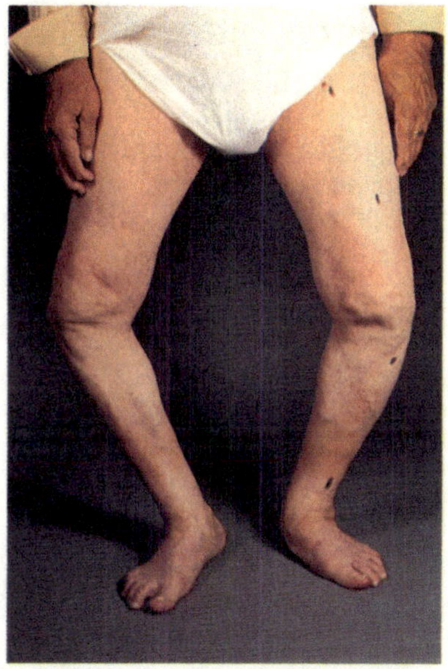

79–81 Die Gonarthrose ist nahezu genauso häufig. Allmählich entwickelt sich ein Genu varum, das erhebliche Ausmaße annehmen kann.

81

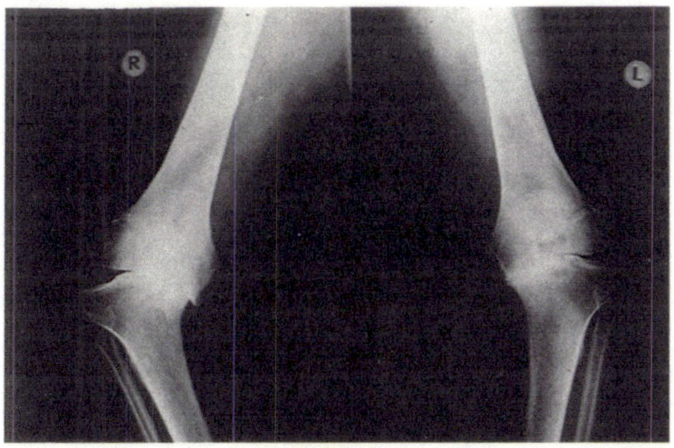

82

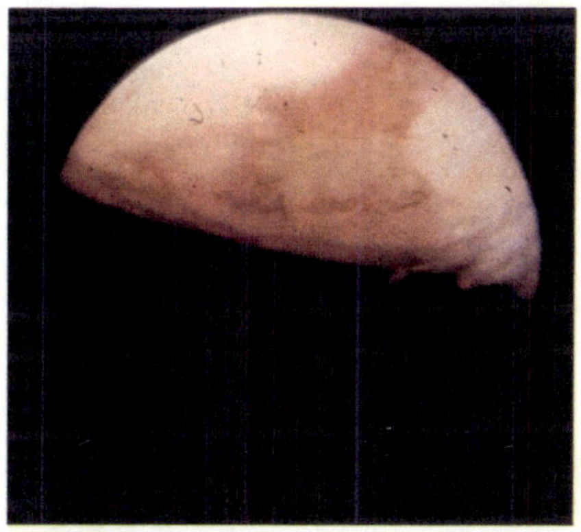

82 Der Blick durch das Arthroskop zeigt, wie die Erkrankung beim Gelenkknorpel beginnt.

83

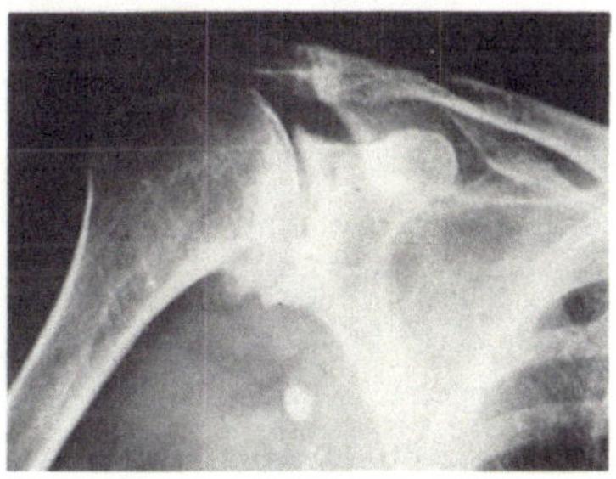

84

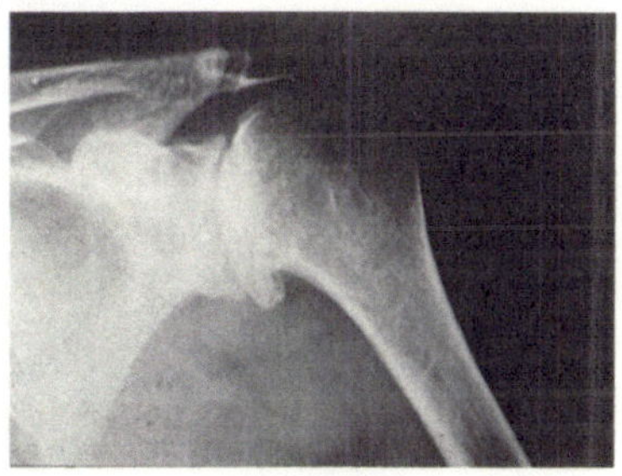

83 und 84 Schwere Arthrosis deformans der Schultern bei einer 70 Jahre alten Frau. Betroffen sind sowohl Glenohumeral- als auch Akromioklavikulargelenk. Die Ursache dieser Arthrose läßt sich vermuten: Die Patientin ist seit 50 Jahren Mitglied eines Ruderclubs für Frauen und hat in dieser Zeit schätzungsweise um 1½ Millionen Ruderschläge ausgeführt!

Rheumatoide Arthritis (progredient chronische Polyarthritis, primär-chronische Polyarthritis, PcP) und verwandte Krankheiten

Die rheumatoide Arthritis ist nur das deutlichste Bild einer allgemeinen systemischen, rheumatischen Erkrankung. Sie wird wahrscheinlich durch eine Anzahl von Faktoren verursacht, die z. Zt. noch unbekannt sind. Nach unserem heutigen Wissen handelt es sich um die Autoimmun-Antwort bei einem dafür genetisch empfänglichen Individuum. Eine der sichtbareren orthopädischen Erscheinungsbilder ist die Vergrößerung von Geweben, die von einer Synovialis bedeckt werden, wie z. B. Bursen, Sehnenscheiden und die Synovialmembran von Gelenken.

85

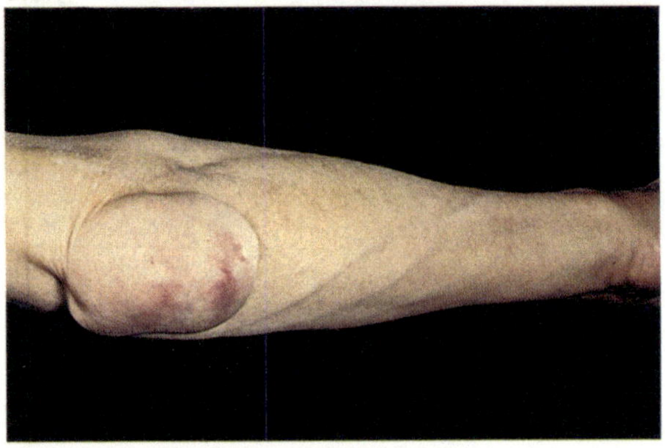

85 Bursitis am Olecranon.

86

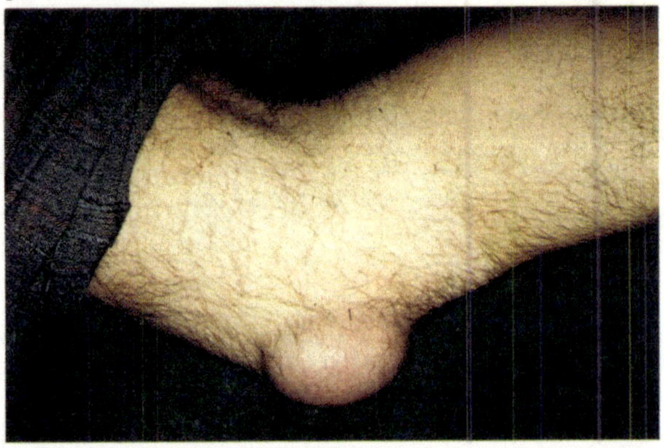

86 Präpatellare Bursitis.

87

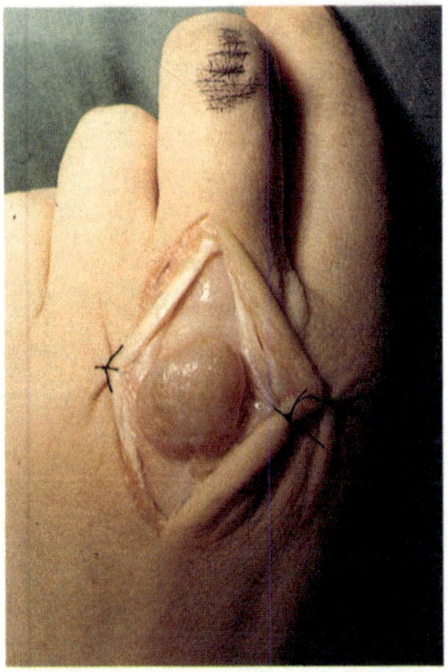

87 Eine einzelne Extensor-Sehnenscheide eines Fingers ist betroffen.

88

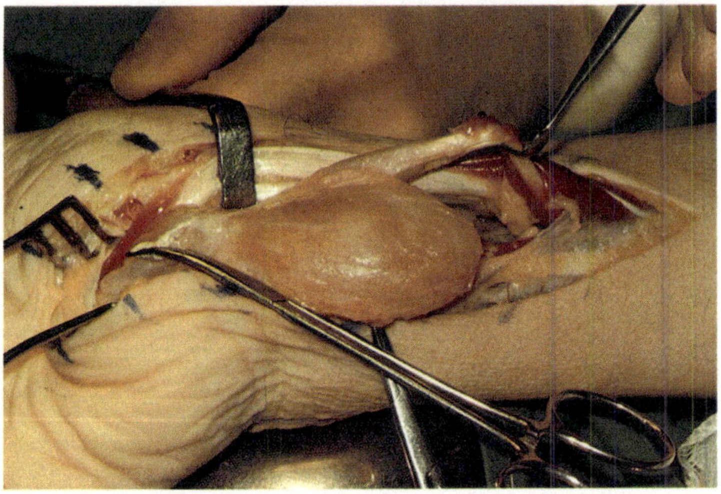

88 Ulnare Bursa am Handgelenk (vergrößert und entzündet).

89

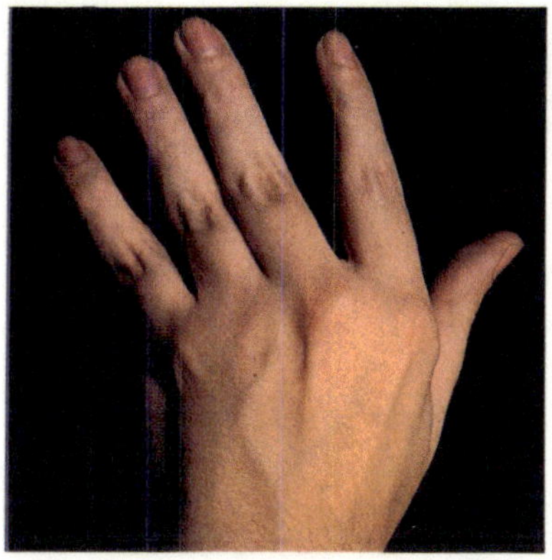

89 **Die Ulnardeviation** ist häufig eine frühe und charakteristische Deformität der Hand bei der rheumatoiden Arthritis.

90

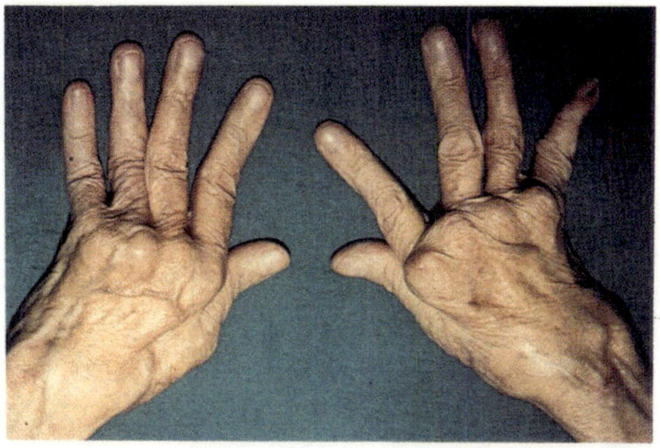

90 und 91 **Fehlstellung in allen Gelenken der Hände.** Im fortgeschrittenen Stadium sind hauptsächlich die Metakarpophalangealgelenke und die proximalen Interphalangealgelenke der Finger befallen.

91

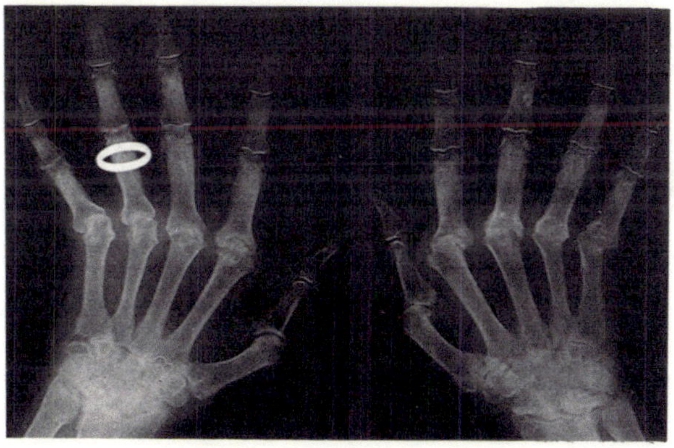

92

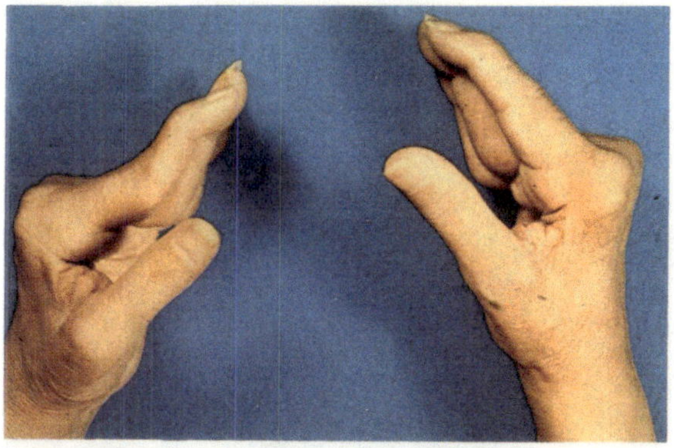

92 **Schwanenhalsdeformität** der Finger als Folge einer Ruptur der volaren Platte im Bereich der PIP-Gelenke oder einer Funktionsbehinderung der oberflächlichen Beuger.

93

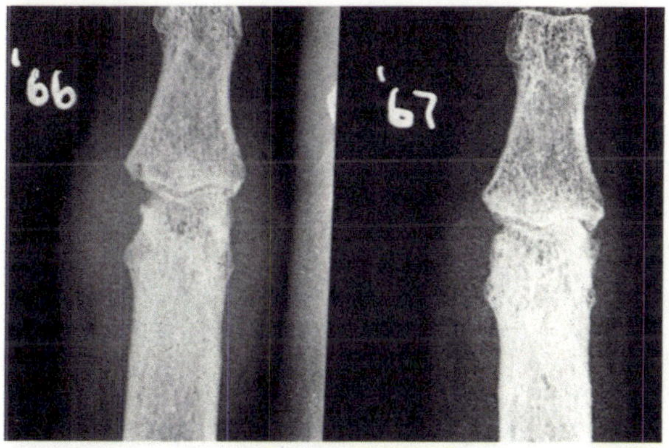

93 **Erosive Arthropathie** der betroffenen Gelenke.

94

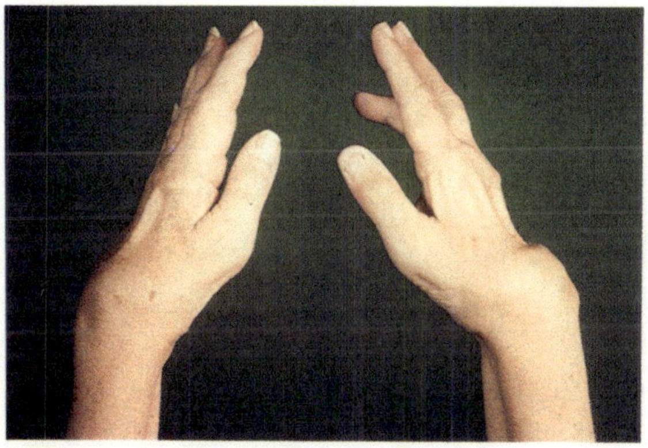

94 **Die erkrankte Synovialmembran** der Handgelenke ist hypertrophiert.

95

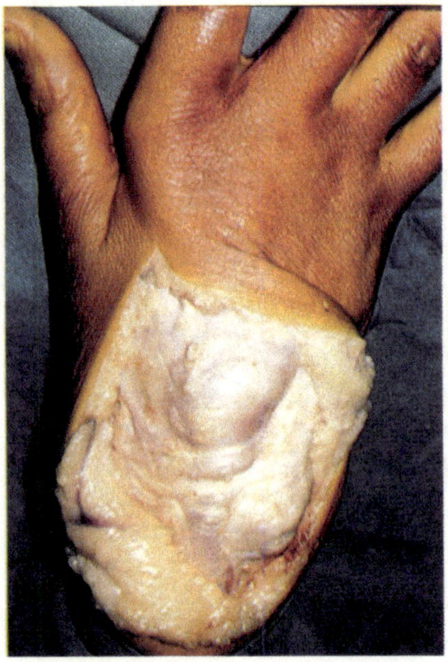

95 **Entzündete Synovialmembran** der Strecksehnenscheiden am Handgelenk mit Hypertrophie.

96

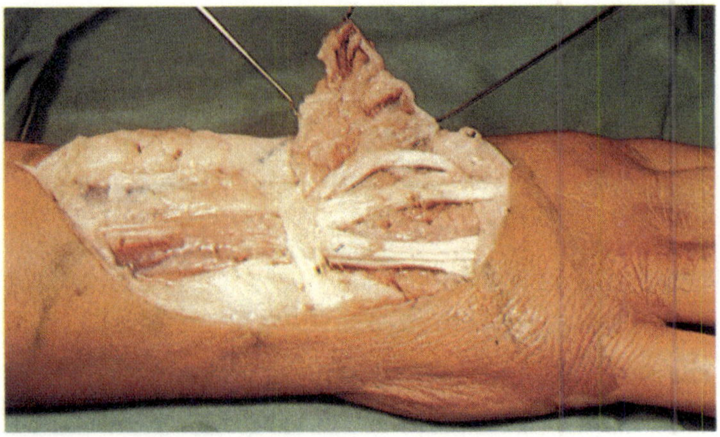

96 **Operative Entfernung** des erkrankten Synovialgewebes.

97

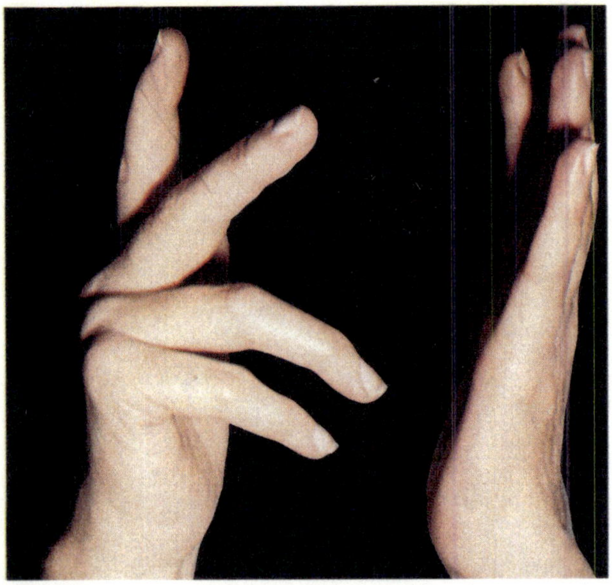

97 **Die Ruptur der Extensorsehnen** als Folge der Erkrankung der Synovialis führt zu „herabgefallenen" Fingern.

98

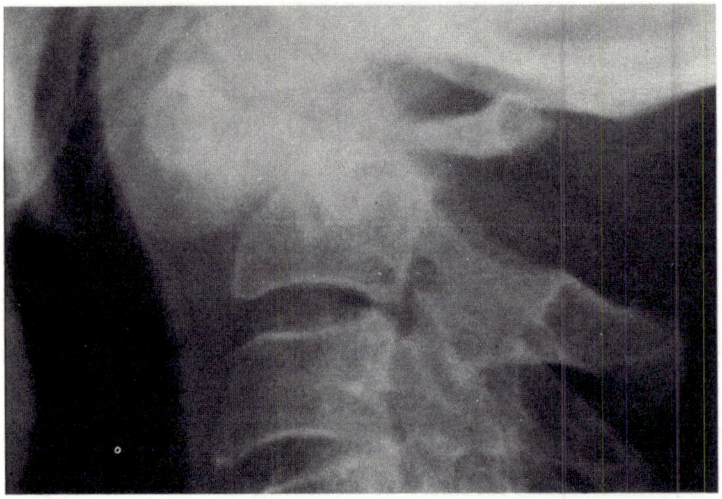

98 **Subluxation zwischen Atlas und Axis.** Viele Patienten mit einer rheumatischen Erkrankung haben schlaffe Bänder im Bereich der Gelenke der Halswirbelsäule, was zu einer Subluxation führt.

99

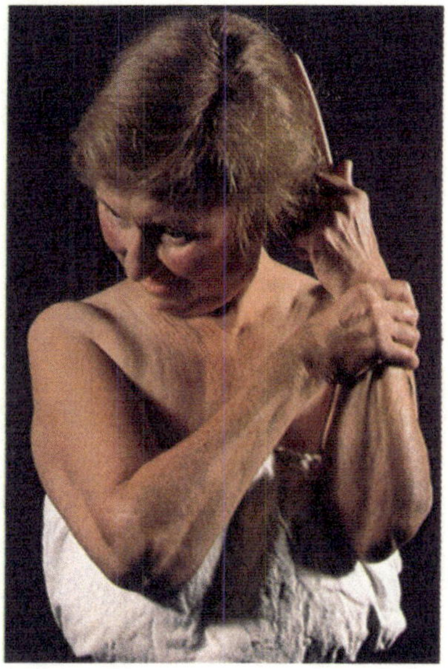

100

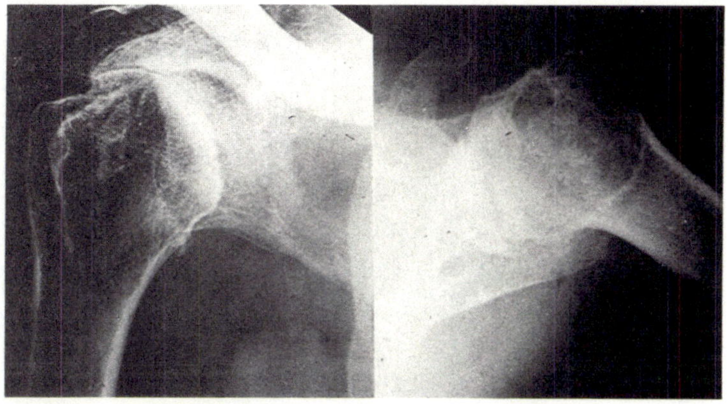

99 und 100 Rheumatoide Arthritis der Schultergelenke. Diese Erkrankung ist die einzige übliche Ursache der Arthrose des Glenohumeralgelenkes.

101

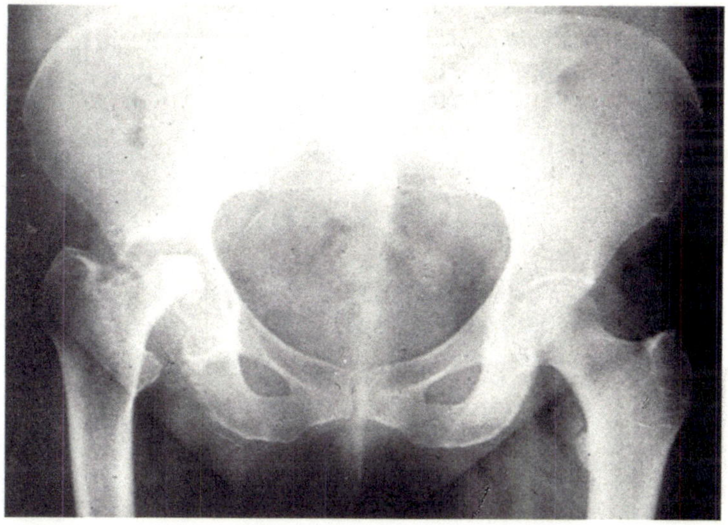

101 und 102 Destruktive Arthropathie des Hüftgelenkes, verursacht durch rheumatoide Arthritis. Folge ist die Erosion von Femurkopf und Acetabulum.

102

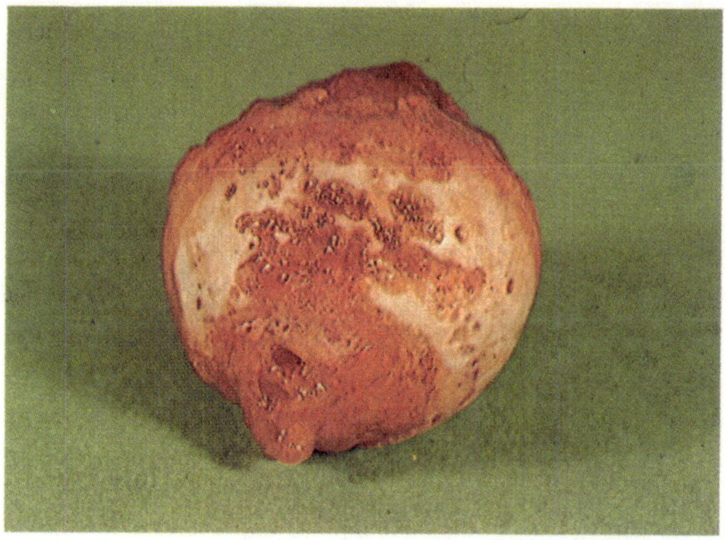

103

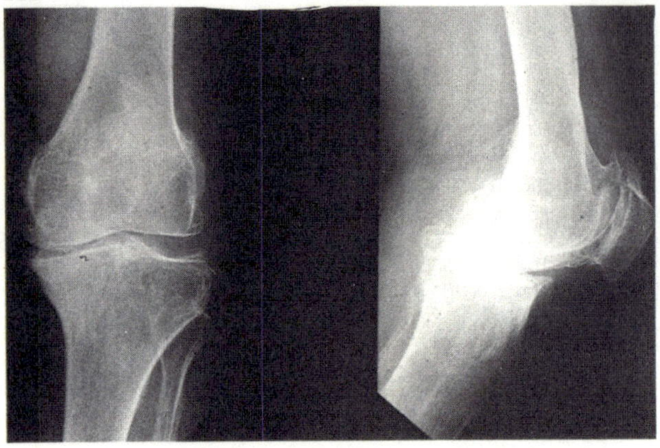

103 Die Kniegelenke sind oft befallen.

104

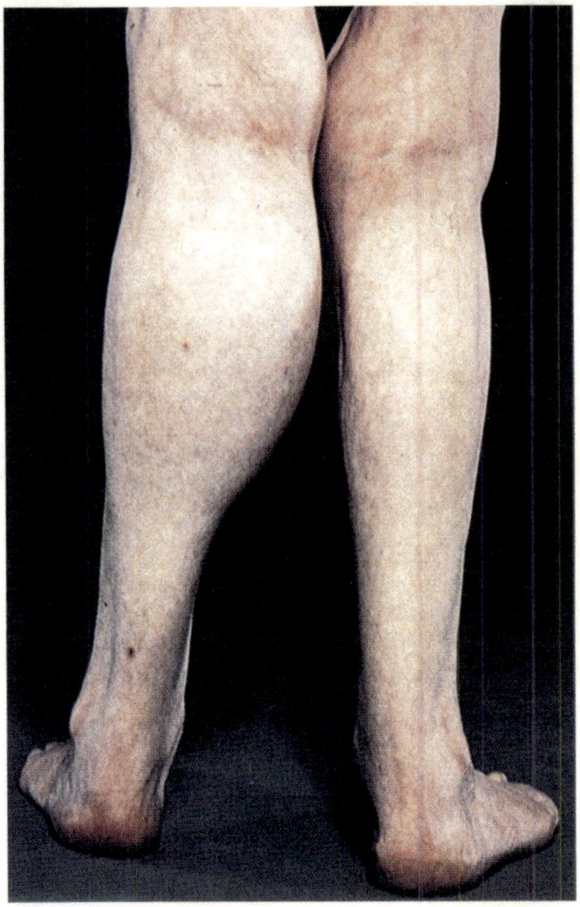

104 **Baker-Zyste.** Der Wadenumfang desselben Patienten ist durch die erkrankte Synovialmembran vergrößert. Sie gräbt sich tief vom Gelenk in die Wade und führt zu einer Baker-Zyste.

105 **Multiple Synovialzotten** im Knie des Patienten. Blick durch das Arthroskop.

105

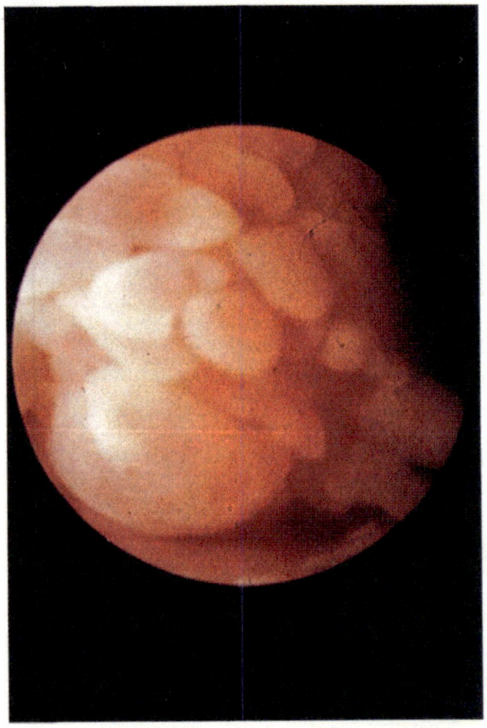

106

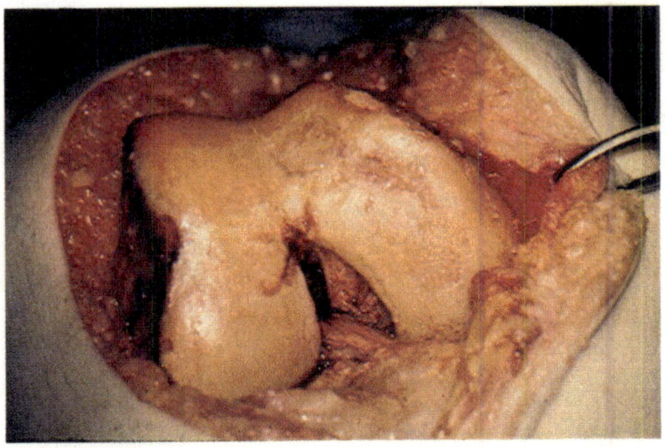

106 Intraoperativ finden sich bei diesem Patienten Knorpelverlust und eine allgemeine destruktive Gelenkerkrankung.

107

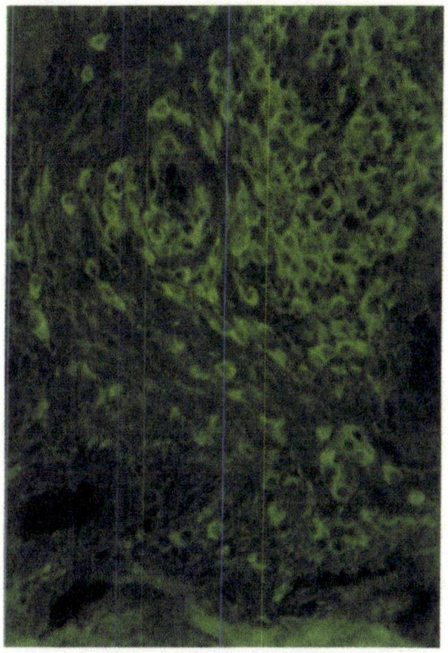

107 Die aufbereitete rheumatoide Synovialmembran zeigt Immunoflouereszenz in den Plasmazellen.

108

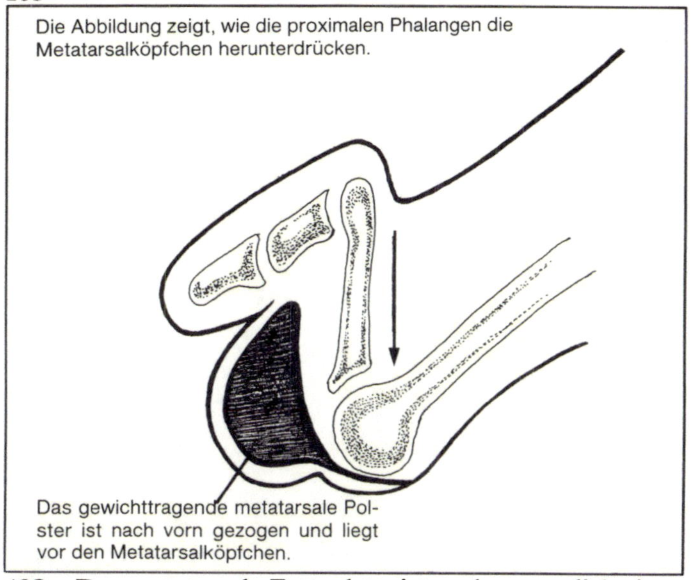

108 Das metatarsale Fettpolster ist nach vorne disloziert, und die Metatarsalköpfchen liegen jetzt subkutan.

109

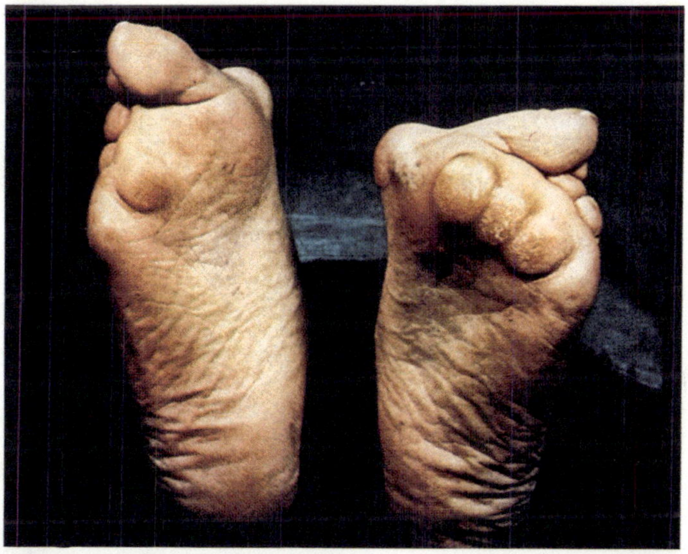

110

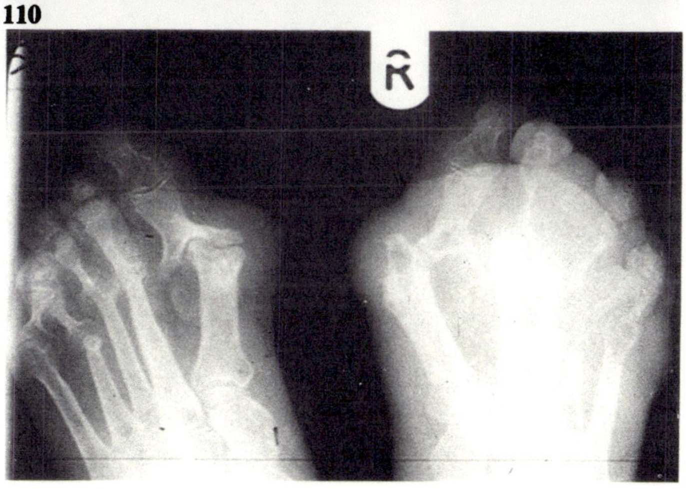

109 und 110 Die rheumatoide Arthritis kann eine erhebliche destruktive Gelenkerkrankung und Fehlstellung des Fußes verursachen, was zu einer schmerzhaften Schwielenbildung führt. Dargestellt sind multiple Subluxationen und Verfärbungen im Gelenkbereich des Vorfußes.

Spondylitis ankylosans (Morbus Bechterew)

Charakteristisch für diese Erkrankung sind zunehmende Schmerzen und Steifheit im Bereich der Lendenwirbelsäule und des Beckens. Gelegentlich treten weitere unbestimmte Schmerzen auf, z. B. an den Fersen, verbunden mit gestörtem Allgemeinbefinden und Erschöpfung. Die Ätiologie ist unbekannt, aber neuere Arbeiten machen eine genetische Komponente wahrscheinlich. Das Histokompatibilitätsantigen HLA-B27 wird bei über 90% der Patienten angetroffen, dagegen bei weniger als 10% der Normalbevölkerung.

111

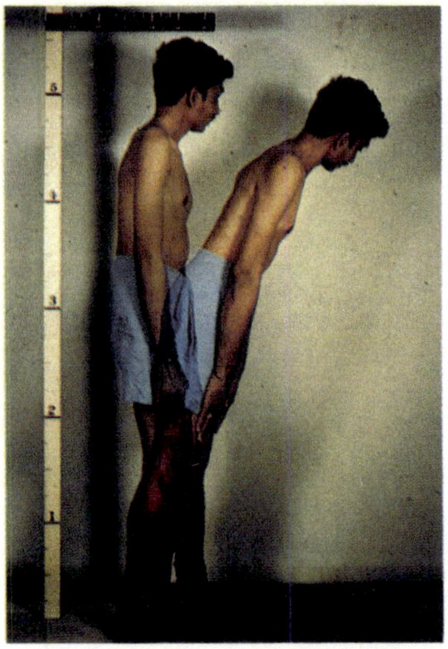

112

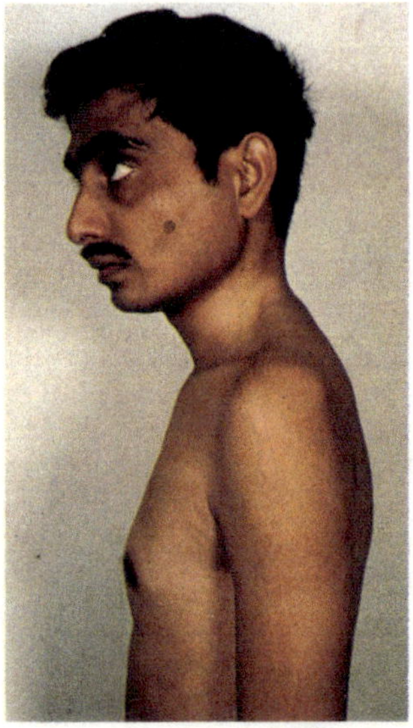

111 Erhebliche Einschränkung der Vorwärtsneigung beim Versuch, die Zehen zu berühren.

112 Beim Versuch, seinen Kopf zu wenden, dreht der Patient seine Augen nach außen, ohne seinen Hals mit zu wenden.

113

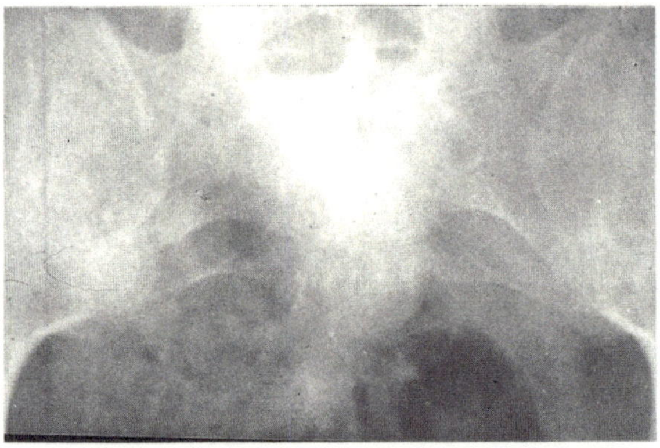

114

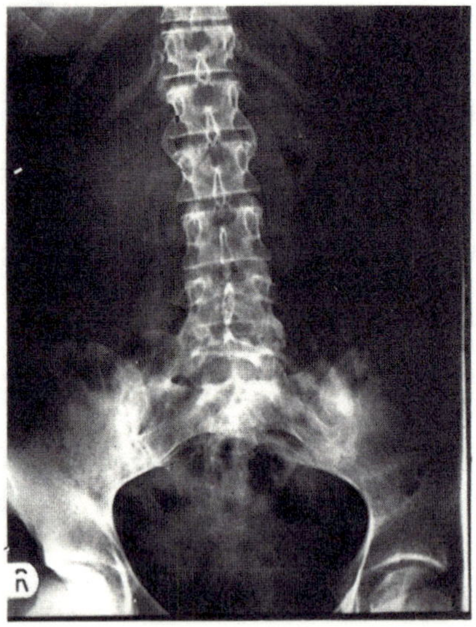

113 und 114 Abgesehen von einer begrenzten Ausdehnungsfähigkeit des Brustkorbes und einer beschleunigten BSG ist der erste objektive Befund eine verwaschene Kontur – und später die Verödung – der Iliosakralfuge.

115

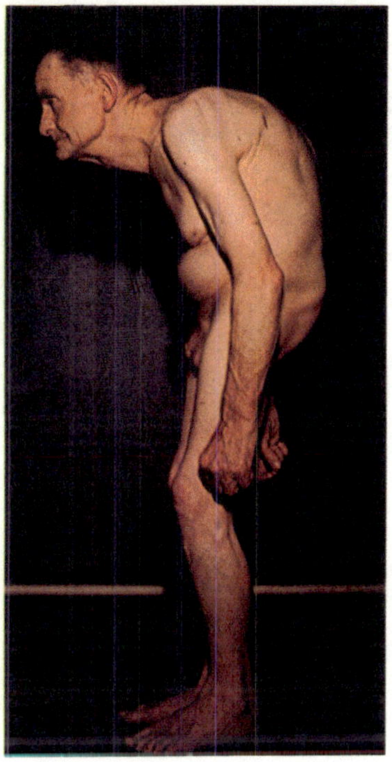

116

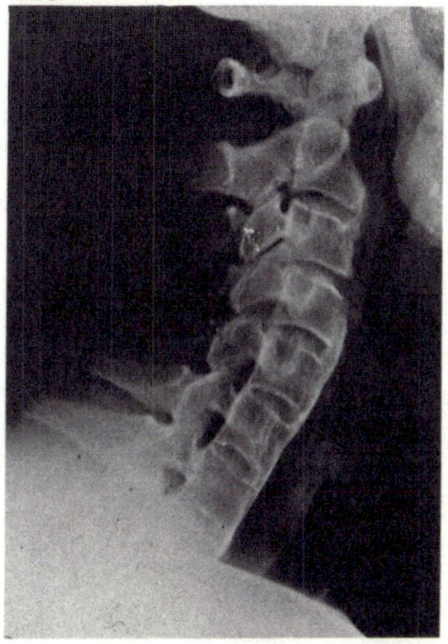

117

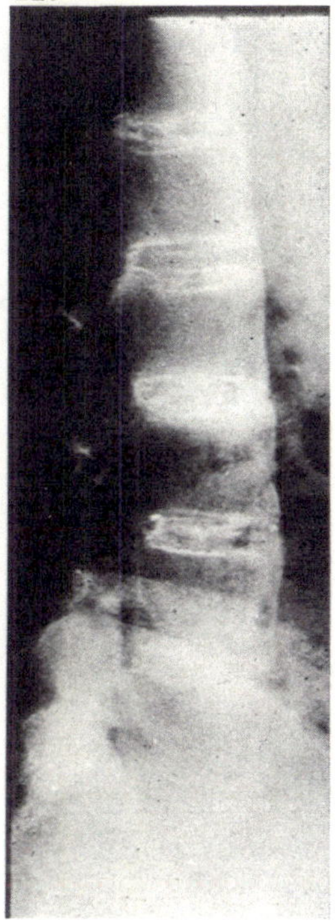

115 Allmählich versteift der Rumpf in erheblich gebeugter Lage, so daß der Patient nicht geradeaus sehen kann.

116 und 117 **„Bambusstab-Wirbelsäule"**. Feste, knöcherne Versteifung aller großen Wirbelsäulengelenke.

Reiter-Syndrom

Die klassische Trias besteht aus unspezifischer Urethritis, Konjunktivitis und Arthritis.

118

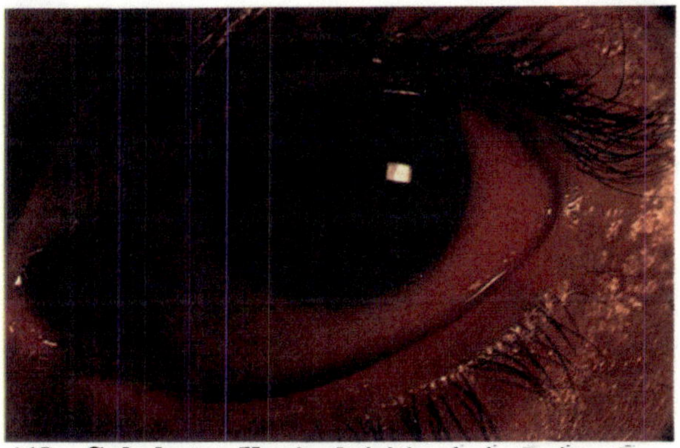

118 **Subakute Konjunktivitis** bei Reiter-Syndrom.

119

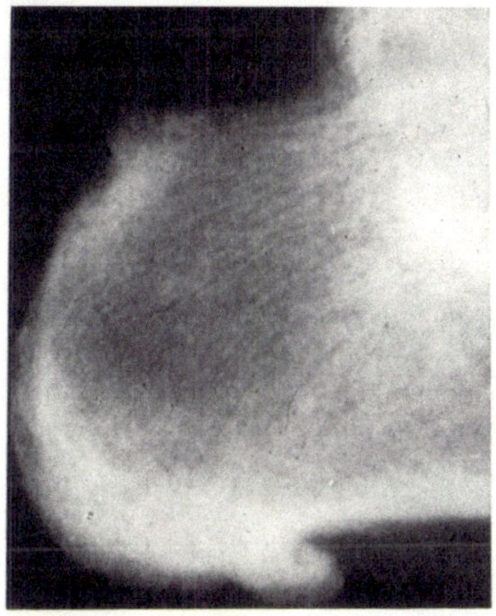

119 Knochenneubildung führt zu Spornbildung am Kalkaneus.

120

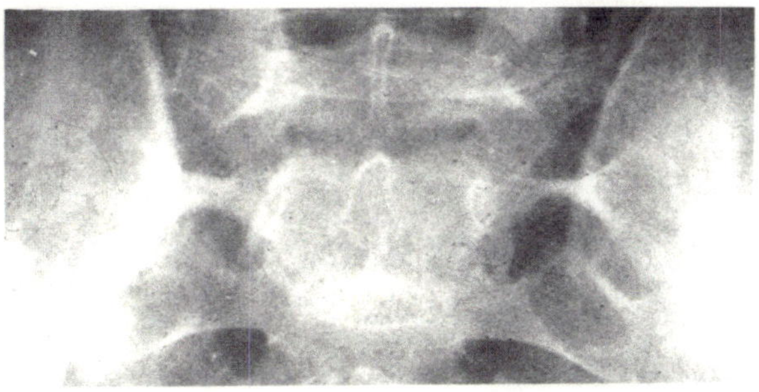

120 **Ein verwaschener Gelenkspalt,** marginale Erosion und Sklerosierung der Iliosakralgelenke sind typisch für das Reiter-Syndrom.

Psoriasis arthropathica

Zwischen der Psoriasis und einer Gelenkerkrankung, die hauptsächlich die Hand-und Fußgelenke befällt, selten dagegen die großen und proximaler gelegenen Gelenke, besteht eine eigentümliche Verbindung. Die Gelenkerkrankung ähnelt der rheumatoiden Arthritis.

121

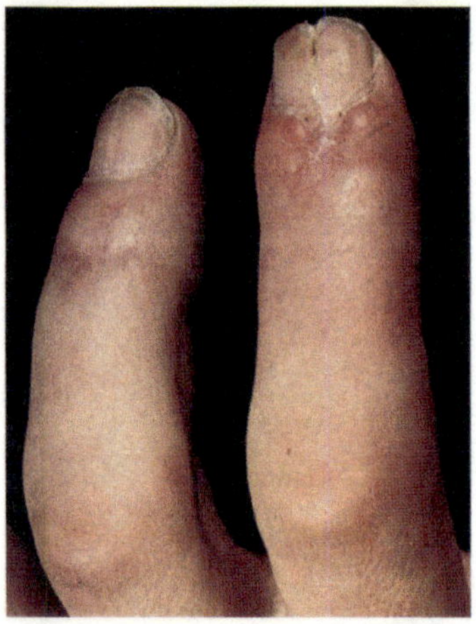

122

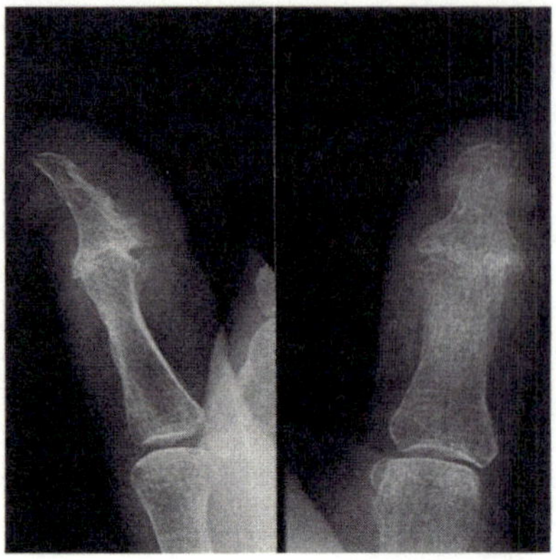

121–126 Psoriasis arthropathica.

123

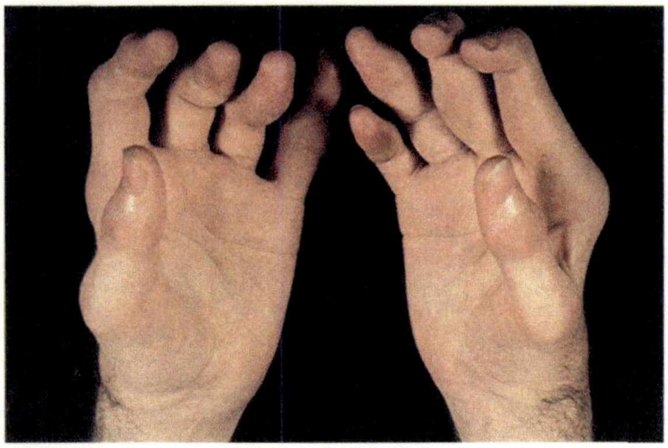

124

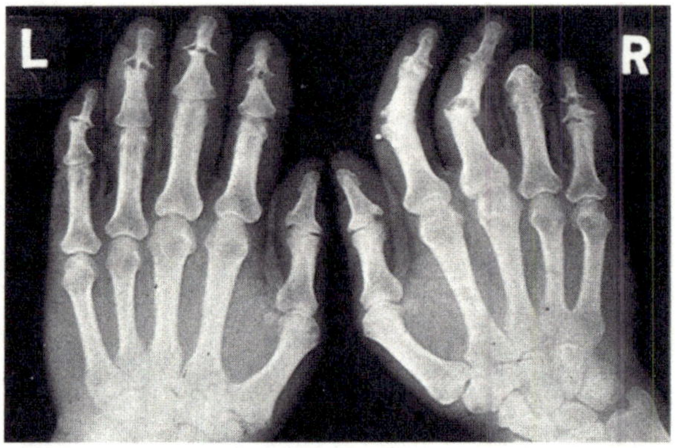

125

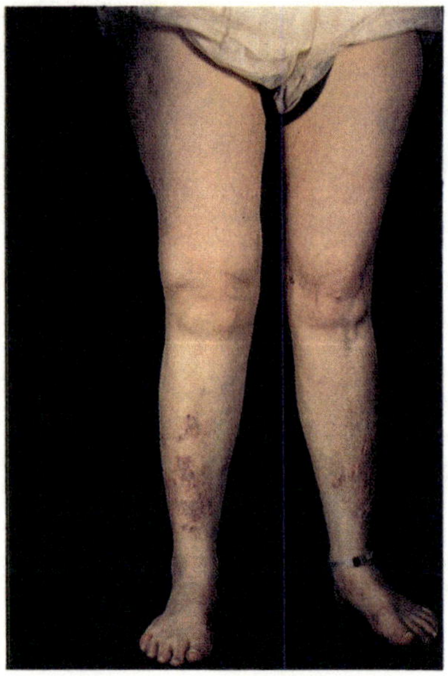

126

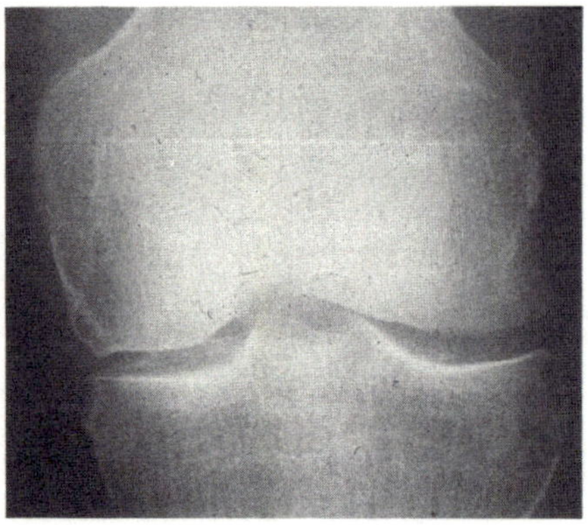

Juvenile, rheumatoide Arthritis (Still-Syndrom)

Diese Erkrankung entspricht der rheumatoiden Arthritis beim Erwachsenen. Die Gelenkveränderungen ähneln denen des Erwachsenen, die systemischen Manifestationen sind jedoch meist schwerwiegender.

127

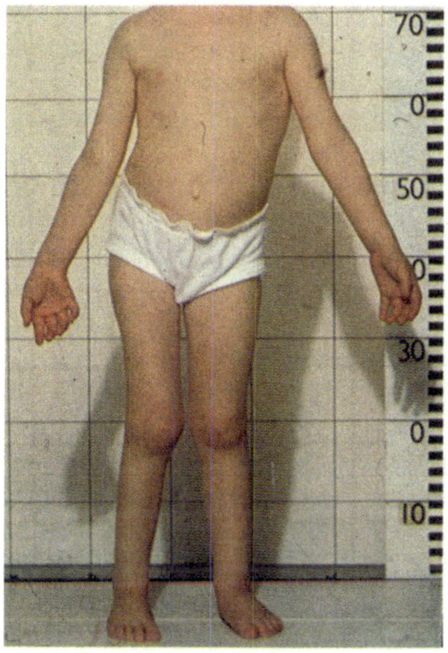

128

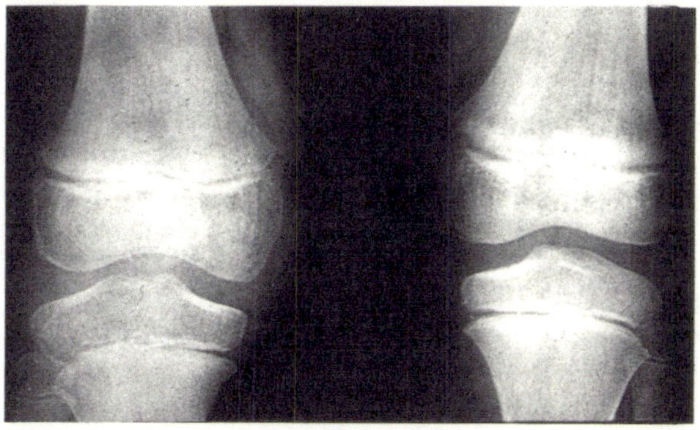

127 und 128 Still-Syndrom im Frühstadium bei einem Kind mit Schwellung der Kniegelenke. Die Röntgenaufnahmen im Frühstadium zeigen nur eine Weichteilschwellung mit Osteoporose.

129

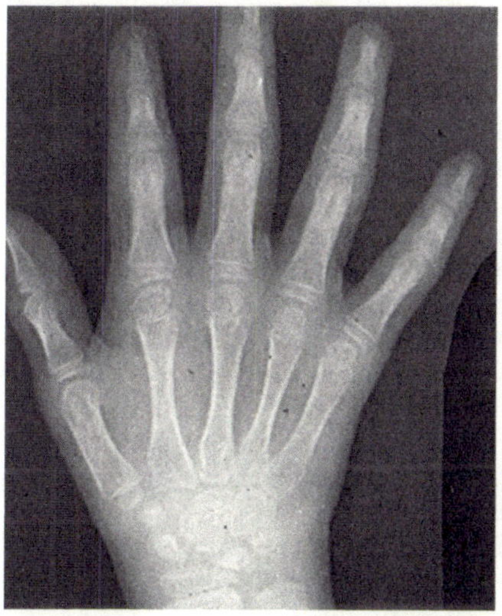

130

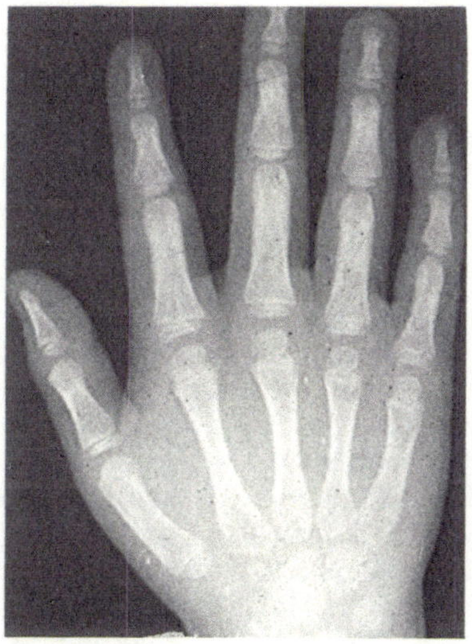

131

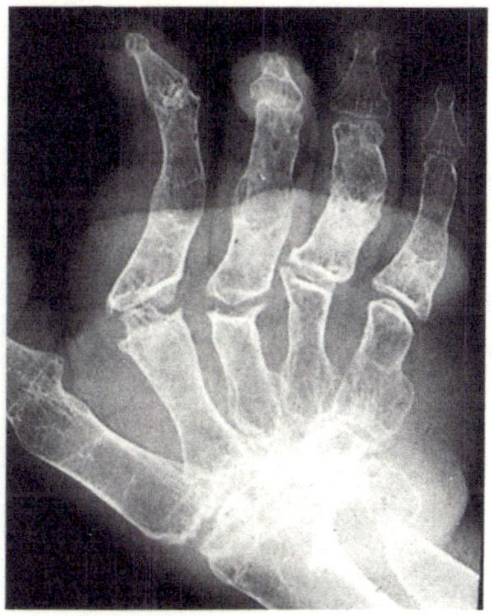

129 und 130 Deutlich sichtbar ist eine Vergrößerung im Bereich der Ossifikationszentren. Zum Vergleich die Röntgenaufnahmen zweier Kinder desselben Alters. Links ein Kind mit Still-Syndrom, rechts ein Normalbefund.

131 Eine Vergrößerung des Schaftes der Phalangen aufgrund wiederholter periostaler Reaktionen ist möglich.

132

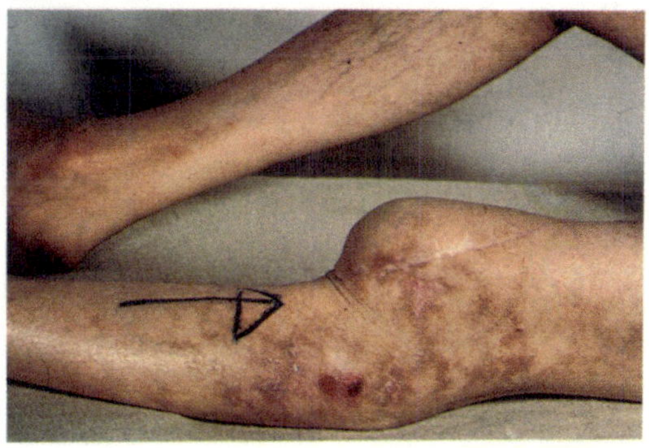

132 Das Endresultat eines schweren Verlaufes. Es ist zur Deformität und spontanen Ankylose gekommen. Ein so schwerer Verlauf ist jedoch eher die Ausnahme als die Regel.

Infektion von Knochen und Gelenken

Die akute pyogene Osteomyelitis sowie die akute pyogene Arthritis (meist sekundär im Gefolge einer intraartikulären Osteomyelitis) waren früher recht häufig, ihr Ausgang war oft verhängnisvoll.

Die Einführung von Antibiotika hat die Häufigkeit der Erkrankung, ihren Verlauf und ihr destruktives Potential völlig verändert. Die gute Wirksamkeit einer frühzeitigen antibiotischen Therapie verhindert viele schwere Infektionsfolgen, kann aber die frühzeitige Diagnose verschleiern.

Die pyogene Osteomyelitis entsteht fast immer sekundär aus einem distalen Herd, wie z. B. einem Furunkel der Haut, der eine Pyämie verursacht. Der häufigste Infektionserreger ist der Staphylococcus aureus, aber moderne bakteriologische Techniken haben eine Vielzahl von potentiellen Infektionserregern nachgewiesen, wie z. B. Typhus-Erreger, Salmonellen, Hämophilus influenzae usw. Sogar eine Virusosteomyelitis durch das Pockenvirus wurde als Ursache einer akuten und dann folgenden chronischen Infektion von Knochen und Gelenk gefunden. In tropischen Regionen ist das Erregerspektrum noch entsprechend größer. Eine Osteomyelitis, die durch eine Salmonelleninfektion verursacht wurde, kann in vielen Herden vorkommen, insbesondere bei Kindern oder bei Patienten mit einer Sichelzellanämie. Die Brucellose ist endemisch in gewissen Teilen des mittleren Westens von Amerika; sie wird von Schweinen und Vieh übertragen. Aus unerklärlichen Gründen ist die Wirbelsäule bei den meisten Patienten mitbefallen.

Obwohl sich die pathologische Reaktion auf eine Infektion des Knochens nicht prinzipiell von der anderer Gewebe unterscheidet, ist sie doch deutlich modifiziert: Bei einer endostalen Infektion hört die Blutversorgung des Knochens auf, wenn gleichzeitig ein Abszeß das Periost abgehoben hat. Selbst wenn der Infektionsherd durch antibiotische Therapie zur Ruhe kommt, schafft die Mineralstruktur des Knochens spezielle Heilungsprobleme, die schließlich zur Entwicklung von Sequestern führen können. In ihnen ist eine adäquate Antibiotika-Konzentration am Ort der Infektion nicht zu erreichen. Zwingend notwendig sind deshalb frühzeitige Diagnose und frühzeitige Isolierung des Infektionserregers, um seine genaue Empfindlichkeit gegenüber Antibiotika zu testen, sowie die Entlastung des durch den Abszeß erzeugten Druckes – letzteres führt zur vaskulären Knochennekrose –. Wird die Behandlung aufgeschoben oder gelingt es nicht, mit der initialen Therapie die Infektion unter Kontrolle zu bringen, kann sich ein chronischer Knochenabszeß, ein sogenannter Brodie-Abszeß, entwikkeln. Der Abszeß enthält nekrotische Trümmer und Bakterienkolonien, die von fibrösem Bindegewebe und umgebenden dichten Geflechtknochen abgegrenzt sind. Solch ein Abszeß kann über Jahre bestehen bevor er zu Symptomen führt.

Die tuberkulöse Osteomyelitis und Arthritis zeigt in vielem den gleichen Verlauf wie die unspezifische pyogene Erkrankung, aber sie verläuft zu Beginn gewöhnlich weniger virulent und ist heimtückischer in ihrem klinischen Verlauf. Sie entsteht immer sekundär nach einem Herd an einem anderen Ort im Körper, üblicherweise im Bereich der Lungen oder der Iliozökallymphknoten.

Im deutschen Sprachraum wird zwischen akuter hämatogener Osteomyelitis sowie akuter (posttraumatischer und postoperativer) Osteitis unterschieden.

Die akute hämatogene Osteomyelitis befällt nahezu ausschließlich Kinder und Jugendliche, die Keimansiedlung erfolgt bevorzugt in gut durchbluteten Metaphysen. Hier entstehen Mikroabszesse und Destruktionen in den Knochen.

Bei der akuten exogenen Osteitis entstehen diese Mikroabszesse im Bereich der Keimeintrittspforte, es sind also Kompakta und Spongiosa betroffen. Ursache der Keimkontamination sind offene Frakturen oder exogene Infektionen geschlossener Knochenbrüche bei Osteosynthesen (Erreger meist Staphylokokkus aureus, Proteus, Coli, Pseudomonas).

Osteomyelitis und Osteitis können einen chronischen Verlauf nehmen. Es kommt zur unregelmäßigen Sklerosierung des Knochens, Sequester- und Fistelbildung.

Ferner läßt sich die unspezifische Osteomyelitis von der spezifischen unterscheiden. Bei letzterer läßt sich aus dem histologischen Bild der Erreger erkennen (z. B. bei Knochentuberkulose).

133 Aspiration von Eiter, der Staphylococcus pyogenes enthält, aus dem Hüftgelenk eines Kindes.

133

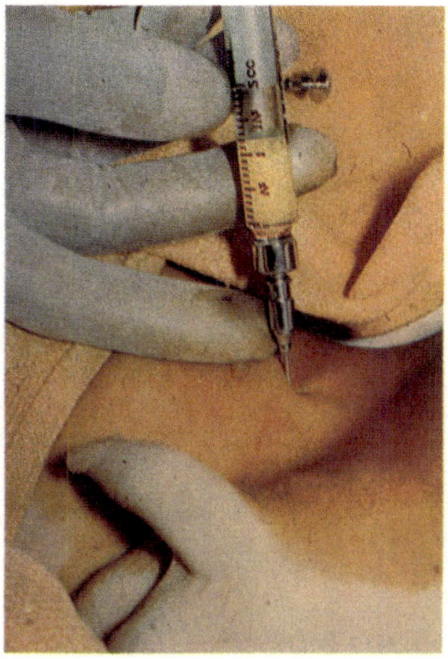

134

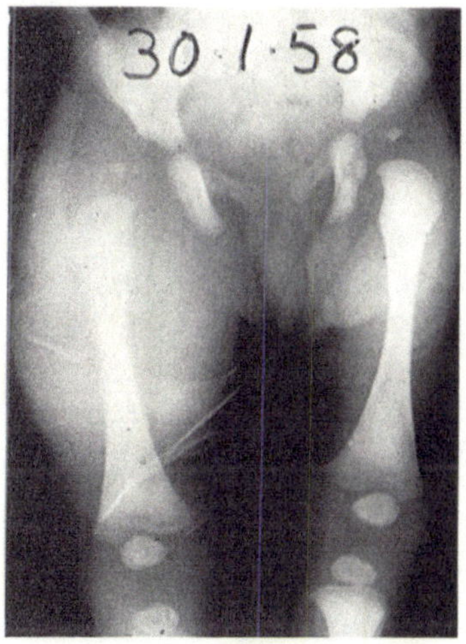

135

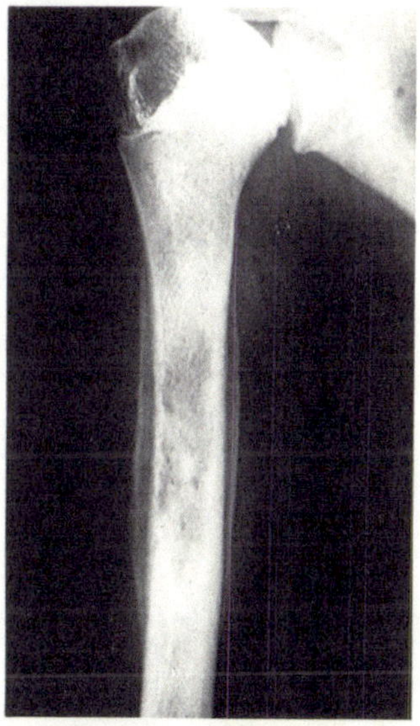

136

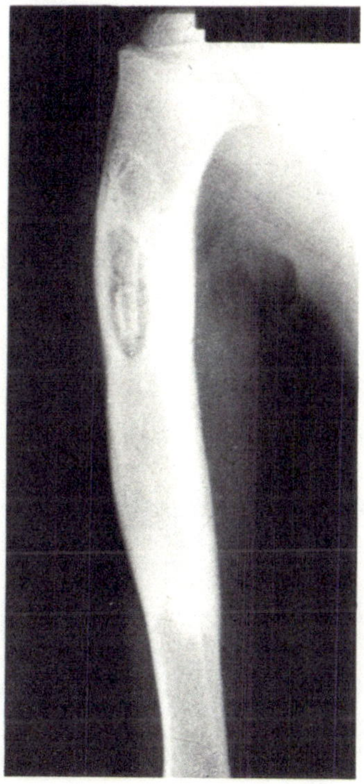

134–136 Akute Osteomyelitis eines langen Röhrenknochens im Stadium der Abszeßbildung in der Metaphyse (röntgenologisch nur im Bereich der Weichteile sichtbar), die schließlich zu einer lokalisierten Abszeßhöhle mit einem Sequester von totem Knochen führt (Brodie-Abszeß).

137

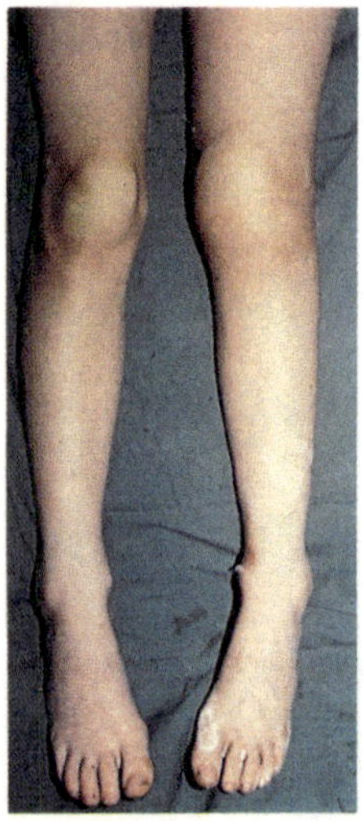

138

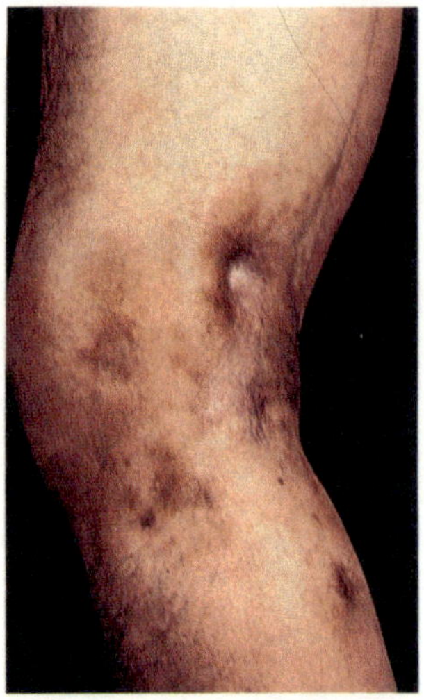

139

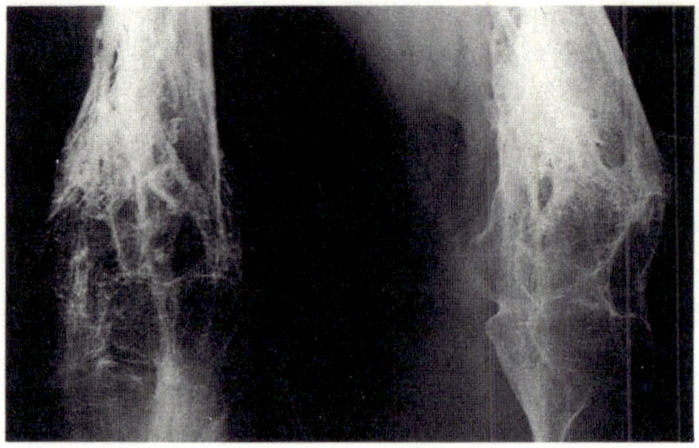

138 und 139 Knöcherne Ankylose. Das Endresultat einer schweren septischen Kniegelenksentzündung.

137 Septische Arthritis des Kniegelenkes bei einem Jugendlichen durch Infektion mit Staphylococcus pyogenes.

140

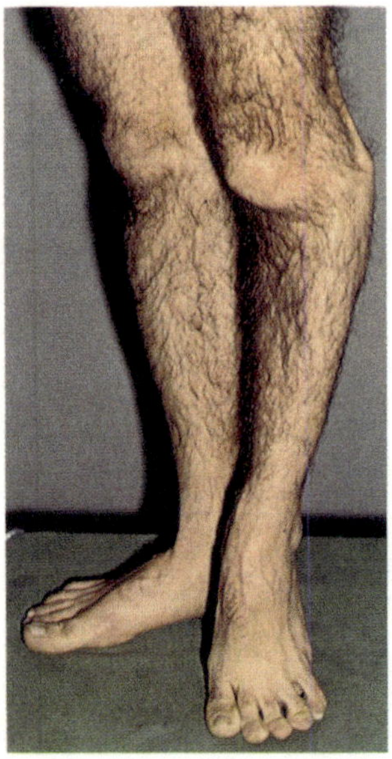

141

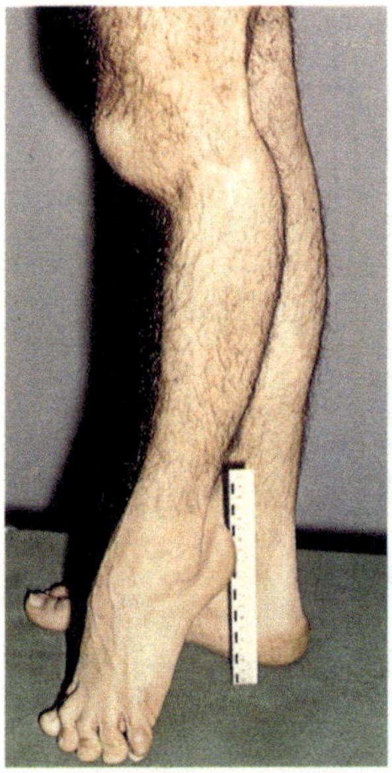

142

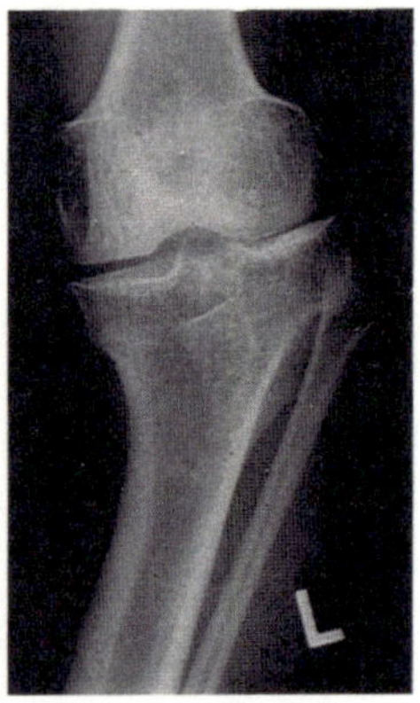

143

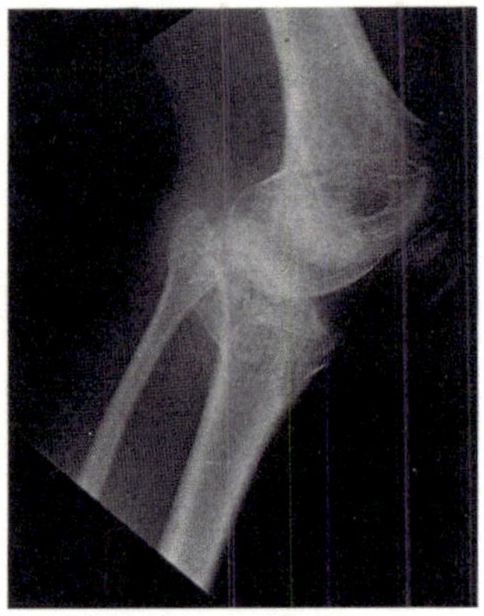

140–143 Vorzeitiger Epiphysenschluß. Die Osteomyelitis der proximalen Tibia hat die Wachstumsfuge befallen und zu Verkürzung und Fehlwachstum geführt.

144

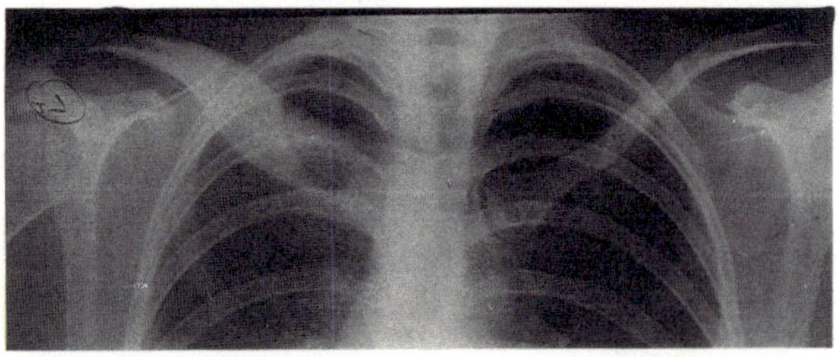

144 Chronische Osteomyelitis der Clavicula. Wiederholte Erregeraustestung ergab Staphylococcus albus.

145

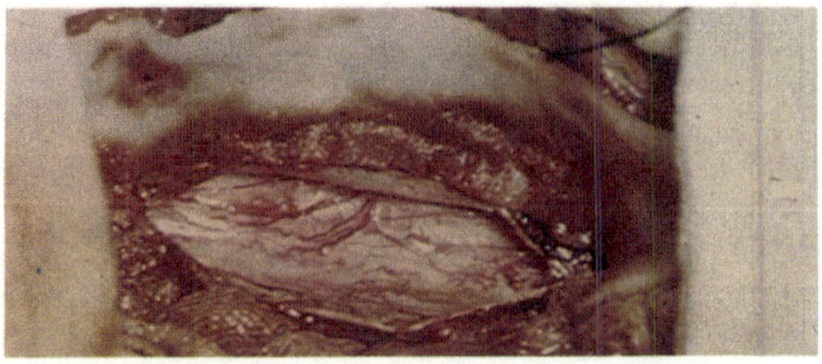

145 Intraduraler Abszeß (Staphylococcus pyogenes aus einem entfernten Streuherd). Der Patient wurde mit vollständiger Paraplegie aufgenommen, erholte sich aber gut.

Tuberkulose

Die Tuberkulose von Knochen oder Gelenken ist die lokale Erscheinungsform einer Allgemeinerkrankung. Dieser Lokalbefund kann sich als hervorstechendes Merkmal präsentieren. Der Initialherd befindet sich üblicherweise in der Lunge oder im Darm und wird durch das Mycobacterium tuberculosis (Mensch oder Rind) verursacht. Formal stammen ursprünglich 85% der Tuberkelbakterien vom Rind. Aber in den wirtschaftlich hochentwickelten Ländern, wo die Krankheit jetzt wesentlich seltener ist, haben Pasteurisation und Tuberkulintest diese Form auf 25% reduziert. Im 19. Jahrhundert wurden orthopädische Hospitäler auf dem Land gebaut, um dort vor allem Knochen- und Gelenktuberkulose junger Patienten zu behandeln. Die Krankheit ist heutzutage wesentlich seltener, tritt aber gelegentlich auf als akutes Ereignis oder als Ergebnis einer zurückliegenden Infektion. In den Entwicklungsländern stellt die Tuberkulose bei orthopädischen Patienten noch ein sehr ernstes Problem dar. Einige Beispiele werden hier gezeigt:

146

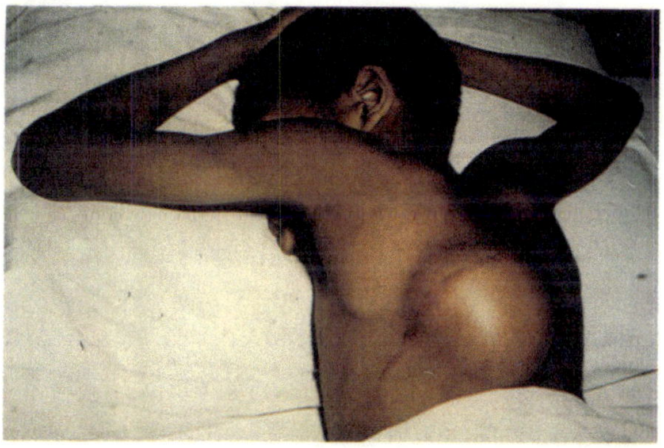

146 Kalter Abszeß bei einem Kind. Er stellt sich als schmerzlose Schwellung in der Lendengegend dar und rührt von einer Infektion der Wirbelsäule her.

147

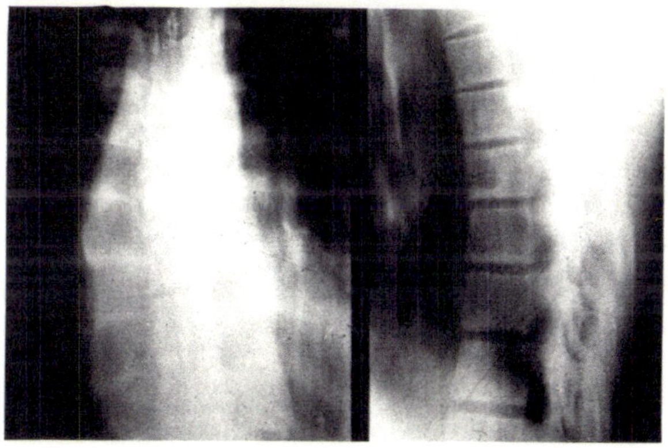

147 Tuberkuloseherd mit umgebendem Abszeß im Bereich der Wirbelsäule.

148

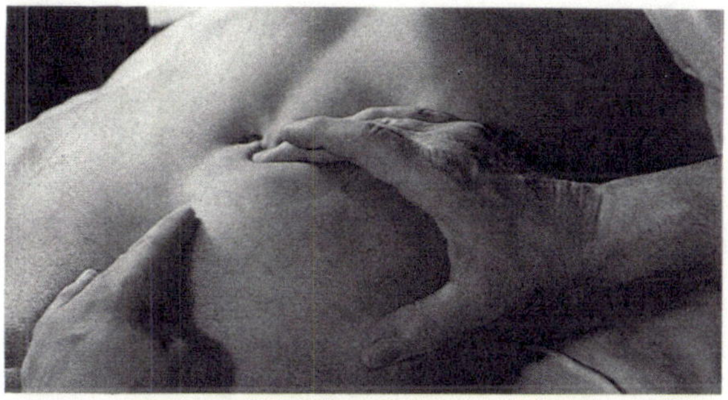

150

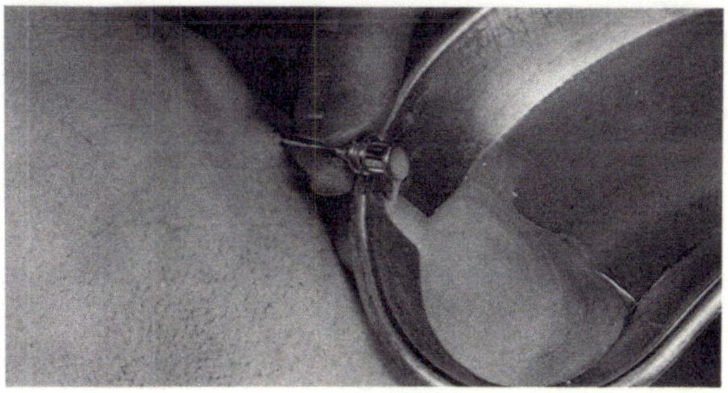

149

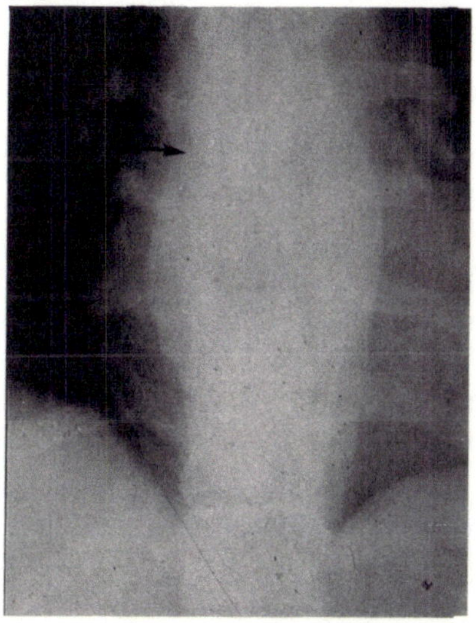

148–150 Ein kalter Abszeß im Retroperitonealraum, der von der Wirbelsäule ausgeht, kann sich als Abdominaltumor darstellen.

151

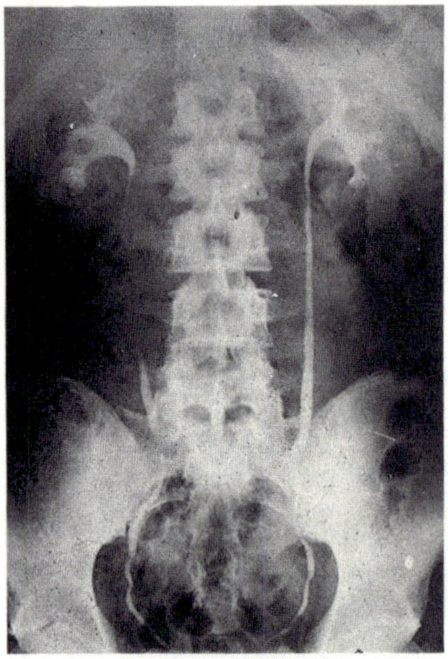

151 Der kalte Abszeß kann in den Faszienblättern des M. psoas liegen und sich dann als Psoasabszeß darstellen. Ein intravenöses Pyelogramm zeigt die Obstruktion und Verlegung des rechten Ureters durch den Psoasabszeß.

152

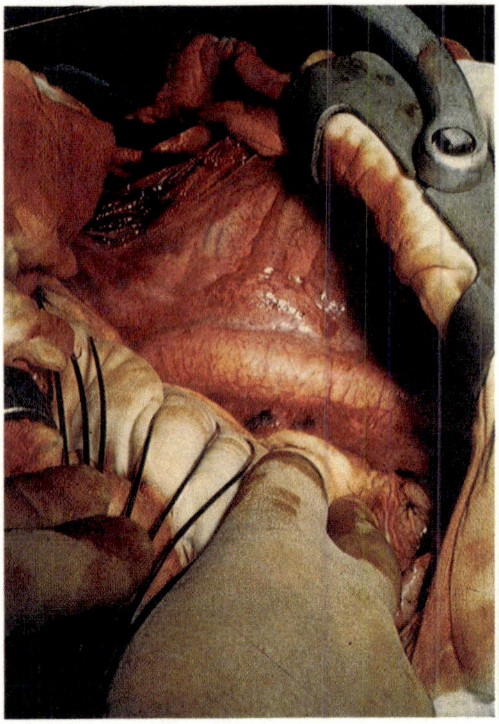

152 Oberhalb der Aorta im Thorax findet sich intraoperativ ein kalter tuberkulöser Abszeß, im Bereich der Wirbelsäule.

153

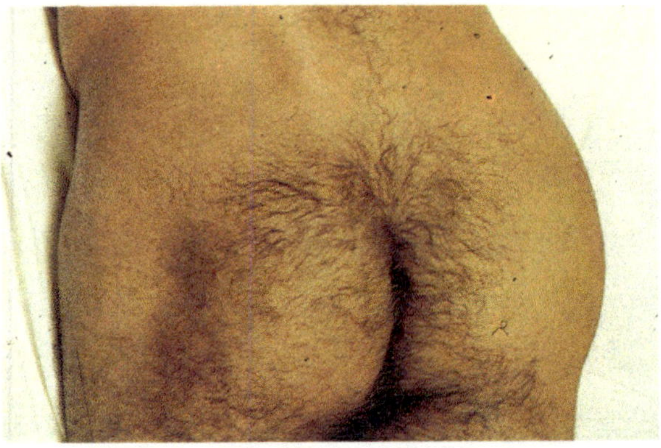

154

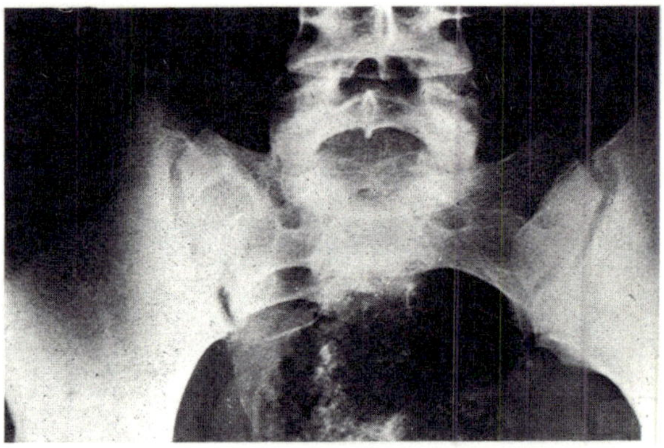

153 und 154 Die Tuberkulose des rechten Iliosakralgelenkes stellt sich als kalter Abszeß im Gesäßbereich dar.

155

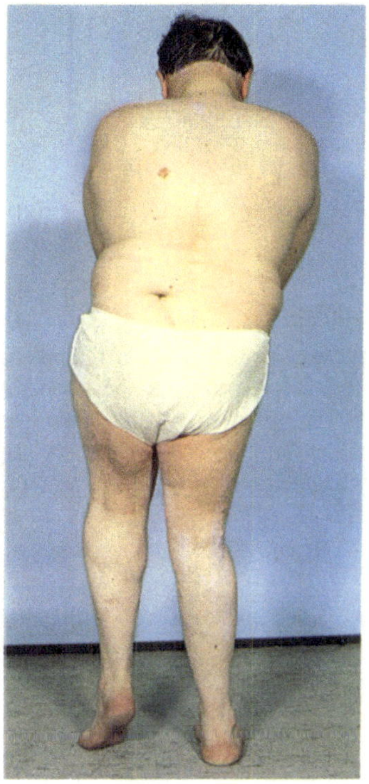

156

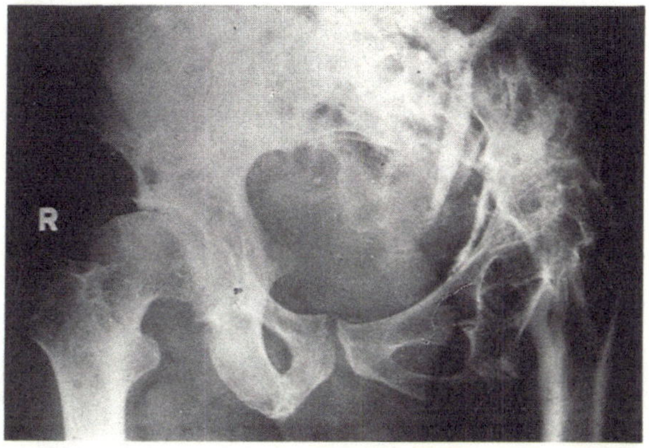

155 und 156 Eine alte Tuberkulose des linken Hüftgelenkes hat zur Zerstörung und fibrösen Ankylosierung mit Adduktionsdeformität und Verkürzung geführt.

157

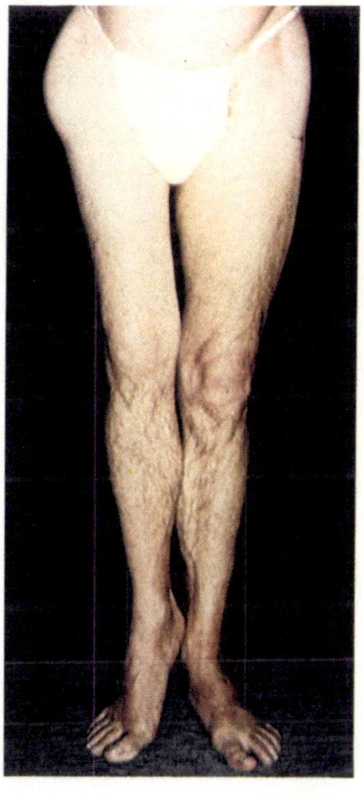

158

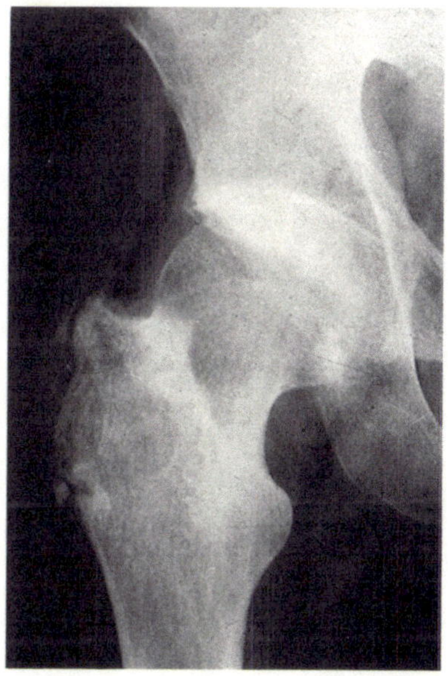

157 und 158 Tuberkulose der Bursa trochanterica. Der kalte Abszeß ist sichtbar und palpabel über dem Trochanter major (im Röntgenbild finden sich Erosionen).

159

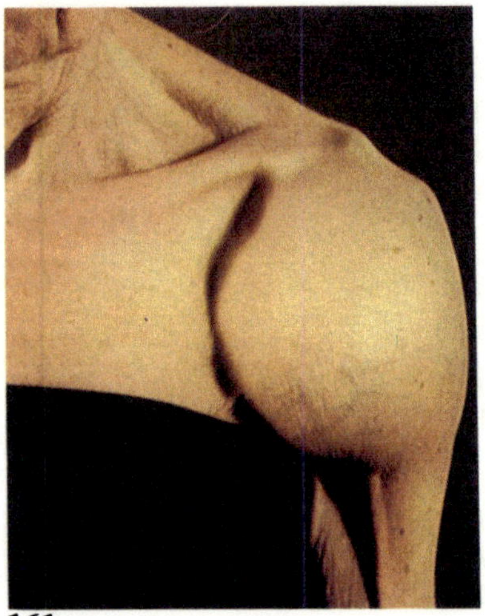

160

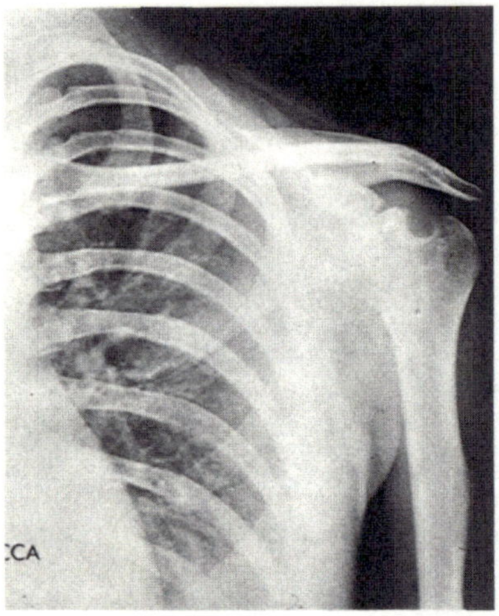

159 und 160 Tuberkulose des Schultergelenkes mit Bildung eines kalten Abszesses. Manchmal geht der tuberkulöse Befall der Schulter mit keiner oder wenig Eiterbildung einher, man spricht dann von der „Caries sicca“.

161

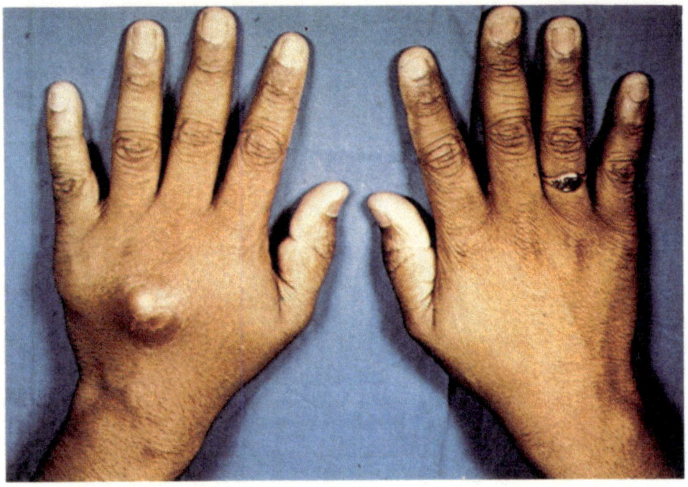

162

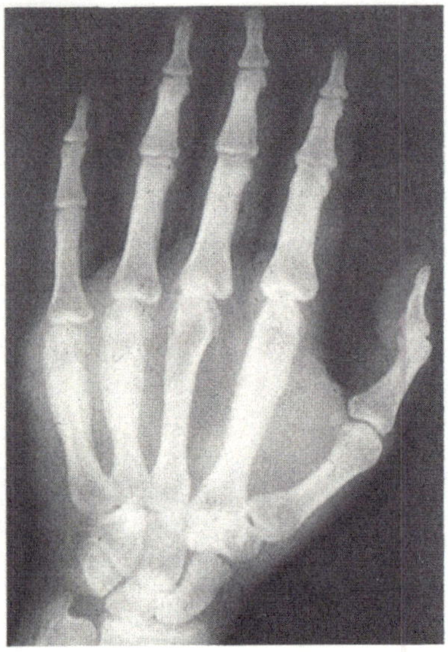

161 und 162 Tuberkulose der Hand. Der Herd befindet sich im Schaft des 4. Metakarpalknochen der linken Hand.

163

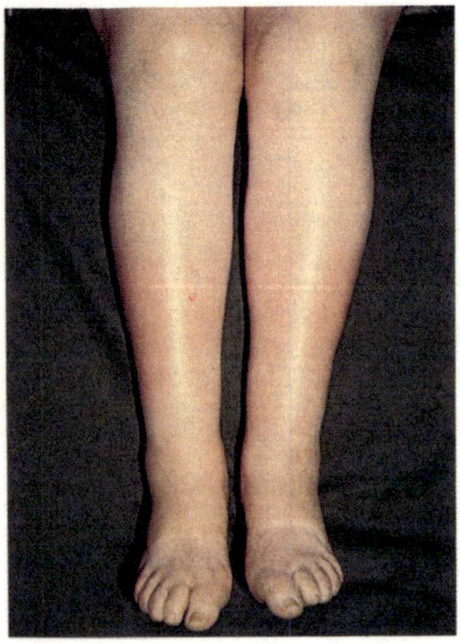

163 Skrofulöses Ödem. Ein Fall von langdauernder tuberkulöser Infektion der Wirbelsäule, bei dem der lymphatische Rückfluß von den unteren Extremitäten verlegt ist.

Neurologische Erkrankungen in der Orthopädie

Zwischen Orthopädie und Neurologie besteht eine enge klinische Beziehung. Da die Neurologie nahezu die gesamte Orthopädie durchdringt, können hier nur einige Beispiele der unmittelbareren und offenkundigen Nachbarschaft gezeigt werden.

Die Folgen der Poliomyelitis sind sehr unterschiedlich. Deformitäten können sich manchmal unter dem Einfluß der Schwerkraft bilden; sie entstehen im wesentlichen jedoch durch das gestörte Muskelgleichgewicht. Die stärkeren überlebenden Muskeln verursachen die Deformität: Ein Glied, das völlig gelähmt ist, hat keine bestimmte Formabweichung. Gelegentlich entwickelt sich eine Beinlängendifferenz, insbesondere bei Erkrankung im frühen Kindesalter.

164 Dreschflegelarm als Folge einer Poliomyelitis in der Kindheit.

164

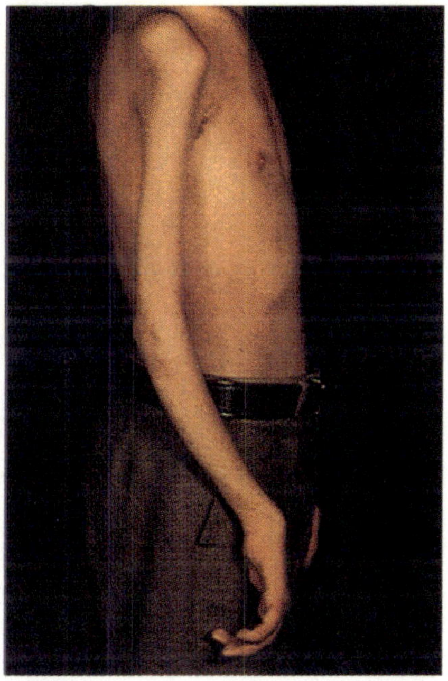

165 Paralytische Subluxation der Schulter. Die Atrophie des M. deltoideus ist offensichtlich.

165

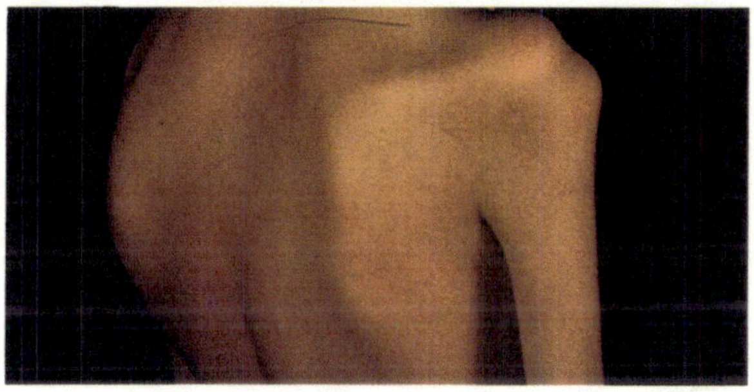

166

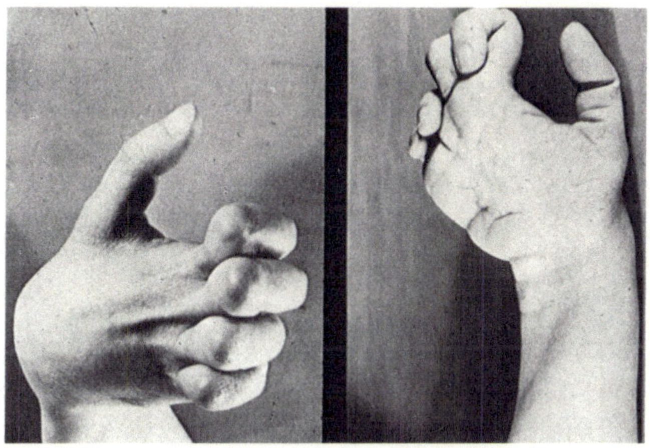

166 Schwere Krallenhand. Die Intrinsicmuskulatur der Hand ist nach einer Poliomyelitis gelähmt. Die Deformität entsteht, weil die langen Flexoren sowie die Extensoren der Finger nicht betroffen sind. Wegen der Paralyse ihrer Antagonisten – der kurzen Intrinsicmuskeln – entwickelt sich die Krallenhand.

167

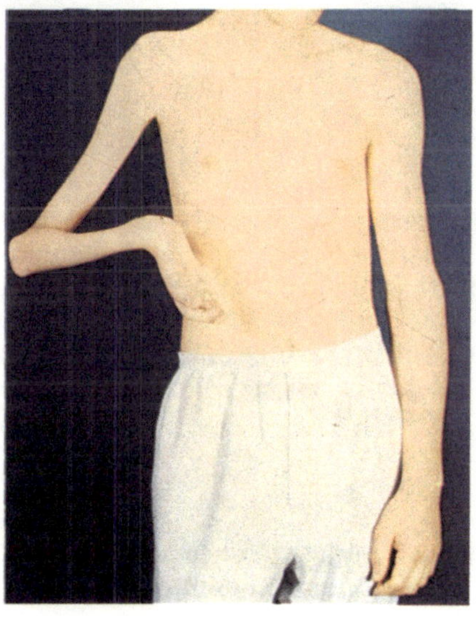

167 Die Poliomyelitis in der Kindheit betraf bei diesem jungen Mann nur die rechte obere Extremität. Eine schwache aktive Abduktion der Schulter und die Beugung des Ellenbogens sind alles, was an Funktion bei diesem verkümmerten Arm blieb.

168

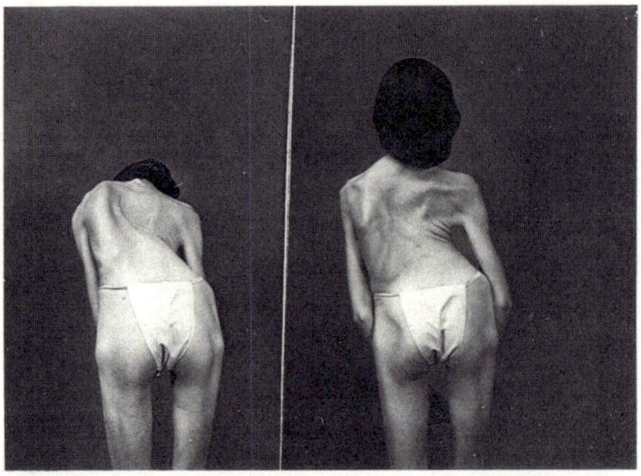

168 **Die paralytische Skoliose** kann Folge einer Poliomyelitis mit Befall der Rumpfmuskeln sein.

169 **Kontraktur des M. tensor fasciae latae.** Da Muskel und Faszie über Hüft- und Kniegelenk ziehen, kann er zur Beugekontraktur beider Gelenke führen.

169

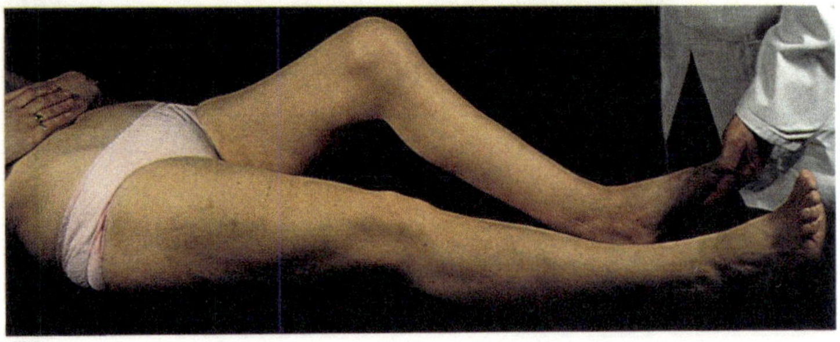

170

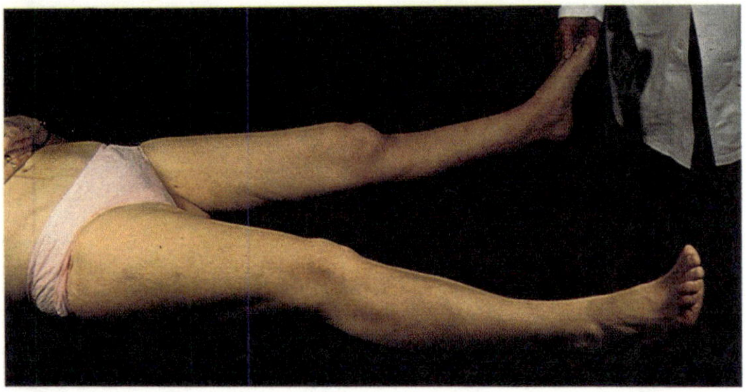

170 **Test nach Yount.** Die Kontrakturen im Hüft- und Kniegelenk lassen sich durch einfache Abduktion im Hüftgelenk aufheben.

171

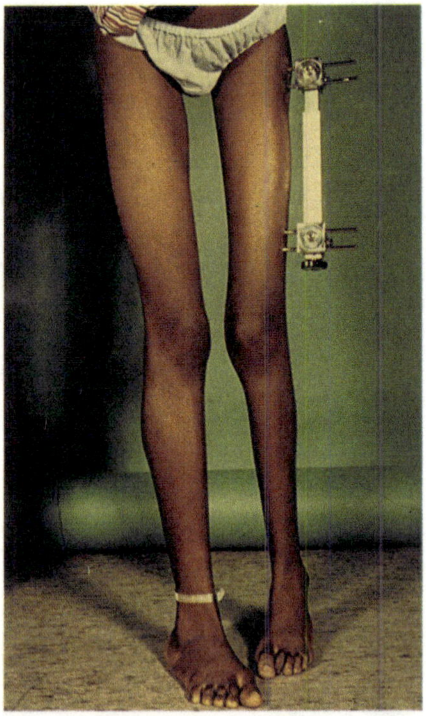

171 **Herabhängender Fuß (paralytischer Spitzfuß).** Dargestellt ist die Verkürzung der linken unteren Extremität mit Spitzfußdeformität von Sprunggelenk und Fuß. Der Spitzfuß kann zum Ausgleich der Beinverkürzung nützlich sein (Die Patientin ist mit einem Wagner-Gerät zur Beinverlängerung versorgt.).

172

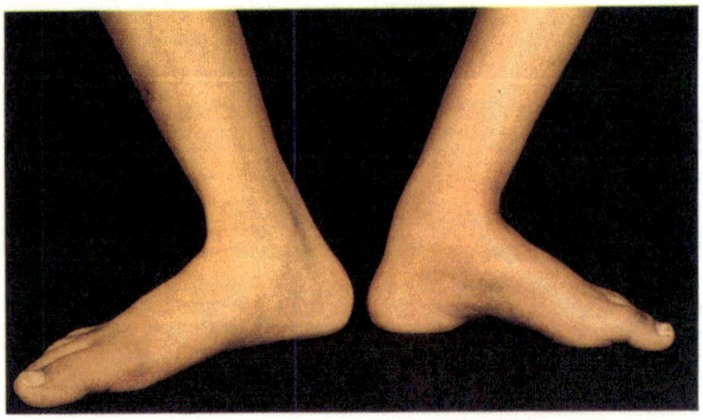

172 **Pes calcaneo-cavus:** Die Fehlbildung ist Folge einer Lähmung der Wadenmuskulatur.

173

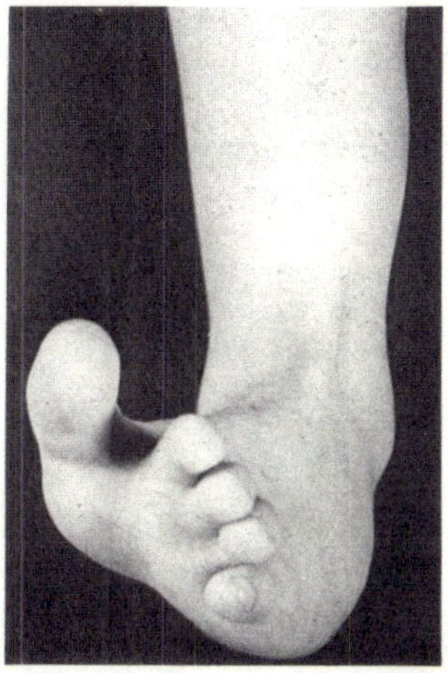

174

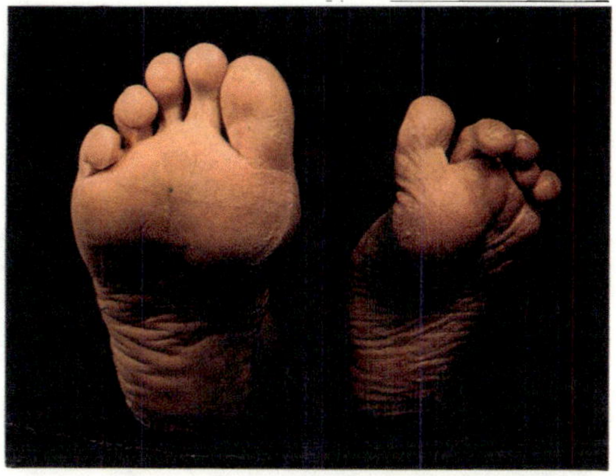

175

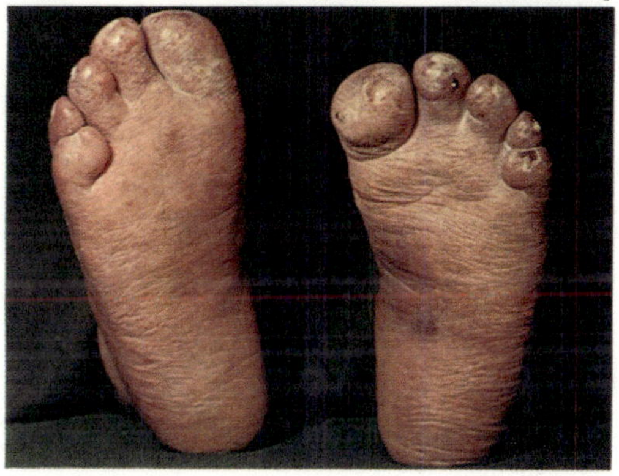

176

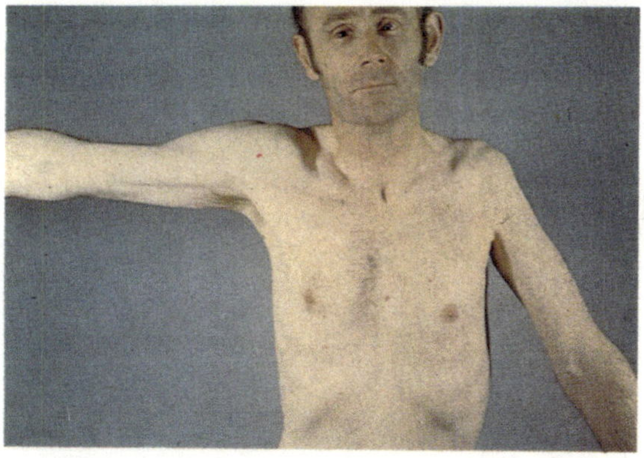

177

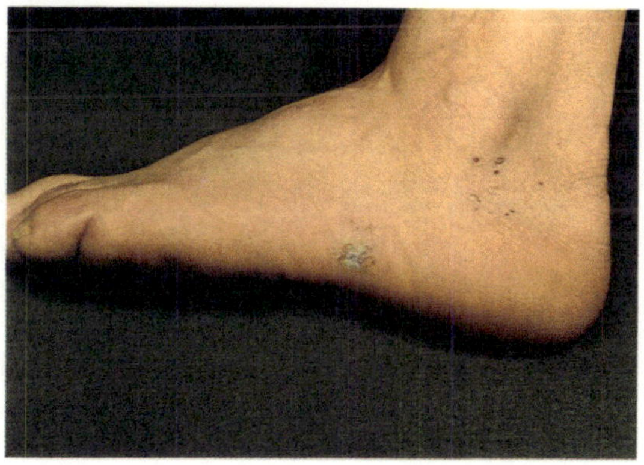

173 Schwäche des M. tibialis anterior und der Peronealmuskeln. Wenn der Patient versucht, im Sprunggelenk nach dorsal zu flektieren, strecken sich die Zehen deutlich und versuchen dadurch, den Verlust der Dorsalflexion des Sprunggelenkes zu kompensieren. Ursache der Fehlstellung ist die nicht mehr ausgeglichene Aktivität der normalen Zehenextensoren bei gelähmtem M. tibialis anterior und gelähmten Peronealmuskeln.

174 Die entgegengesetzte Deformität wird hier gezeigt. Die Peronealmuskeln sind die kräftigere überlebende Gruppe. Der Fuß bewegt sich daher in eine erzwungene Eversionsstellung mit einer Senkung des ersten Metatarsalköpfchens. Letzteres wird verursacht durch den sich kräftig kontrahierenden M. peroneus longus, der keinen Gegenspieler hat.

175 Paraplegie bei einer Frau im mittleren Alter, die in ihrer Kindheit an Polio erkrankte. Im Bereich der unteren Gliedmaßen sind alle Muskeln gelähmt, daher besteht keine deutliche Formabweichung. Die Patientin ist an einen Rollstuhl gebunden. An den herabhängenden Füßen finden sich trophische Veränderungen.

176 Neuralgische Schulteramyotrophie. Die Ätiologie dieser Erkrankung ist nicht sicher bekannt, wahrscheinlich wird sie durch Viren verursacht, oder sie folgt einer Gabe von Immunserum. Nach einer Phase intensiver Schmerzen kann der Patient seine Schulter nicht mehr abduzieren, die Muskulatur des Schultergürtels atrophiert erheblich.

177 Hautläsion an der Fußaußenseite bei **Herpes-Zoster.** Die Neuralgie – prodromal oder nach Herpes-Infektion – kann eine Ischialgie vortäuschen.

178

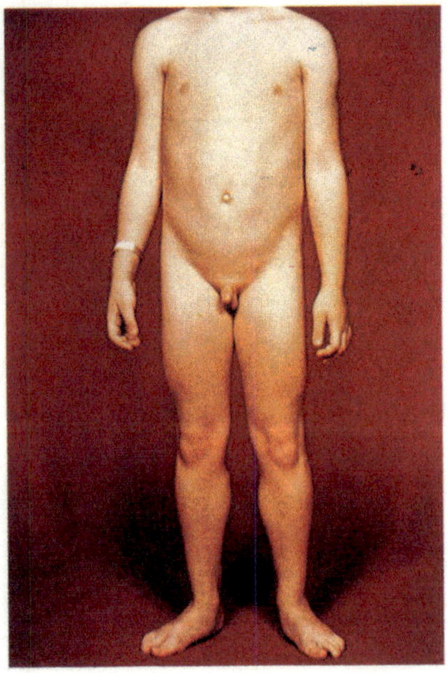

178 Progressive Muskeldystrophie. Diese Erkrankung wird durch ein geschlechtsgebundenes rezessives Gen übertragen. Beim erkrankten Patienten und bei den meisten weiblichen Überträgerinnen ist die Phosphorkreatininkinase im Serum erhöht. Das abgebildete Kind hat verdickte Wadenmuskeln bei pseudohypertrophischer Muskeldystrophie.

179

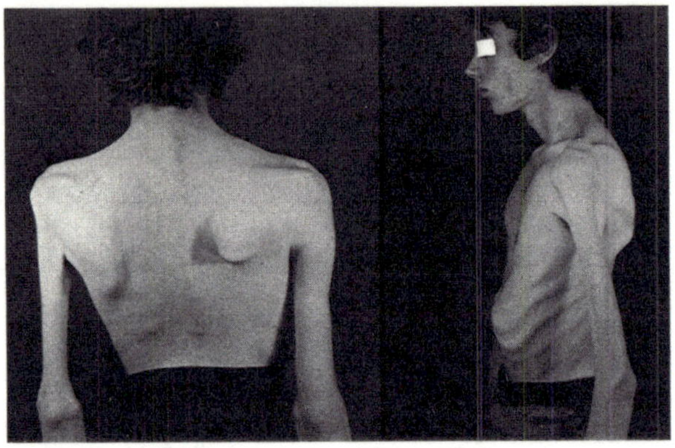

179 Progressive Muskeldystrophie. Nach einigen Jahren werden Thorax- und Schultergürtelmuskulatur befallen. Die Lebenserwartung ist schlecht.

180

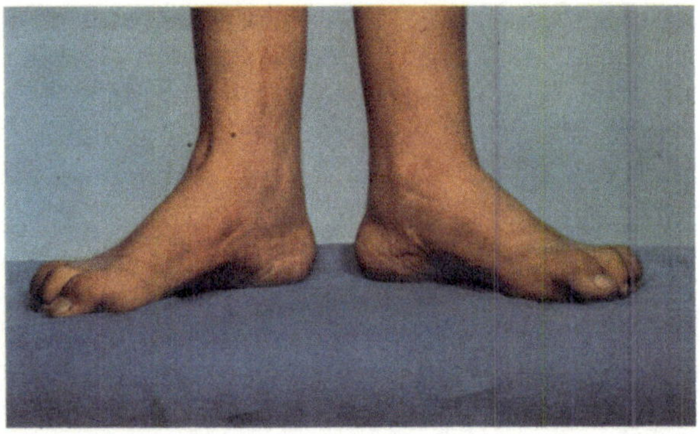

180 Pes cavus. Die übermäßige Ausbildung des Fußgewölbes ist ein charakteristisches orthopädisches Zeichen für eine neurologische Erkrankung. Bei nahezu der Hälfte der Fälle mit idiopathischem Pes cavus ist ein Hohlfuß auch in der Familienanamnese nachweisbar. Möglicherweise handelt es sich um das einzige Anzeichen einer Atrophie der Peronealmuskeln. Je sorgfältiger jedem einzelnen Fall eines Pes cavus nachgegangen wird – besonders dem bilateralen Pes cavus –, umso eher wird eine neurologische Ätiologie entdeckt, so z. B. die Friedreich-Erkrankung (s. Abb. **725**).

181

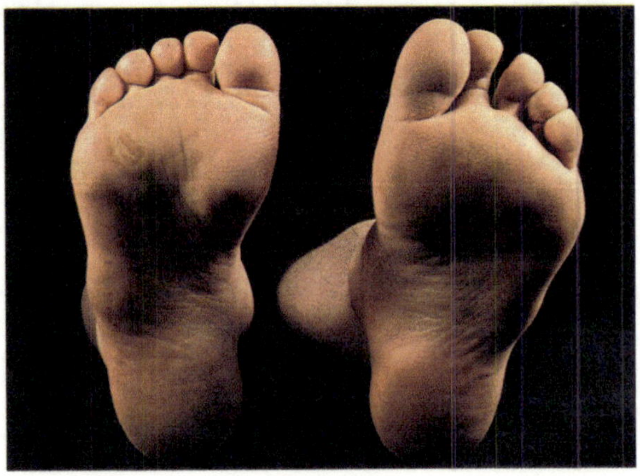

181 Fortgeschrittener Pes cavus: Unter den Metatarsalköpfchen können sich Druckmarken entwickeln.

182

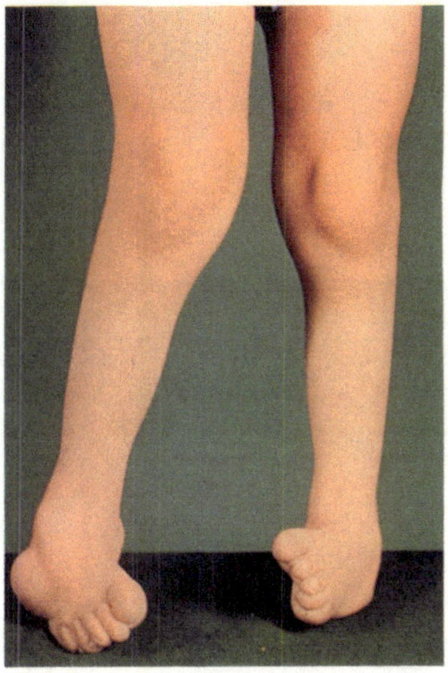

182 Atrophie der Peronealmuskeln (Charcot-Marie-Tooth-Krankheit). Der Pes cavus ist oft das führende Symptom. Eine Verkürzung und Verformung des Fußes kann sich später einstellen. Eventuell fällt schon im Frühstadium der Erkrankung ein Muskelschwund unterhalb des Knies auf, ein schwerer Klumpfuß kann sich entwickeln. Eine schwere Fehlstellung, das sogenannte „Hahnenbein“, ist hier abgebildet.

183

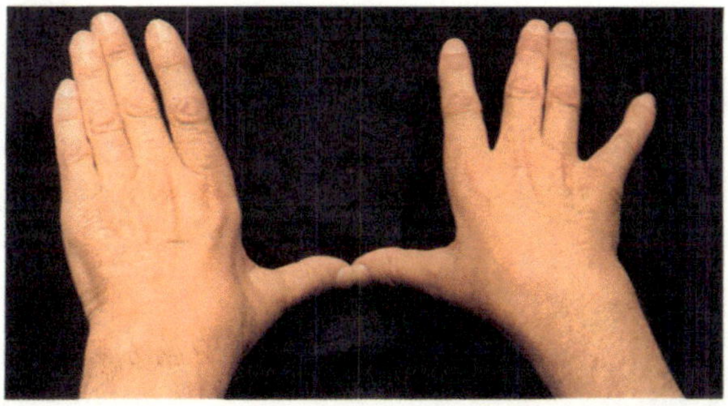

183 Die Intrinsicmuskulatur der Hand kann im Spätstadium atrophieren.

Fazio-skapulo-humerale Dystrophie (Déjérine)

Die Krankheit wird autosomal dominant vererbt. Sie beginnt im zweiten Lebensjahrzehnt, schreitet langsam fort und ist relativ benigne. Die Lebenserwartung ist gut.

184

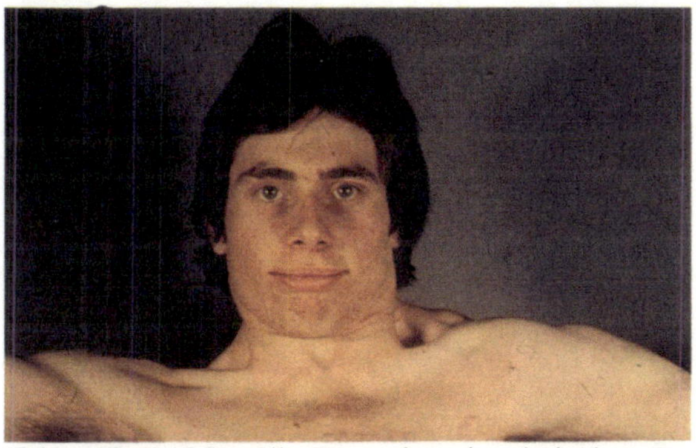

184 „Tapir-Mund“. Der charakteristische Gesichtsausdruck mit den hervorstehenden Lippen entsteht durch Schwäche des M. orbicularis oris und M. orbicularis oculi.

185

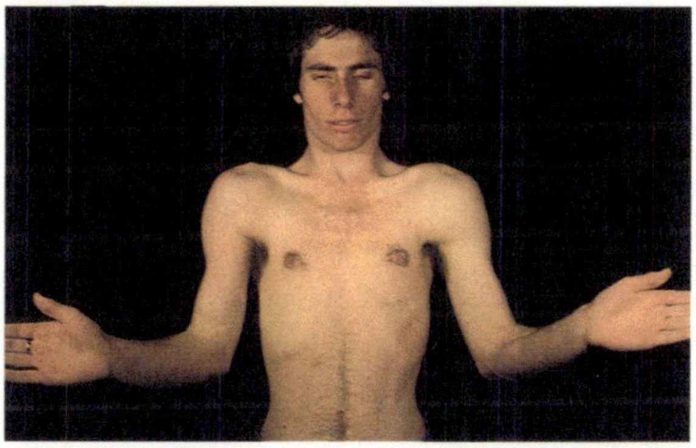

185 Bemerkenswert ist die Diskrepanz zwischen den kräftigen Armen und dem Verlust an Muskelmasse im Bereich des Brustkorbes.

186

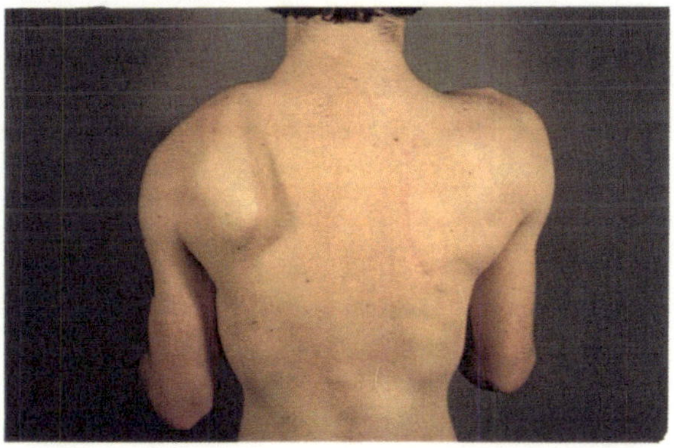

186 Die rechte Scapula wurde operativ mit dem Thorax verbunden, und ihre Stabilisierung hat auf der rechten Seite die Funktion des Schultergürtels verbessert. Die charakteristische Flügelstellung der Scapula ist auf der nicht operierten linken Seite zu sehen.

Spastische Lähmung

Die spastische Lähmung als Folge einer infantilen Zerebralparese, nach einer Kopfverletzung oder einer zerebro-vaskulären Erkrankung, kann zum orthopädischen Problem werden.

187

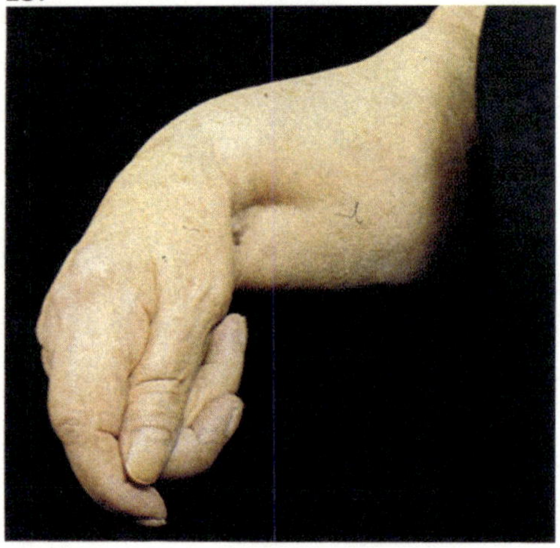

187 Zerebralparese. Spastische Kontraktur im Bereich von Handgelenk und Unterarm, der charakteristischerweise in voller Beugung und Pronation gehalten wird.

188

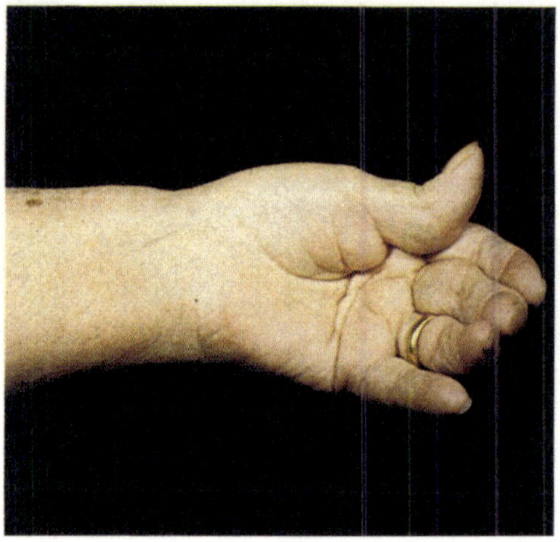

188 Die „Daumen-in-Handfläche"-Stellung bei demselben Patienten.

189

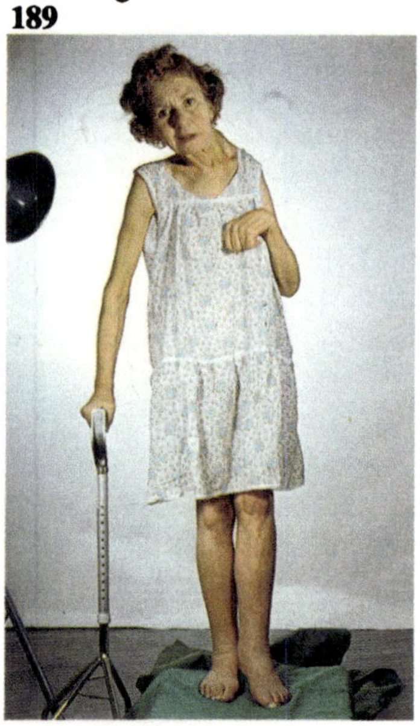

189 Hemiplegie nach einem Schlaganfall.

190

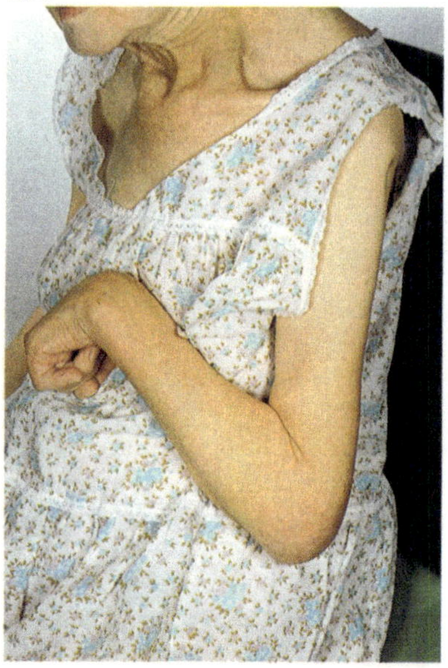

190 Die obere Extremität wird im Schultergelenk auf charakteristische Weise adduziert. Ellenbogen und Handgelenk sind gebeugt. Die Finger sind ebenfalls gebeugt, der Daumen liegt in der Handfläche.

191

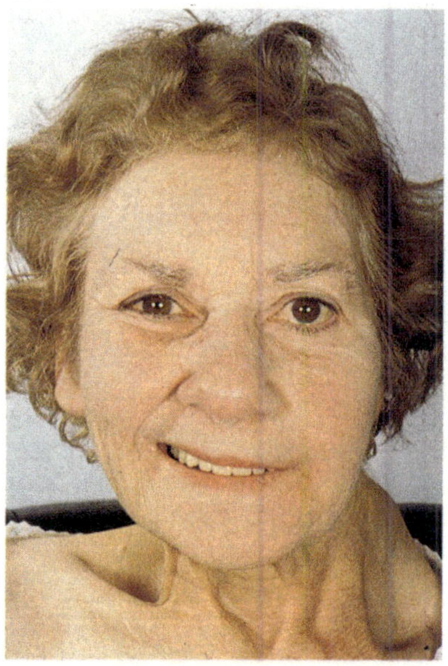

191 Fazialisparese. Eine Lähmung im Gesichtsbereich ist möglich, je nach Ort der Gefäßläsion.

Neuropathische Arthropathie (Charcot-Gelenk)

192

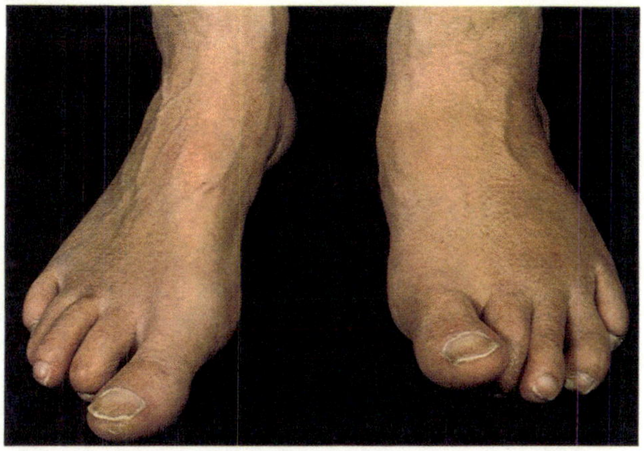

193

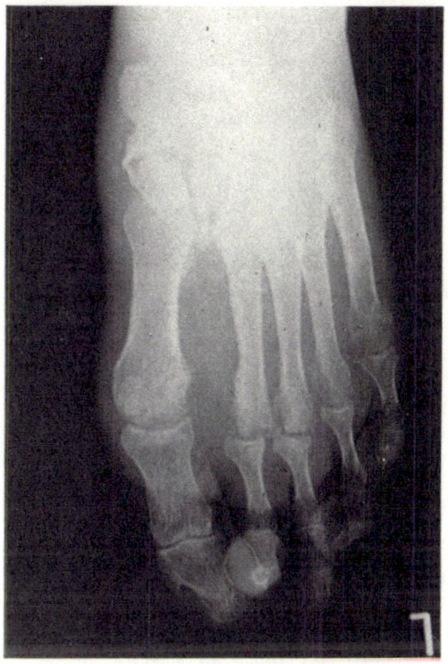

192 **Diabetes.** Die Füße eines Diabetikers mit der Kombination von Anästhesie und peripherer Gefäßerkrankung.

193 Röntgenaufnahmen zeigen die Fehlstellung der Zehengelenke dieses Patienten.

194

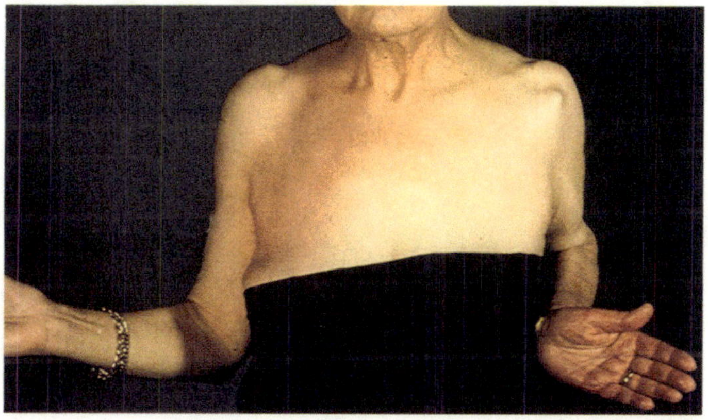

194 **Syringomyelie,** die zu einer destruktiven Arthropathie des Schultergelenkes geführt hat.

195

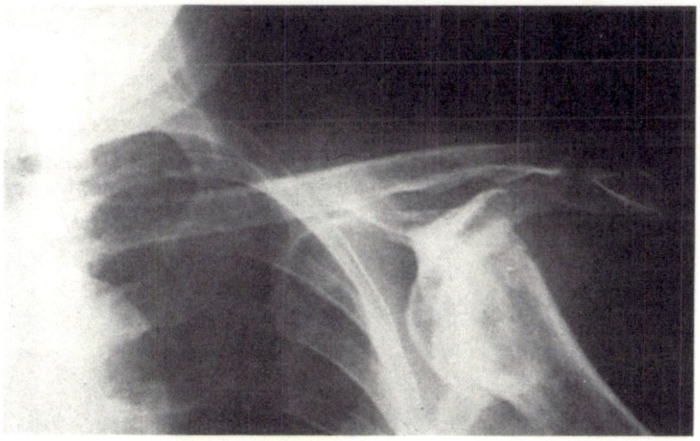

195 Röntgenaufnahme derselben Patientin.

196

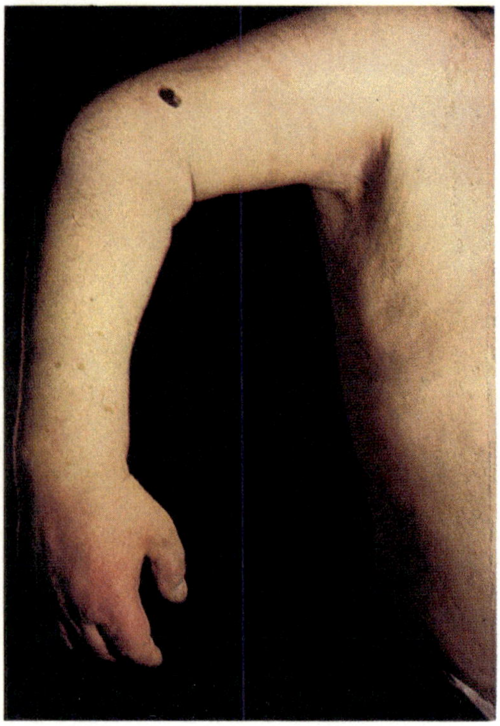

196 Syringomyelie. Extrem bewegliches, schmerzloses Ellenbogengelenk („Flail joint“).

197

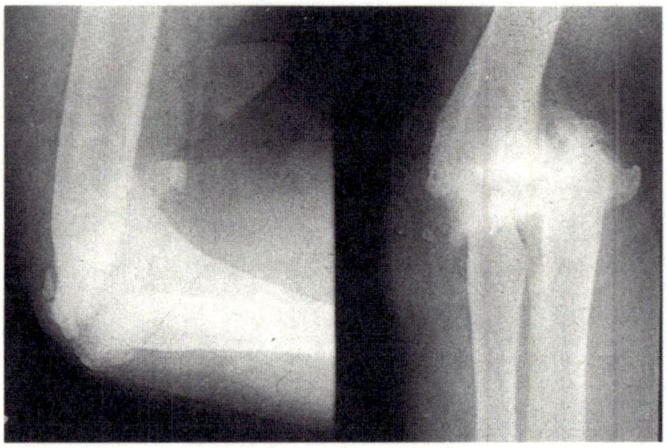

197 Röntgenbild desselben Patienten.

198

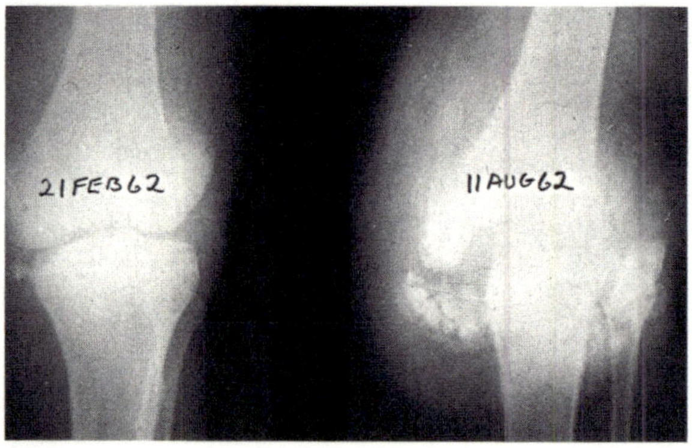

198 Tabes dorsalis. Sekundäre Fehlstellung der Knie- und Fußgelenke in Folge einer Neurolues.

199

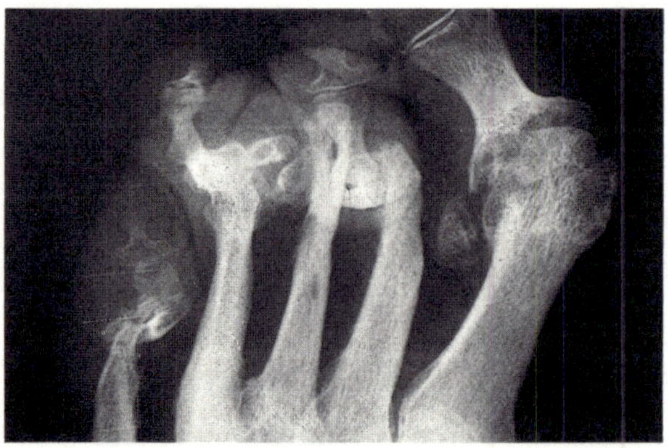

199 Röntgenbild desselben Patienten.

200

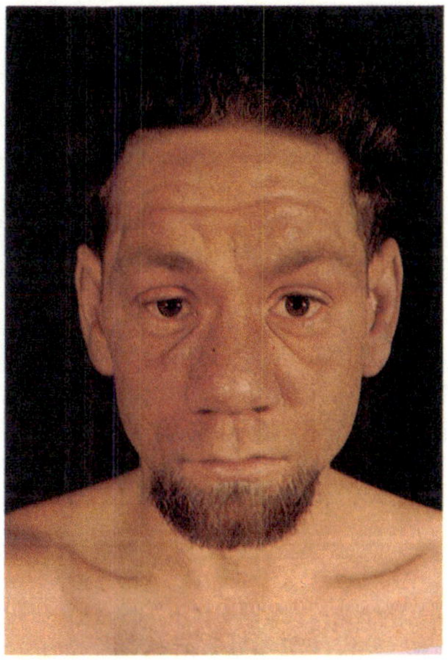

200 Lepra lepromatosa. Facies leontina.

201

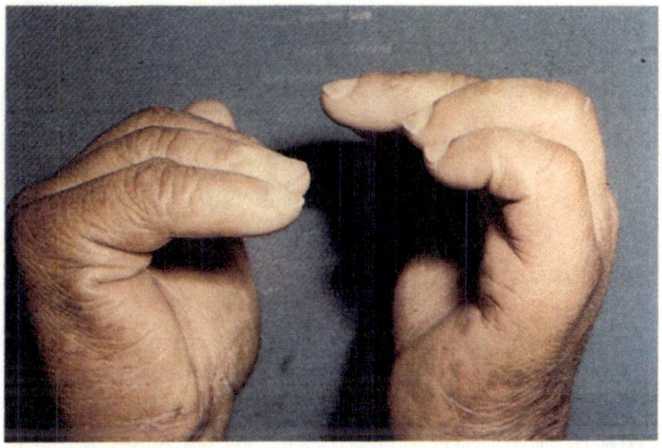

201 Infiltration des Subkutangewebes der Hand durch granulomatöses Gewebe.

202

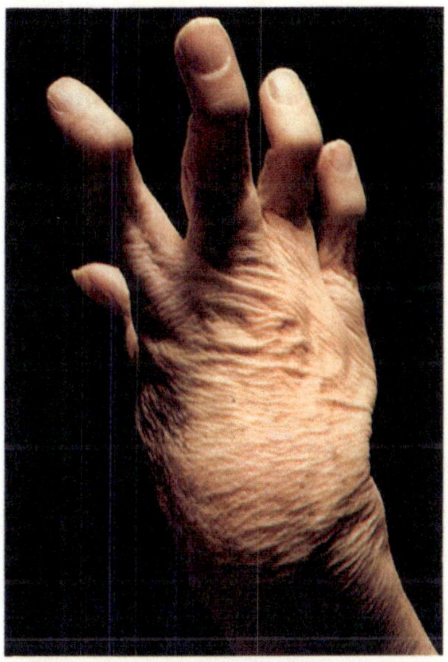

202 Lähmung der Intrinsicmuskulatur. Die periphere Neuropathie führt zu einer Paralyse der Handmuskeln und zur daraus resultierenden Krallenhand.

203

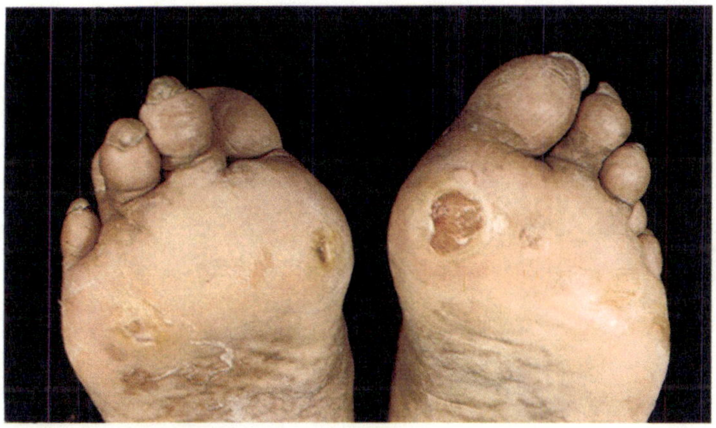

203 Der Fuß ist gegen Schmerzen unempfindlich. Trophische Ulzeration.

204

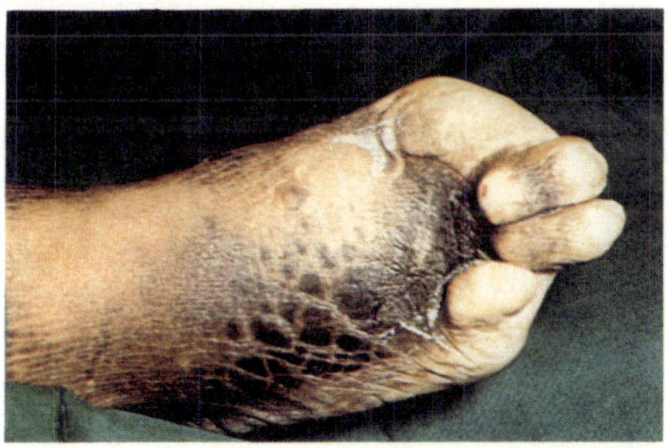

204 Schmerzunempfindlicher Fuß. Die gegen Schmerz unempfindlichen Zehen fallen nach wiederholten kleineren Verletzungen ab.

205

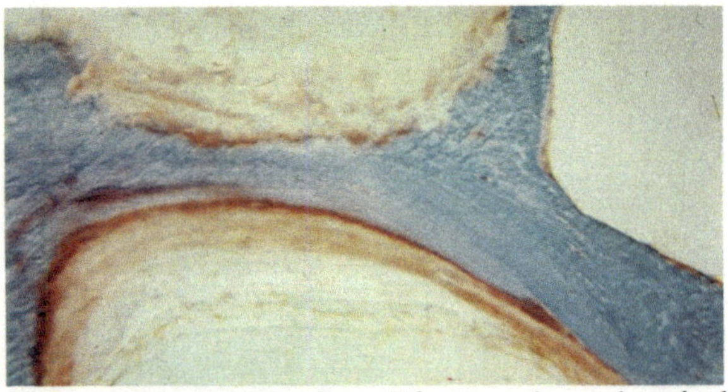

205 **Normaler Knochen.** Die Knochensalze sind blaugefärbt, das Osteoidgewebe rosa. Das Verhältnis zwischen reifem kalzifiziertem Knochen (blau) und unreifem noch nicht mineralisiertem Osteoid (rosa) ist deutlich erkennbar. Auf der rechten Seite des Schnittes ist eine Resorptionshöhle zu sehen *(Solochrom-Zyanin × 100).*

206

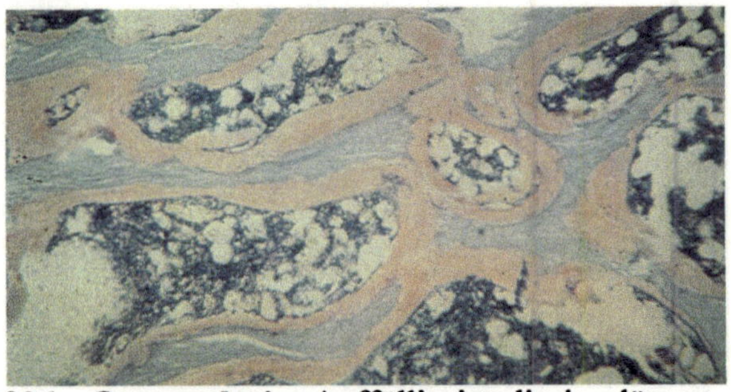

206 **Osteomalazie.** Auffällig ist die inadäquate Mineralisierung. Der Anteil von reifem Knochen (blau) im Vergleich zum Osteoidgewebe (rosa) hat abgenommen *(× 50).*

207

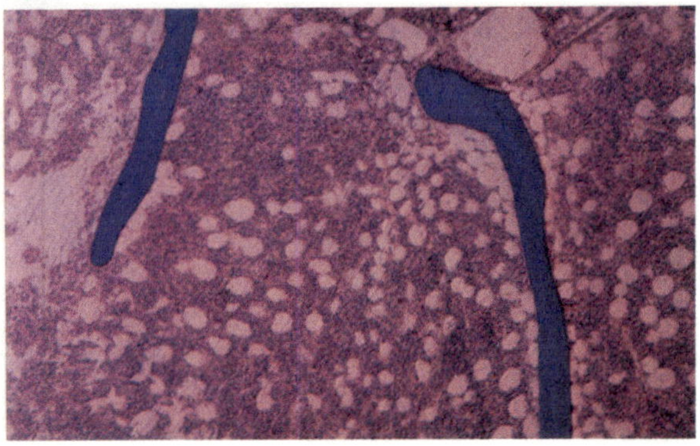

207 **Osteoporose.** Der gebildete Knochen ist normal zusammengesetzt, aber die Gesamtmenge reicht nicht aus. Ein nichtentkalkter Schnitt zeigt, daß der reife Knochen (tiefblau) normal strukturiert, aber erheblich vermindert ist. Er ist von hämatopoetischem Knochenmark umgeben.

208 **Vitamin-D-Metabolismus.** Abgebildet sind die wesentlichen Schritte für die Entwicklung des normalen Knochens. Das Wachstum und die nachfolgende Entwicklung des Knochens kann durch die Unterbrechung des Vitamin D-Metabolismus in jeder der unten gezeigten Phasen beeinträchtigt werden: Verminderte Aufnahme über Haut oder Darm, Verminderung der Leberfunktion, Verminderung der Nierenfunktion.

208

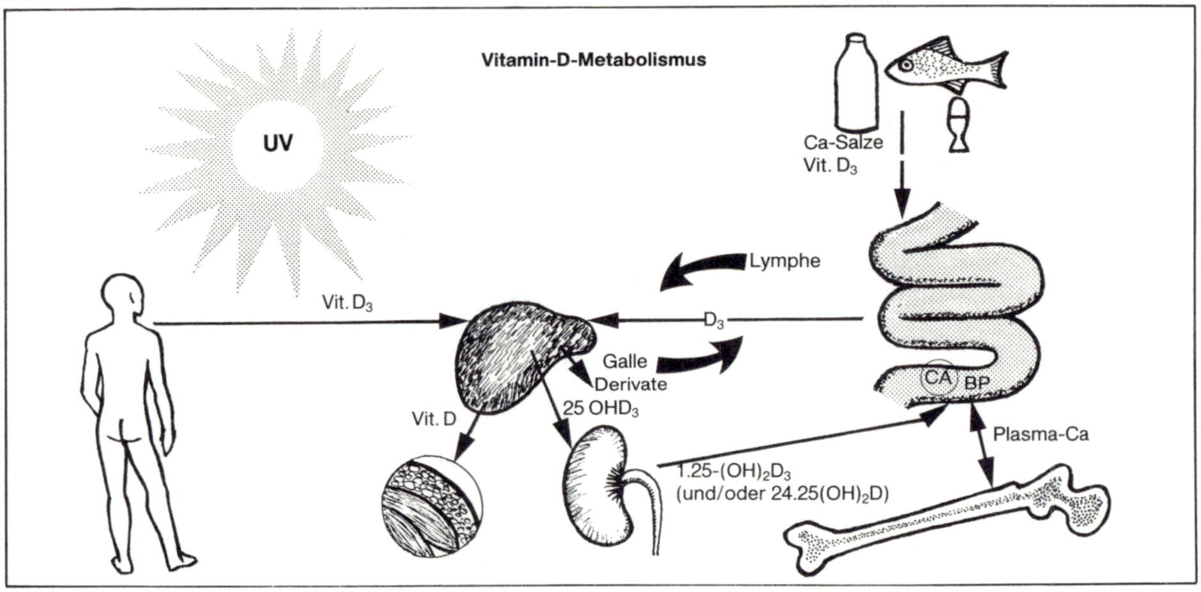

209

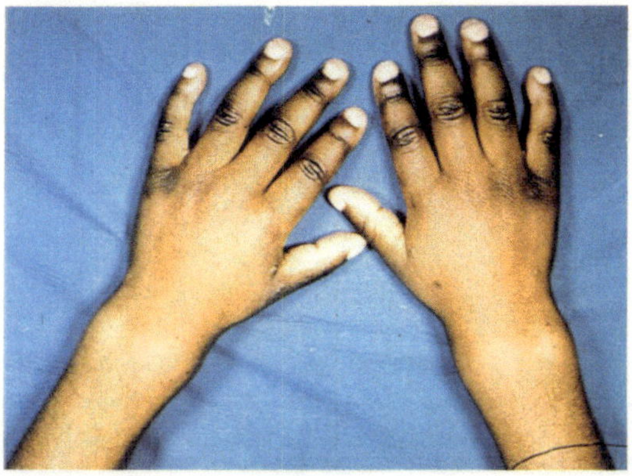

209 Ernährungsbedingte Rachitis. Dargestellt sind die geschwollenen Handgelenke eines Kindes mit unzureichender Vitamin-D-Zufuhr. Die Schwellung ist Folge einer Vergrößerung von Radius und Ulna am distalen Ende, wo das Hauptwachstum erfolgt.

210

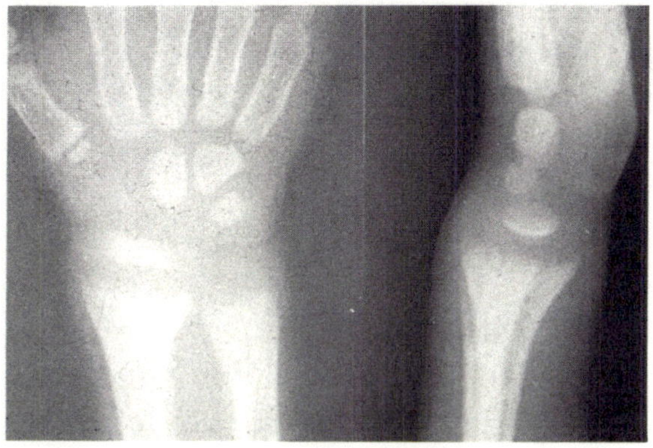

210 Die Röntgenaufnahme zeigt die abnormen und vergrößerten Wachstumsfugen von Radius und Ulna. Ursache ist die Verringerung der normalen Ossifikation von Wachstumsknorpel.

211

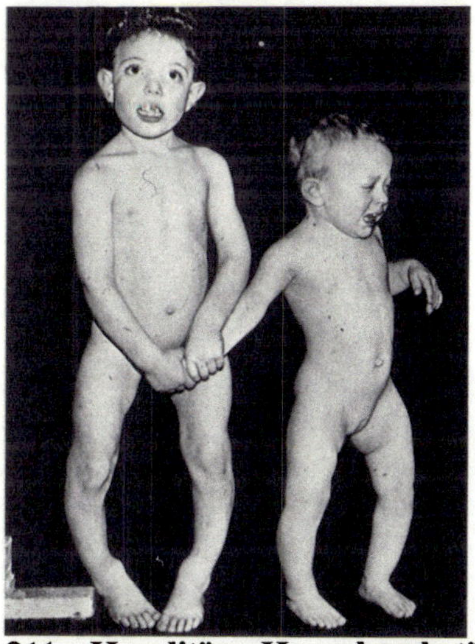

211 Hereditäre Hypophosphatämie. Bei dieser Erkrankung reabsorbieren die renalen Tubuli keinen Phosphor. Dadurch wird in den normalen Metabolismus der Mineralsalze eingegriffen. Es handelt sich daher um einen Typ renaler tubulärer Fehlfunktion, der mit Rachitis verbunden ist.

212

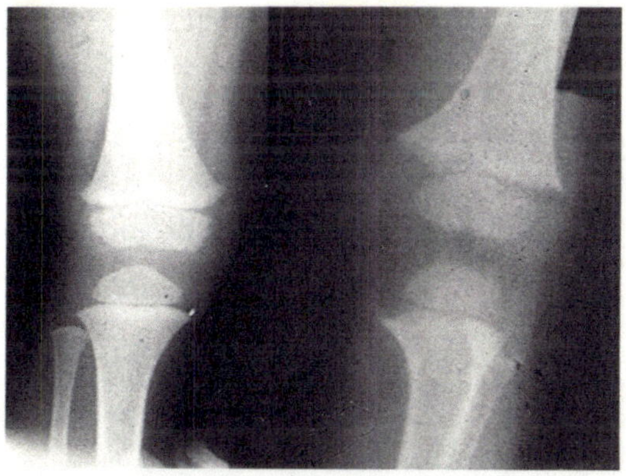

212 Rachitis. Röntgenaufnahmen des Kniegelenkes von einem gesunden und einem rachitischen Kind zum Vergleich. Die vergrößerten und unregelmäßigen Wachstumsfugen sowie der relative Verlust an Knochendichte sind offensichtlich.

213

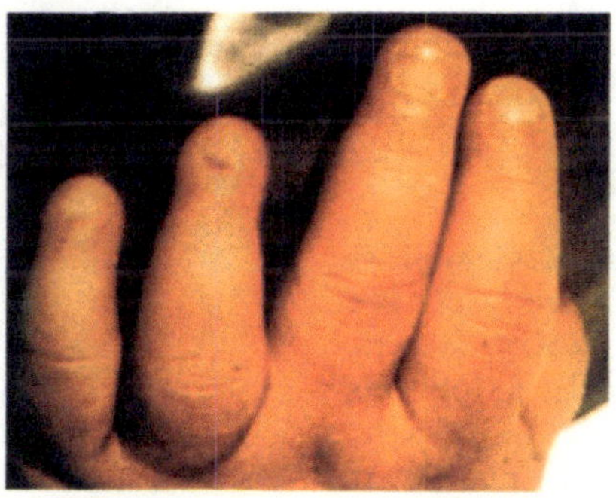

214

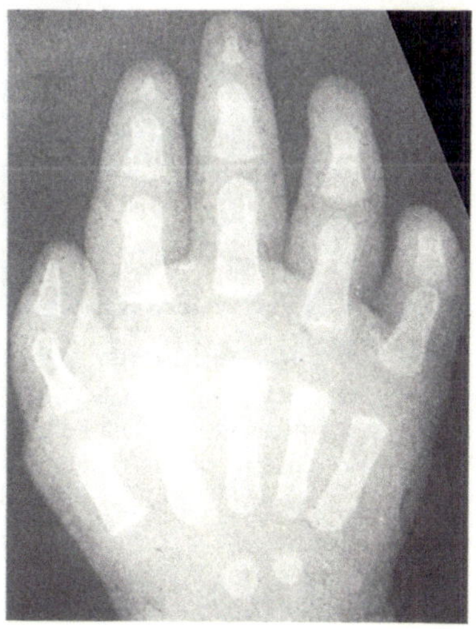

213 und 214 Phenytoin-Rachitis. Sie ist ein Beispiel der Unterbrechung des Vitamin-D-Stoffwechsels in der Leber. Eine längerdauernde antikonvulsive Therapie mit Phenytoin kann den Vitamin-D-Stoffwechsel vermindern, wahrscheinlich durch einen Enzymdefekt in der Leber. Röntgenaufnahmen zeigen die schwere Atrophie der distalen Phalangen.

215

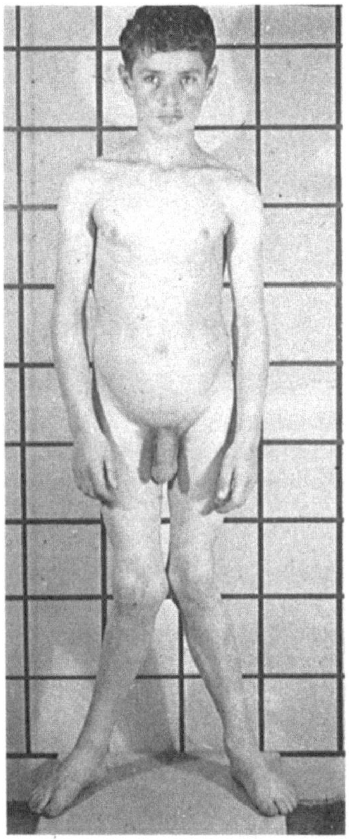

215 **Rachitis** bei einem Kind als Folge eines Nierenschadens. Die verringerte Nierenfunktion nach einer Nierenerkrankung in der Kindheit hat den normalen Kalzium-Phosphor-Stoffwechsel verändert.

216

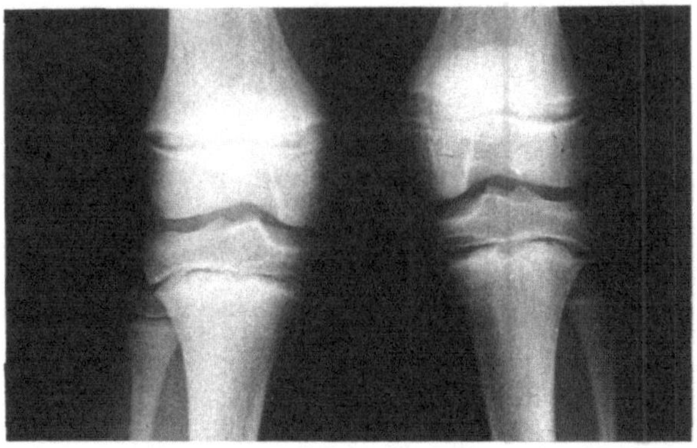

216 Röntgenaufnahmen der Kniee von dem selben Patienten.

217

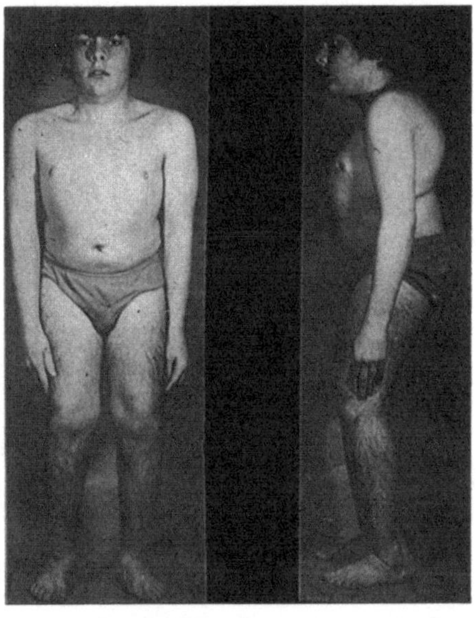

218

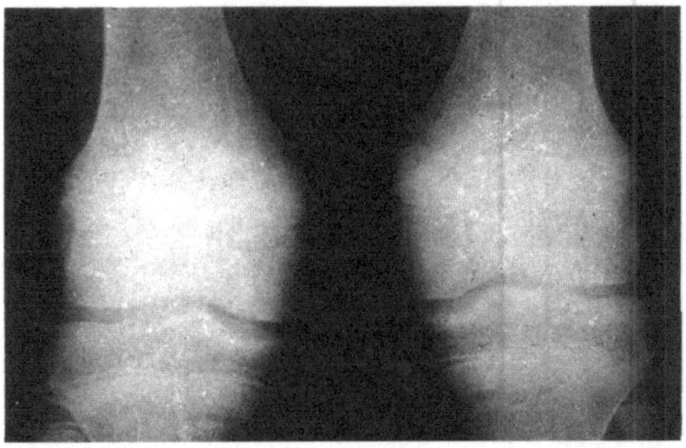

219

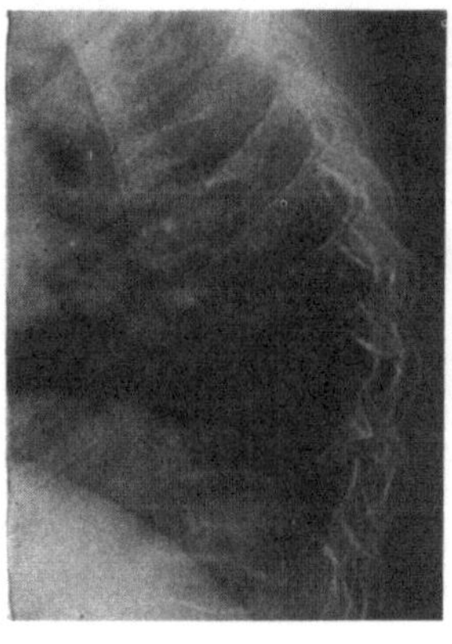

220

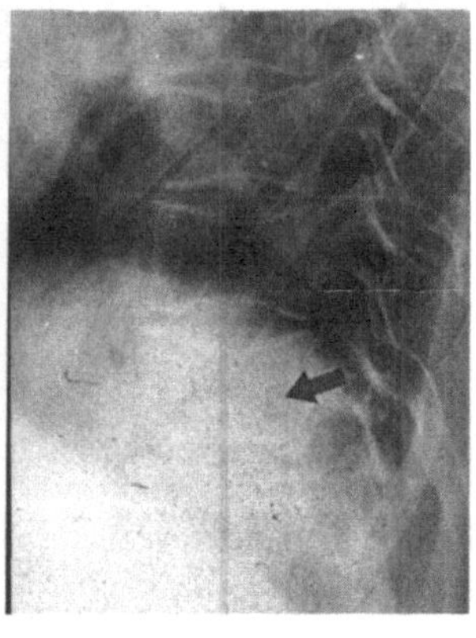

217–220 **Idiopathische juvenile Osteoporose.** Eine Störung des Vitamin-D-Stoffwechsels läßt sich nicht nachweisen, der gebildete Knochen hat normale Dichte und Struktur – es ist jedoch insgesamt zu wenig davon vorhanden. Die dorsalen Wirbelkörper zeigen in diesem Fall einen frühzeitigen Zusammenbruch und die Tendenz zu einer bikonkaven Form.

221

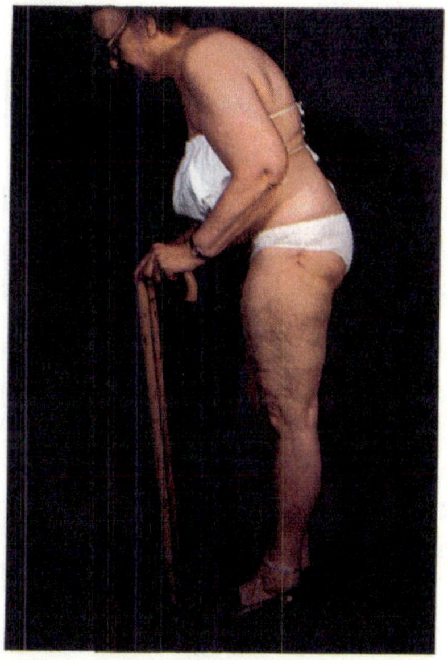

221 **Senile Osteoporose.** Diese häufige Erkrankung ist wahrscheinlich mit einer hormonalen Störung des Knochenstoffwechsels verbunden. Das erste klinische Zeichen besteht oft in der Ausbildung einer einfachen Vorwärtskrümmung des Rükkens.

222

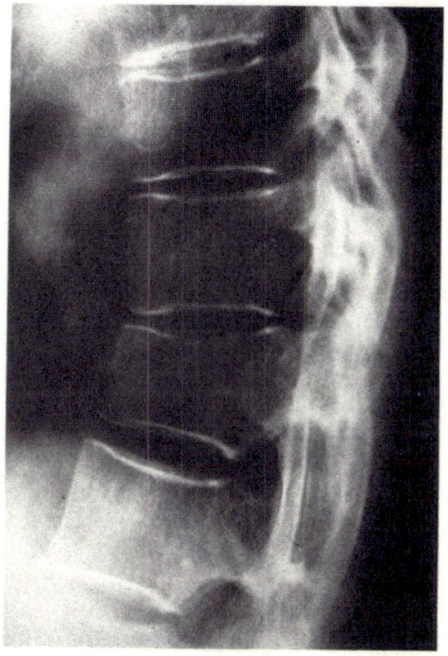

222 **Senile Osteoporose.** Seitliche Röntgenaufnahme zu Beginn der Erkrankung.

223

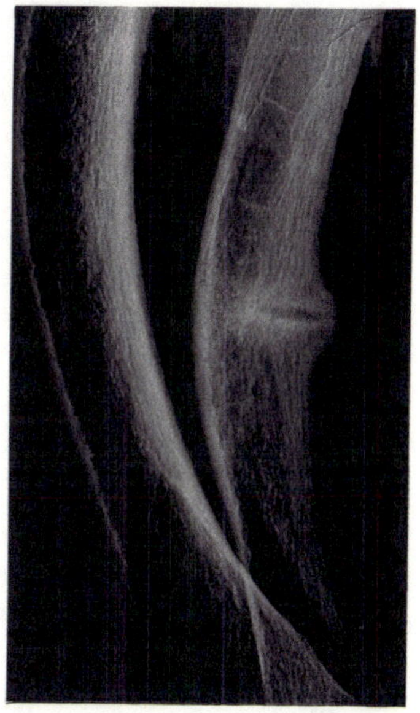

223 **Ein typischer Osteoidsaum** (Looser-Umbauzone) an einer Rippe. Es handelt sich hier um eine Form der pathologischen Fraktur bei Osteoporose und Osteomalazie.

Parathyreoide Osteodystrophie

Die Nebenschilddrüsen spielen eine bedeutende Rolle im Kalzium-Phosphor-Stoffwechsel, Störungen machen sich folglich am Skelett bemerkbar. Primärer Hyperparathyreoidismus ist Folge eines Tumors der Nebenschilddrüse, der (häufigere) sekundäre Hyperparathyreoidismus ist oft Folge einer organischen Nierenerkrankung.

224

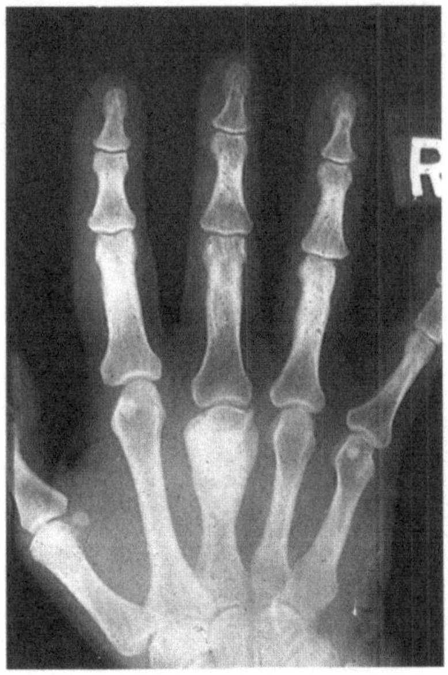

224 Primärer Hyperparathyreoidismus. Etwa 20% der Patienten haben Veränderungen am Skelett, die sich meist an den Händen darstellen. Die subperiostale Resorption im Bereich der mittleren Phalangen und der Ringfinger ist sichtbar. Ein „brauner Tumor" vergrößert den mittleren Metakarpalknochen.

225

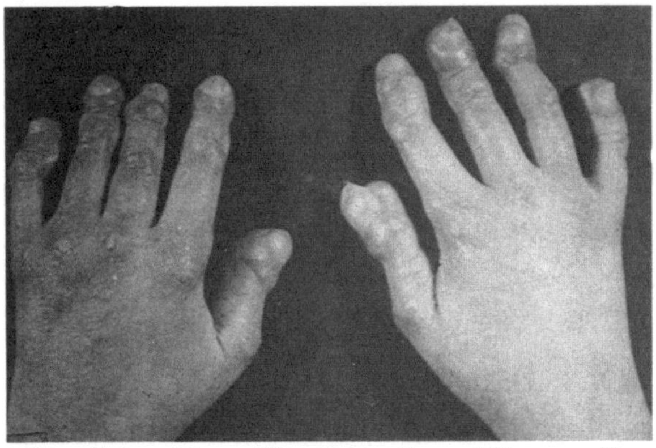

225 Sekundärer Hyperparathyreoidismus. Verformungen im Bereich der Finger.

226

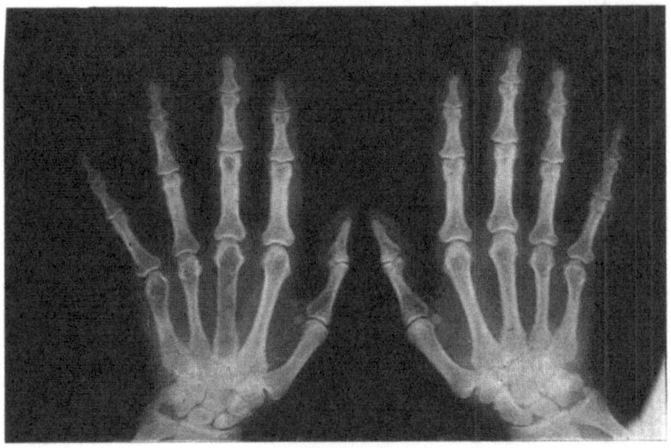

226 Die Röntgenaufnahmen zeigen die Resorption im Bereich der Endphalangen.

227

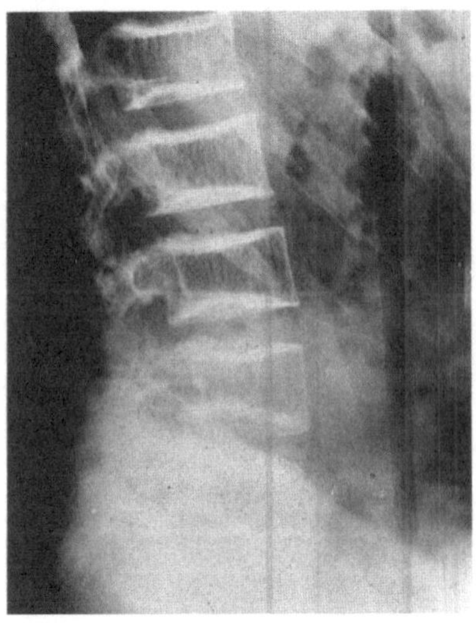

227 Typische strähnige Entkalkung der Wirbelsäule bei sekundärem Hyperparathyreoidismus. Sie ist Folge der Demineralisierung der Wirbelkörper bei gleichzeitiger Knochenneubildung an den subchondralen Platten.

Gicht

Es handelt sich um eine Stoffwechselkrankheit mit Störung des Purinstoffwechsels. Natrium-urat-Kristalle werden hauptsächlich in Strukturen abgelagert, die von einer Synovialis umgeben sind. Zwischen dem klinischen Erscheinungsbild der Gicht und der familiären Hyperurikämie bestehen genetische Beziehungen.

228

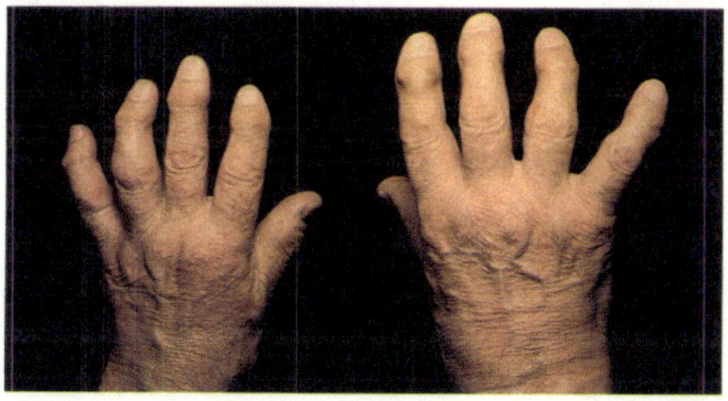

228 Die wiederholte Kristallablagerung an den Fingergelenken führt letztlich zu einer destruktiven Arthropathie.

229

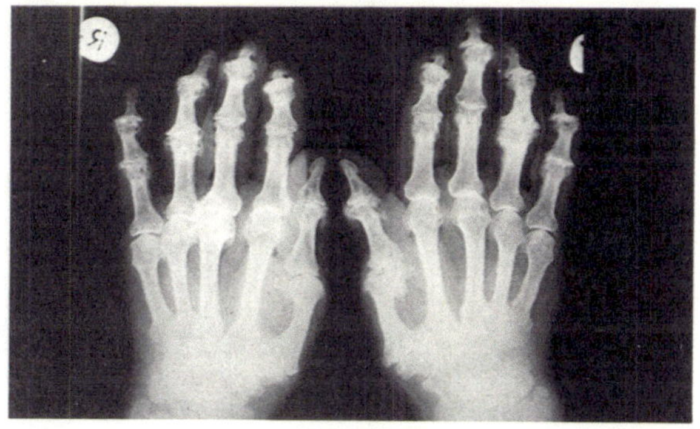

229 Röntgenbilder desselben Patienten.

230

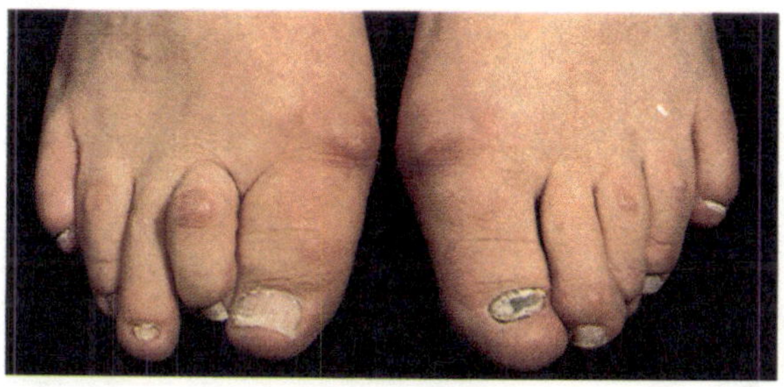

230 Für die klassische Gicht ist eine akut sich entwickelnde Entzündung im Bereich der Großzehengrundgelenke charakteristisch.

231

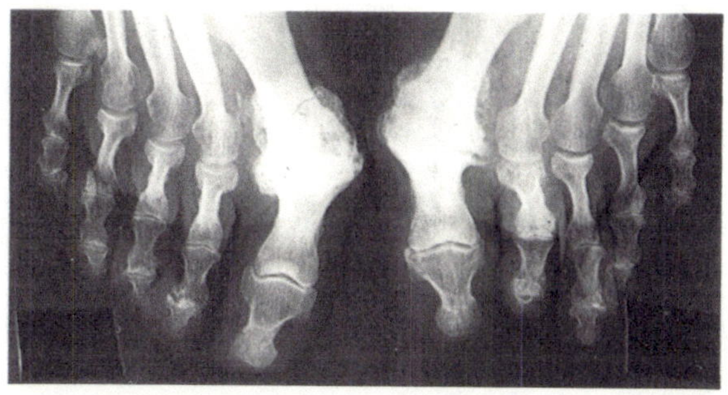

231 Typische destruktive Gelenkerkrankung bei einem langandauernden Fall.

232

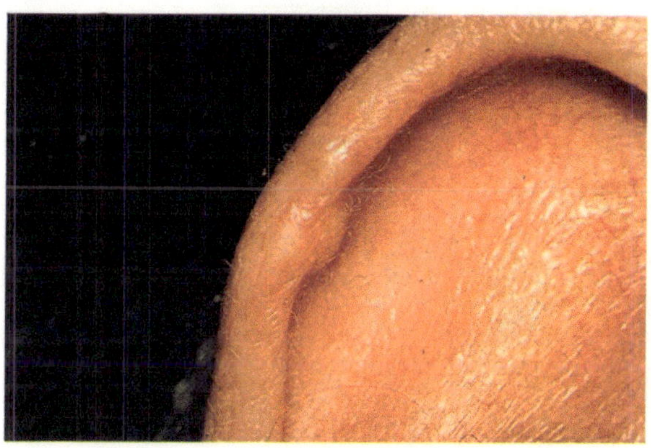

232 Gichttophus am Perichondrium des Ohrläppchens.

233

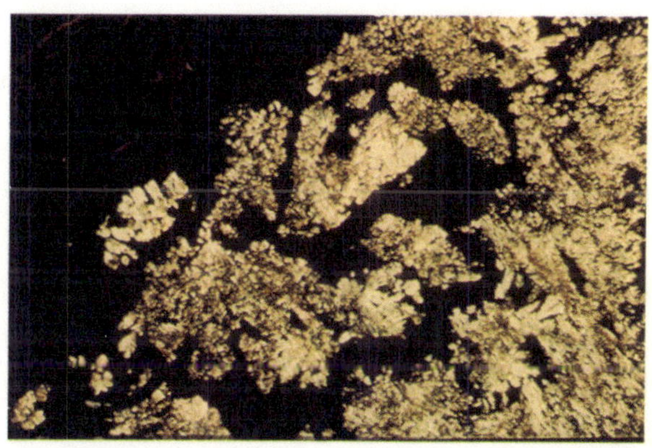

233 Die Natriumurat-Kristalle sind am besten im Polarisationsmikroskop zu sehen *(× 400).*

Histiozytose

Zu dieser Erkrankung gehören so unterschiedliche Bilder wie ein „Tumor“ aus Zellen, die mit Cholesterin gefüllt sind, bis zur disseminierten Bildung von Granulomen im Knochen.

234

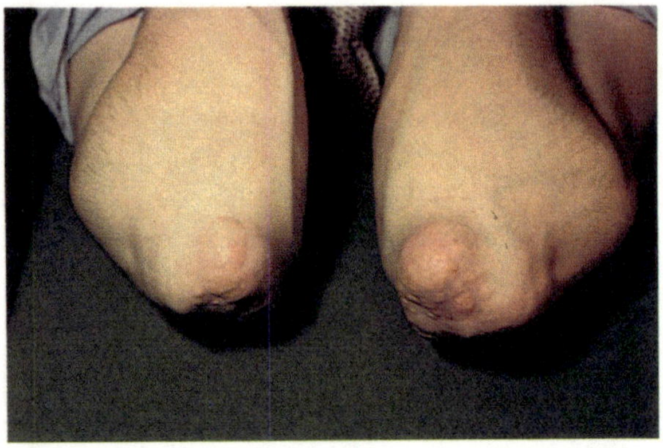

235

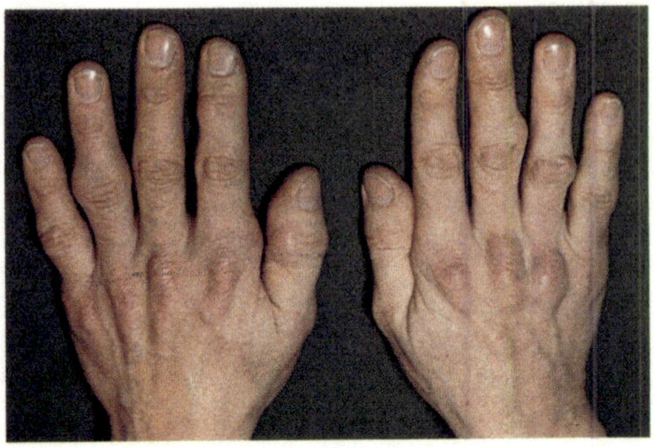

234 **Xanthomatose** der Bursa am Olecranon.

235 **Schüller-Christian-Hand-Krankheit.** Disseminierte histiozytäre Granulomatose.

236

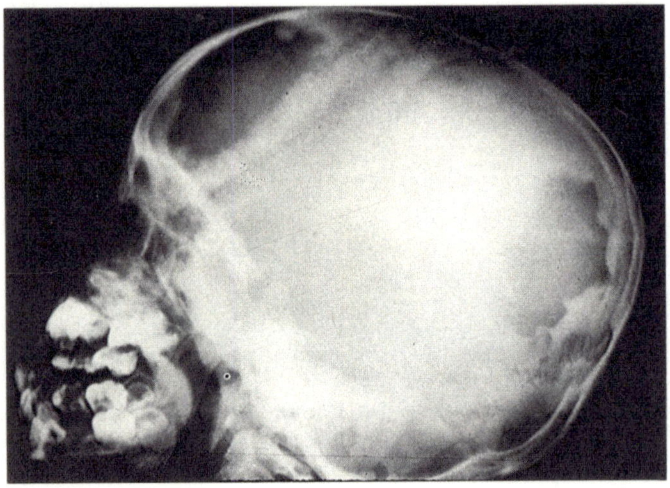

236 Röntgenbild des Schädels bei der Schüller-Christian-Hand-Krankheit.

237

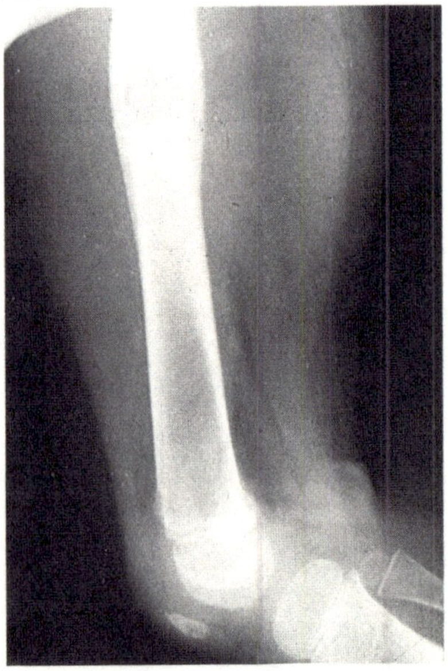

237 **Eosinophiles Granulom.** Die Herde können einzeln oder gehäuft auftreten und bilden sich meist ohne Behandlung zurück.

238

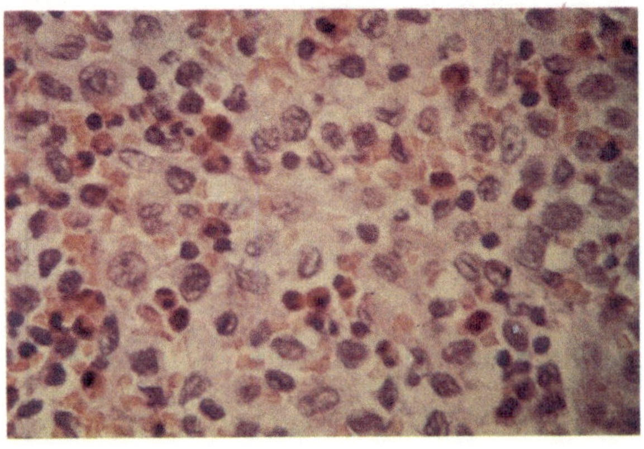

238 **Eosinophiles Granulom.** Eosinophile Zellen herrschen in diesem Schnitt vor, ferner sind Plasmazellen, Lymphozyten, Histiozyten und andere mononukleäre Zellen zu sehen *(× 400).*

Alkaptonurie (Ochronose)

Die Krankheit wird autosomal rezessiv vererbt. Wegen einer Störung des Phenylalanin- und Tyrosin-Abbaus erscheint Homogentisinsäure im Urin. Er färbt sich beim Stehenlassen dunkel.

239

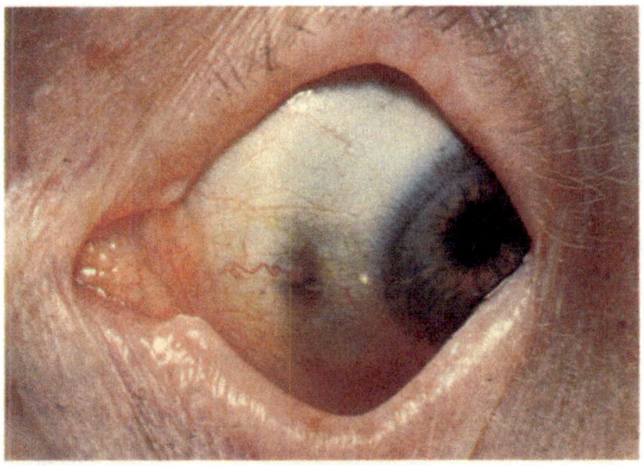

239 Die Skleren zeigen dunkelblaue, melaninähnliche Ablagerungen.

240

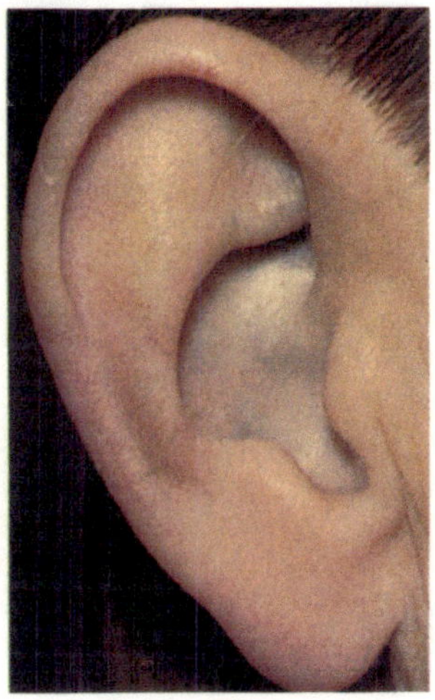

240 Die Ohrläppchen enthalten Ablagerungen im Knorpel.

241

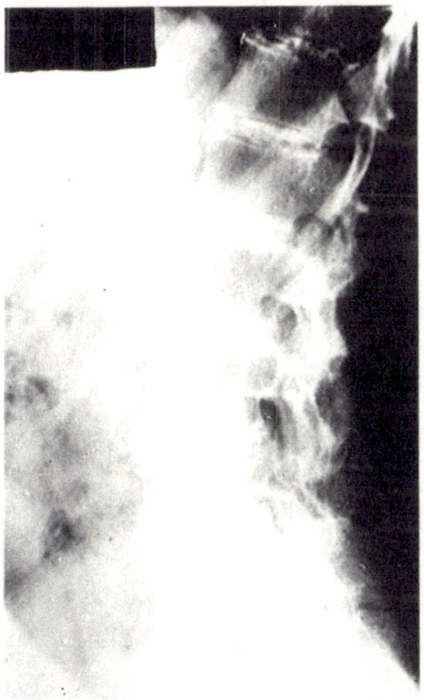

241 Die Bandscheiben sind bei der Ochronose frühzeitig befallen, was zu einem typischen Röntgenbild führt.

242

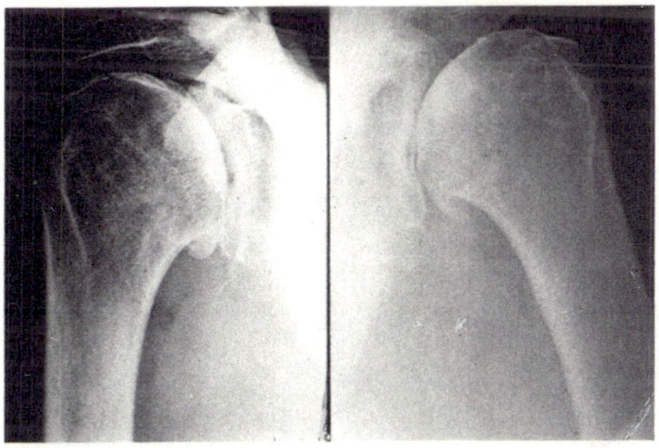

242 Die Ochronose ist eine seltene Ursache für Arthrosen des Schultergelenkes. Noch seltener werden die Hüften befallen.

243

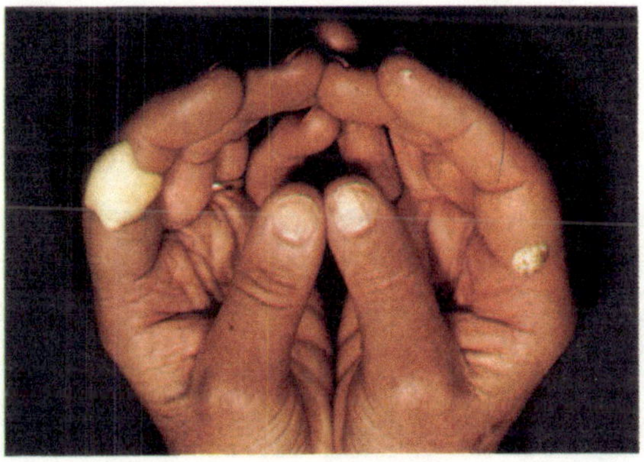

243 Calcinosis circumscripta. Sie gehört zur Gruppe der Bindegewebserkrankungen mit bekanntem klinischen Erscheinungsbild, aber unbekannter Ätiologie. Die Hände sind häufig von diffusen Kalkablagerungen befallen.

244

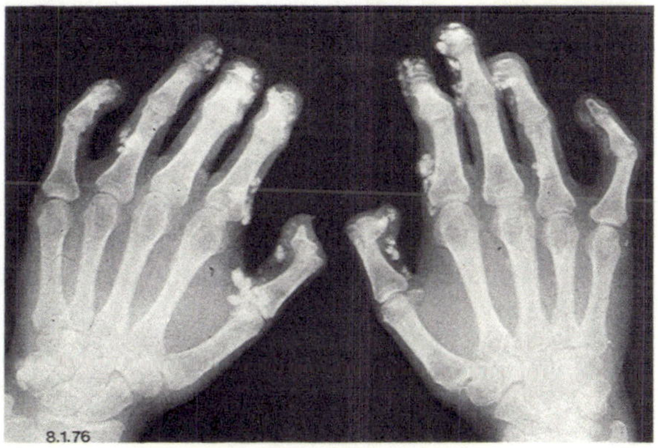

244 Die strahlendichten Ablagerungen von Kalziumsalzen sind auf den Röntgenaufnahmen leicht zu erkennen.

245

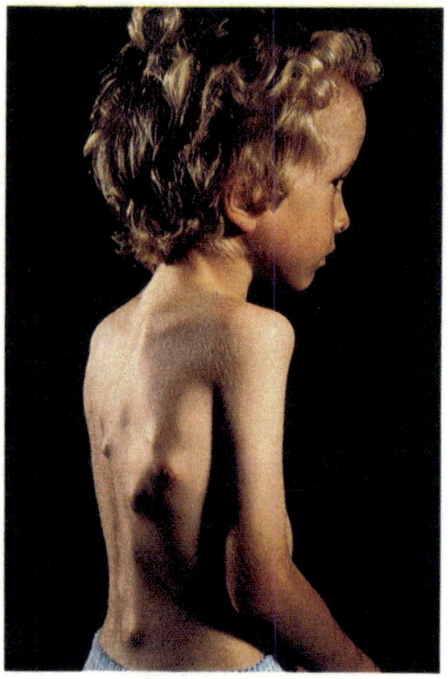

245 **Die progressive Myositis ossificans** ist eine seltene Erkrankung. Zu Beginn bilden sich schmerzhafte Schwellungen, gewöhnlich zuerst in der Region von Hals und Schultergürtel.

246

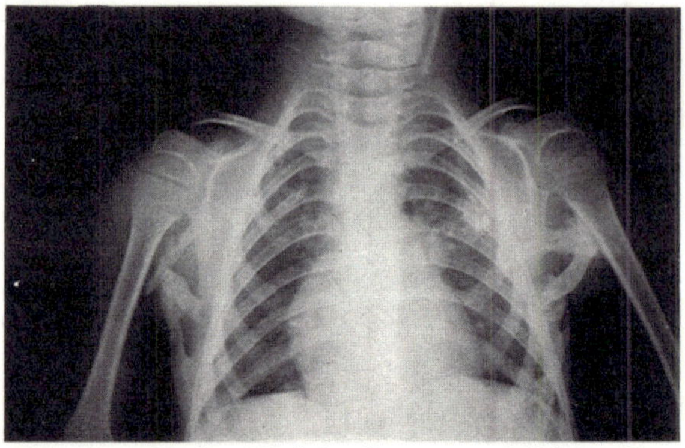

246 Der in den Weichteilen neugebildete Knochen kann die Beweglichkeit von Rücken und Schulter einschränken, ebenso die Atmung.

Sklerodermie

247

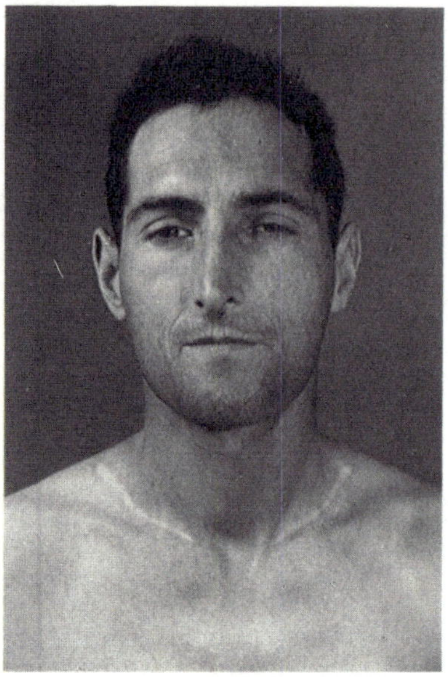

247 **Die Sklerodermie** kann im frühen Stadium den Mund befallen. Die Patienten entwickeln ein maskengleiches Gesicht mit zusammengekniffenen Lippen.

248

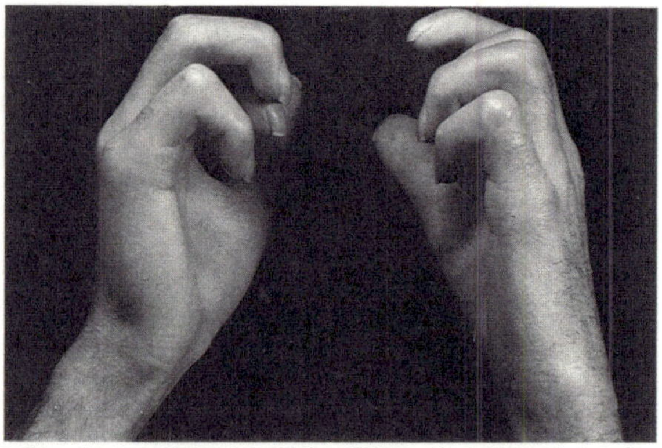

248 **Sklerodermie.** Die Haut im Bereich der Hände ist straff und glänzend. Nacheinander werden alle Gelenke befallen, die distalen Segmente der Finger sind atrophisch.

249

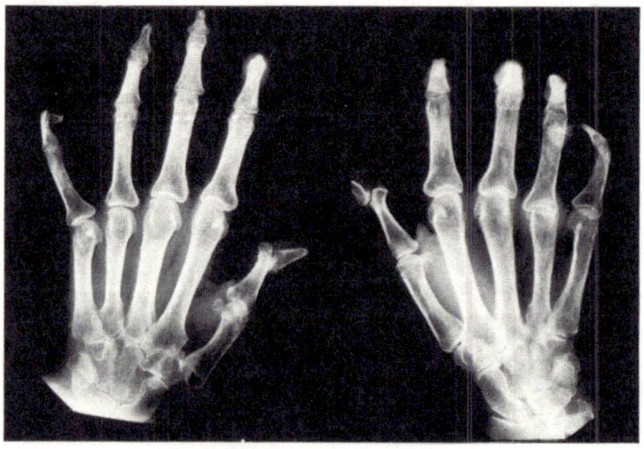

249 Die Röntgenaufnahmen zeigen die konische Zuspitzung und die Resorption der Endphalangen.

250 **Sklerodermie.** Die Haut der Füße ist charakteristisch glänzend, straff und atrophisch.

250

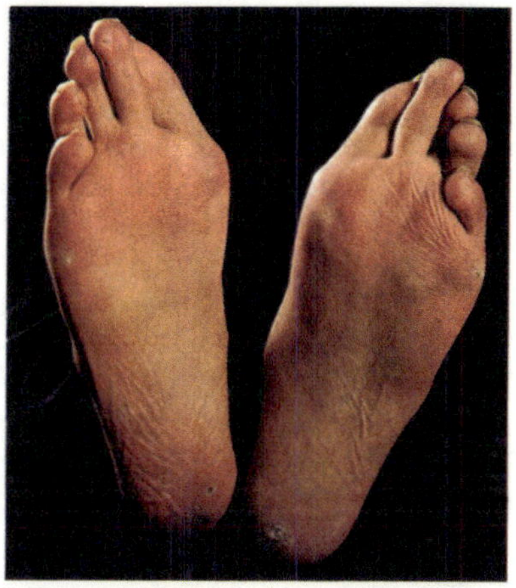

Mukopolysaccharid-Speicherkrankheiten

Ursache dieser Erkrankungen, die mit schwerer Skelettbeteiligung einhergehen können, sind angeborene Störungen im Abbau der Mukopolysaccharide (MPS). Es gibt viele Formen, ihnen allen ist die Stoffwechselstörung gemein. Am bekanntesten ist die Morquio-Brailsford-Krankheit (MPS IV) mit dem charakteristischen Befall von Wirbelsäule und Hüftgelenken. Der Minderwuchs ist Folge des kurzen Stammes. Eine geistige Retardierung besteht nicht. Die Erkrankung wird autosomal rezessiv vererbt.

251

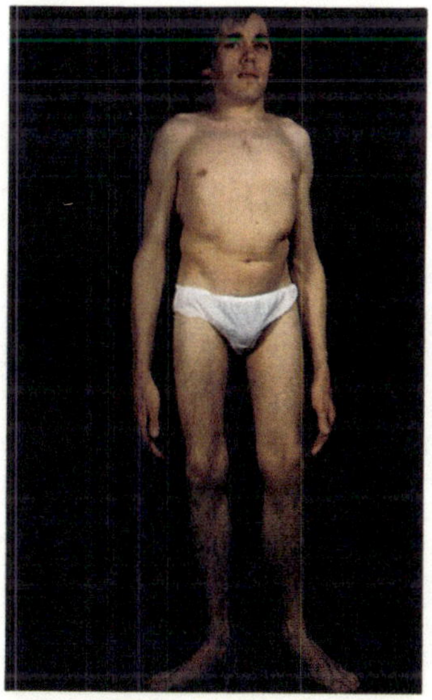

252

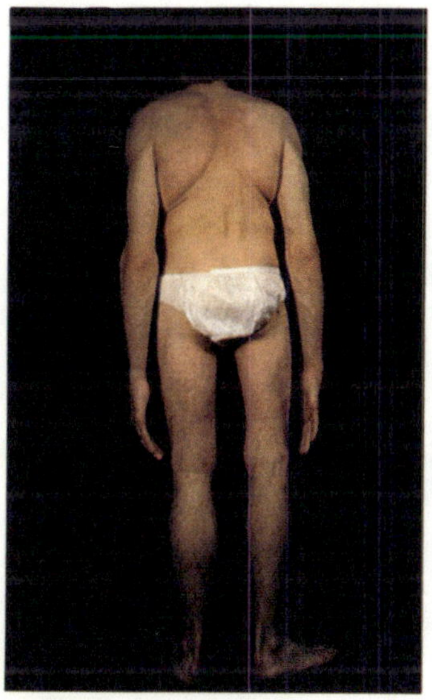

251 und 252 **Für das Morquio-Brailsford-Syndrom** ist der kurze Stamm mit normaler Armlänge charakteristisch. Der Kopf scheint in den Thorax eingelassen, da der Manubrio-Sternalwinkel vergrößert ist (rechtwinklig oder mehr).

253

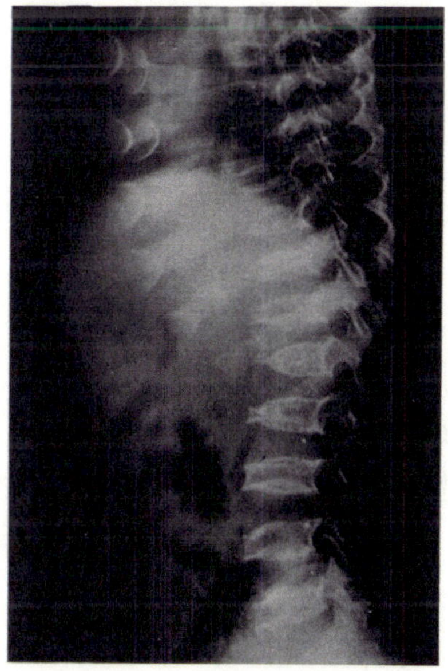

253 **Typisches schnabelförmiges Zulaufen** der unteren Rücken- und oberen Lendenwirbel.

254

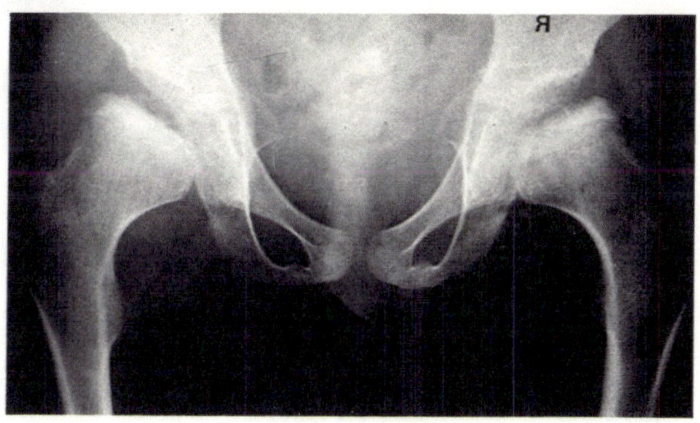

254 **Beidseitige Abflachung** und Unregelmäßigkeit der Femurköpfe, ähnlich wie bei einem schweren Morbus Perthes.

Paget-Krankheit des Knochens (Osteopathia deformans Paget)

Diese Erkrankung unbekannter Ätiologie befällt hauptsächlich das Skelettsystem von Menschen mittleren und höheren Alters. Sie ist in Großbritannien, den Vereinigten Staaten und Australien weit verbreitet. Nächtlicher Schmerz, Deformität, zunehmende Vergrößerung des Kopfes, Knochenschmerz und andere Komplikationen sind möglich. Drei Phasen lassen sich unterscheiden: eine destruktive Phase, eine knochenneubildende Phase und eine Phase, die beide Prozesse kombiniert.

255

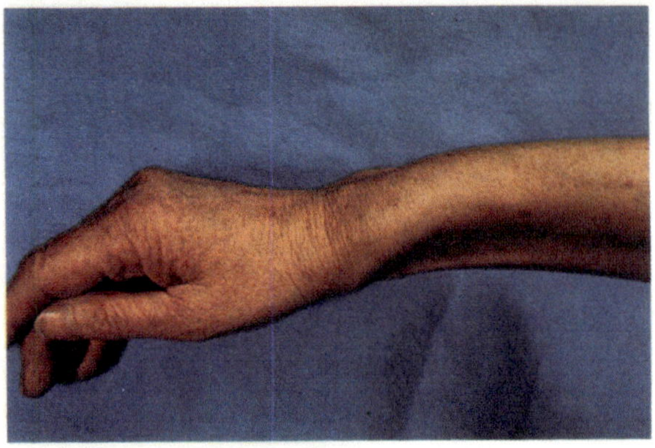

256

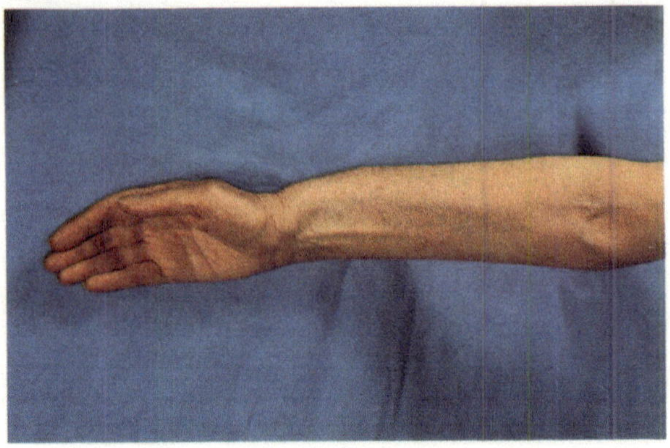

255 und 256 **Deformität des Unterarmes** als Folge einer Vergrößerung und Verlängerung des Radius.

257

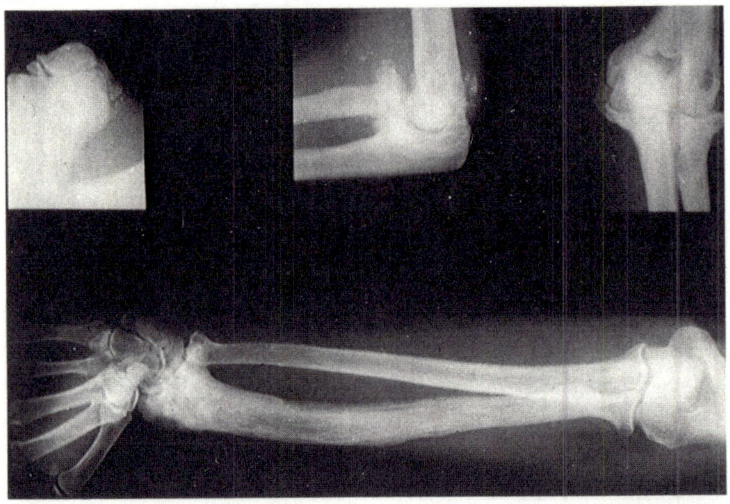

257 **Die Untersuchung des gesamten Skeletts** ergab hier, daß das Ellenbogengelenk der Gegenseite ebenfalls betroffen war.

258

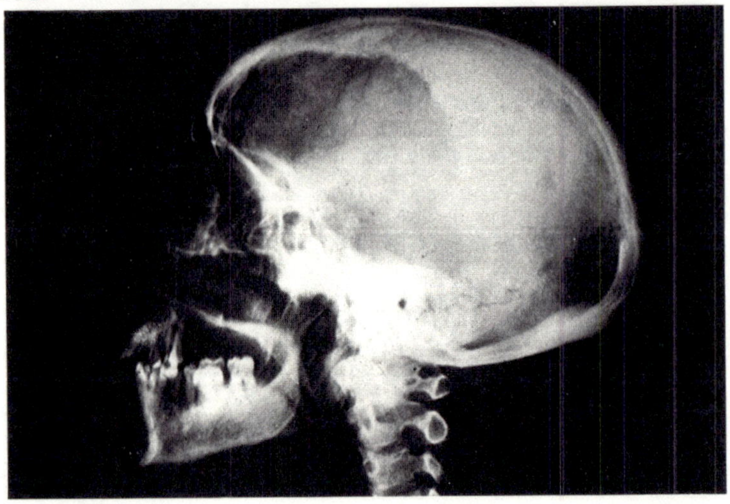

258 **Der Schädel** zeigte die typischen Veränderungen der akuten Phase einer Paget-Krankheit, die als Osteoporosis circumscripta bekannt sind.

259–262 Paget-Erkrankung des Knochen im weiter fortgeschrittenen Stadium. Der Patient hat eine säbelförmig nach vorn gekrümmte Tibia. Länge und Masse des Knochens haben deutlich zugenommen. Fast das ganze Skelett ist beteiligt. Die Schädelaufnahme zeigt ein weiter fortgeschrittenes Stadium der Erkrankung mit Knochenneubildung.

259

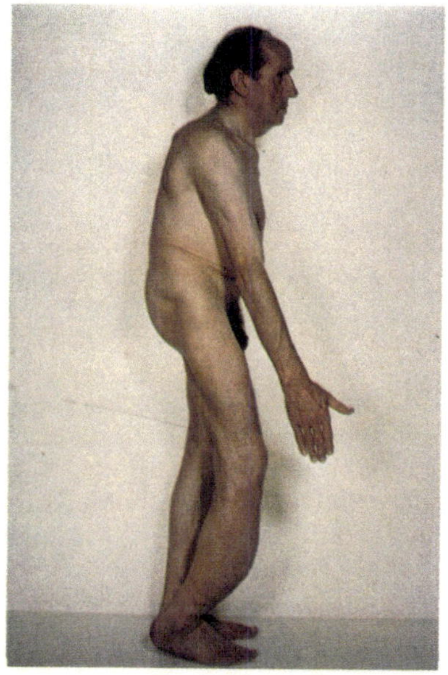

260

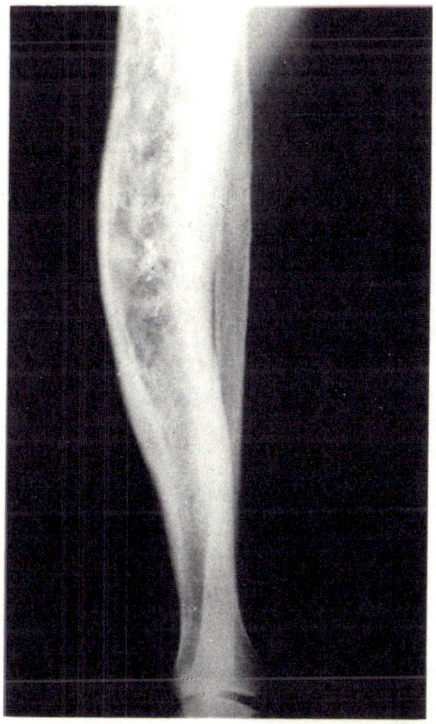

261

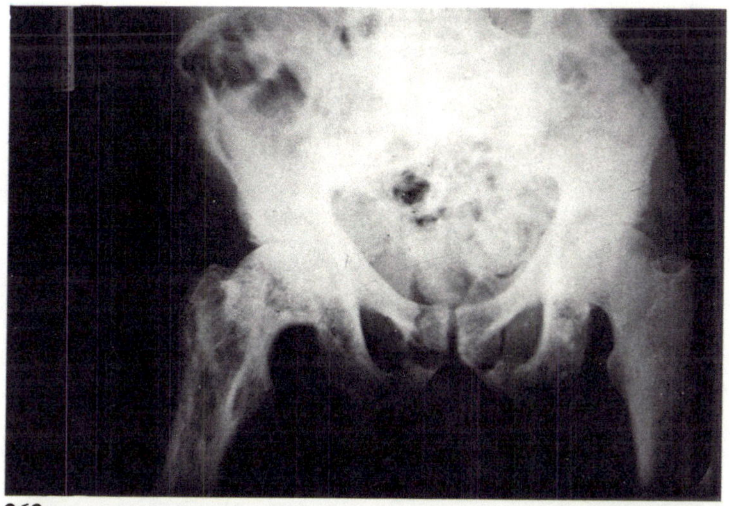

262

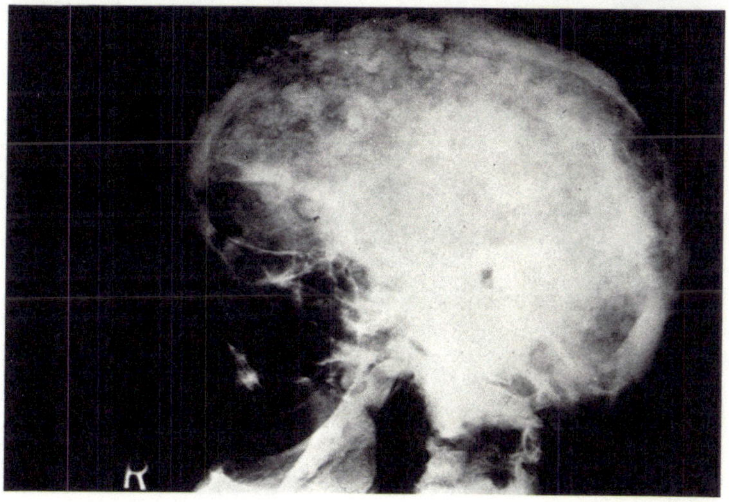

263

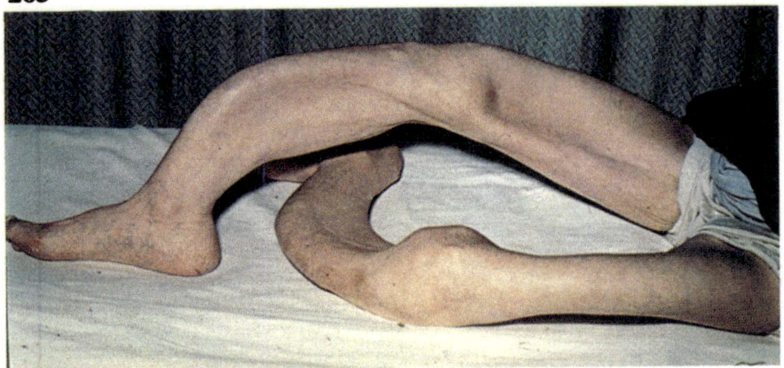

264

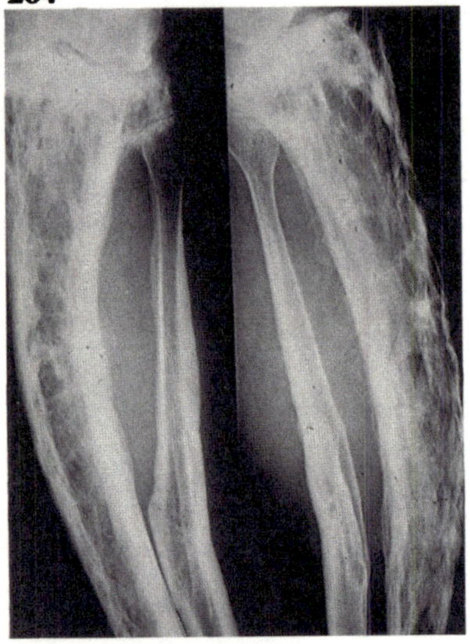

263 und 264 Fortgeschrittenes Stadium der Paget-Krankheit mit erheblicher Krümmung der Tibia und Veränderung der Knochenarchitektur. Die alkalische Phosphatase dieses Patienten war auf Werte zwischen 65 und 100 Einheiten nach King-Armstrong erhöht (um 10 E sind normal).

265

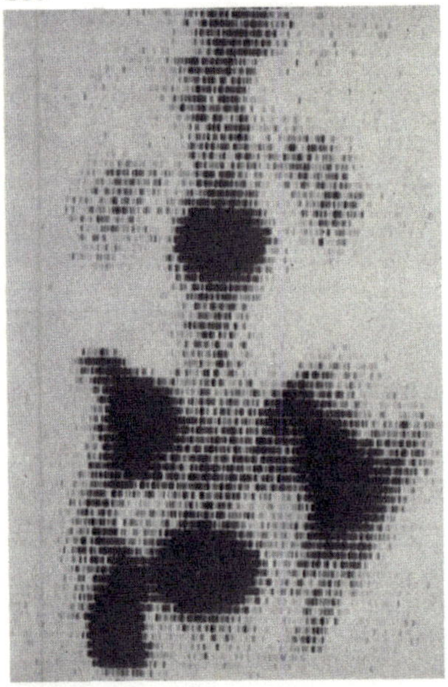

265 Szintigramm. In den am stärksten betroffenen Teilen des Skeletts ist das knochenspezifische Isotop Technetium vermehrt aufgenommen.

266

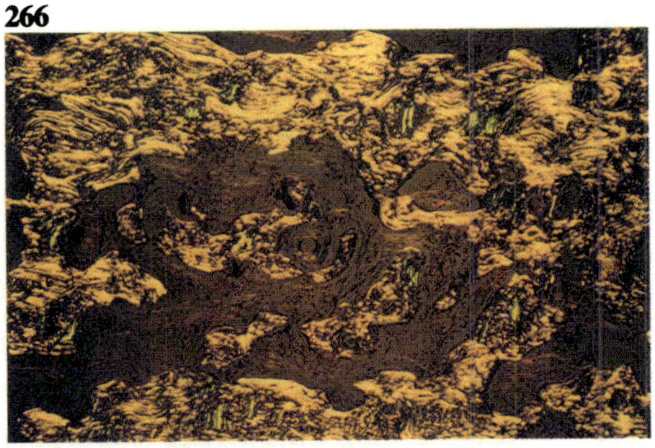

266 Nicht-lamelläre Knochenstruktur bei Paget-Krankheit (Geflechtknochen). Darstellung im polarisierten Licht *(× 75)*.

267

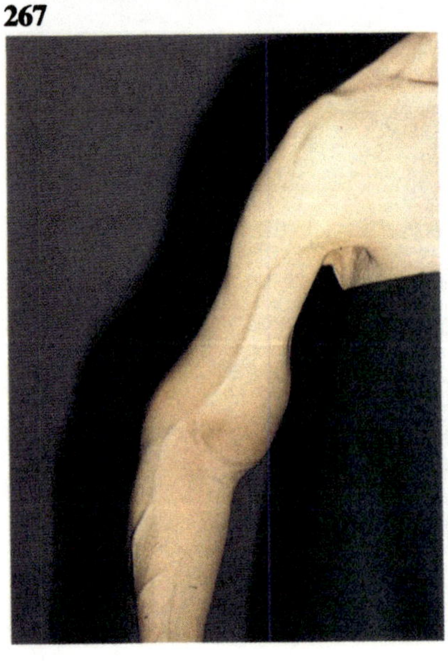

267 Paget-Sarkom des Humerus. Etwa 1% der Fälle von Paget-Krankheit können zu einem Sarkom von unterschiedlichem Zelltyp entarten.

268

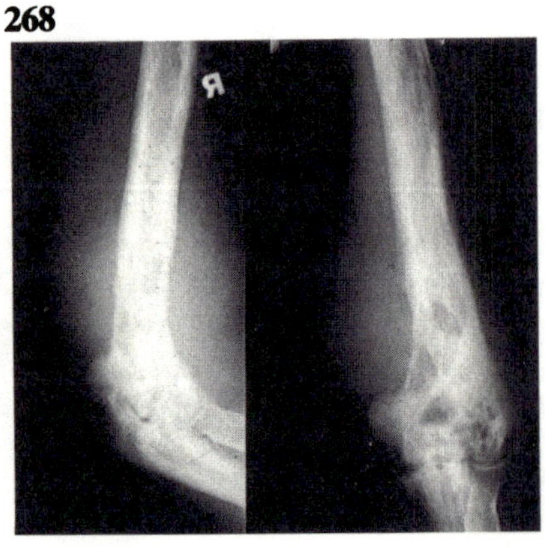

268 Die Röntgenbilder desselben Patienten. Bemerkenswert sind die Weichteilschwellung und die Destruktion der medialen Kortikalis.

Fibröse Knochendysplasie

Bei der fibrösen Knochendysplasie, einer Krankheit unbekannten Ursprungs, die gewöhnlich in den ersten beiden Lebensjahrzehnten beginnt, sind drei Formen zu unterscheiden.

269

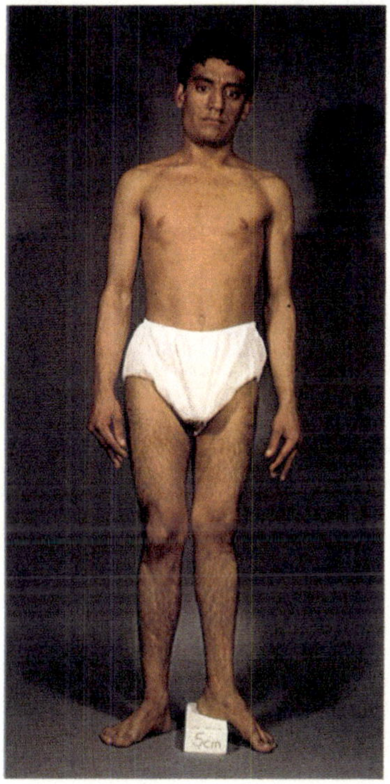

269 Monostotische fibröse Dysplasie. Befallen ist das Femur bei einem 20jährigen Mann.

270

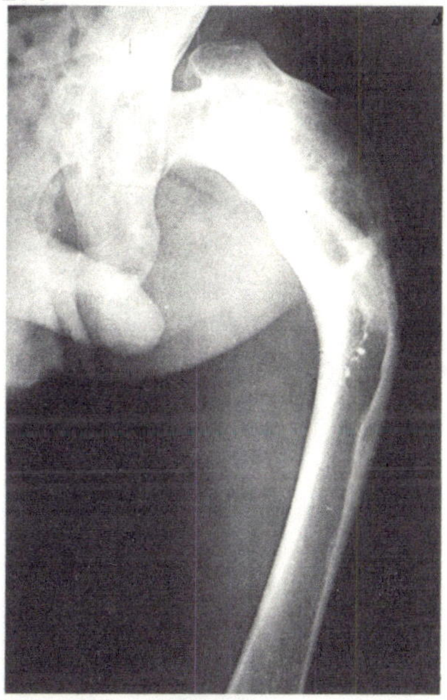

270 Die Erkrankung verlief symptomlos, bis eine pathologische Fraktur eintrat. Die Heilung erfolgte mit erheblicher Ausbiegung.

271

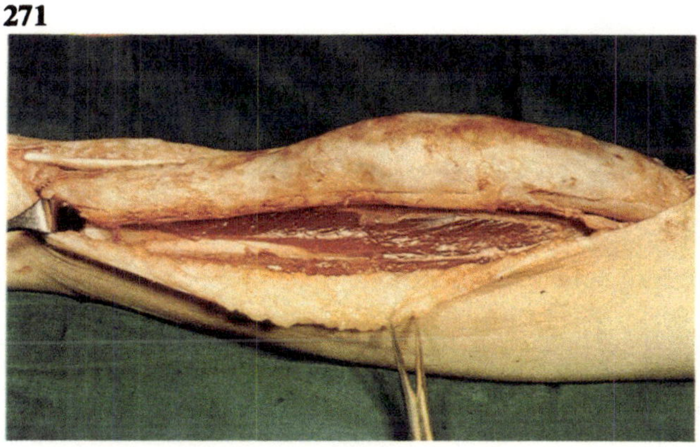

271 Operationssitus des vergrößerten und verformten Femurschaftes. Das Knochenmark ist durch fibröses Bindegewebe ersetzt worden.

272

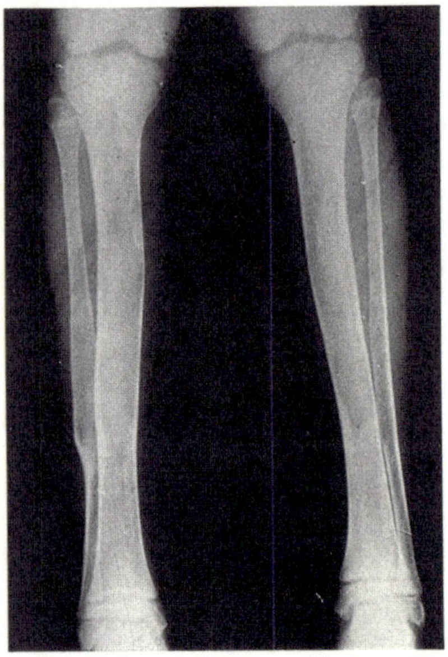

272 Polyostotische fibröse Dysplasie (Jaffé-Lichtenstein). Die Veränderungen befallen das gesamte Skelettsystem, das Allgemeinbefinden ist nicht gestört.

273

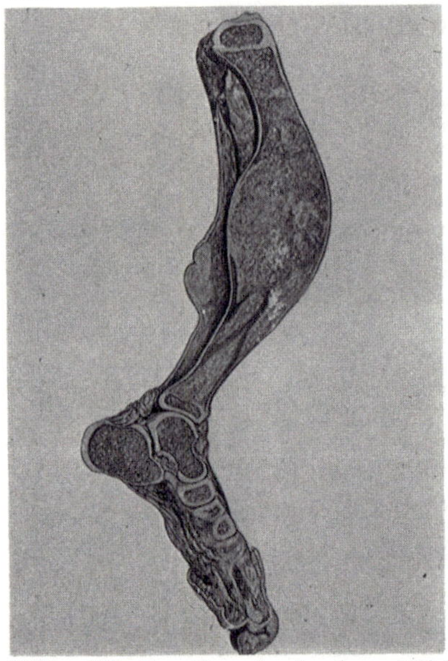

273 Fibröse Dysplasie einer Tibia.

274

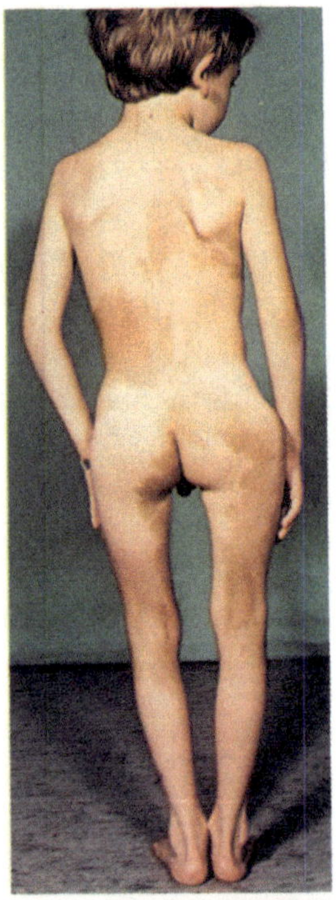

274 Albright-Syndrom. Zusätzlich zur polyostotischen fibrösen Dysplasie treten Pigmentanomalien und Pubertas praecox auf (befallen sind meist Mädchen).

275

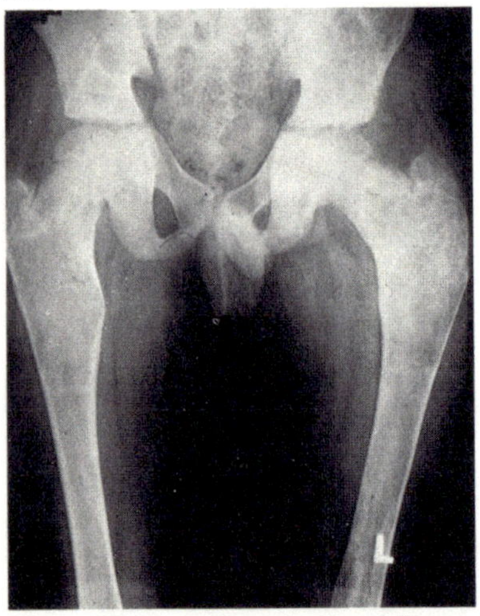

275 Fibröse Knochenbezirke sehen röntgenologisch aus wie verstreute rarefizierte Flecken. Die Läsionen finden sich hauptsächlich einseitig, die Epiphysen sind nicht betroffen. Die unteren Extremitäten sind häufig und ausgedehnt befallen.

276

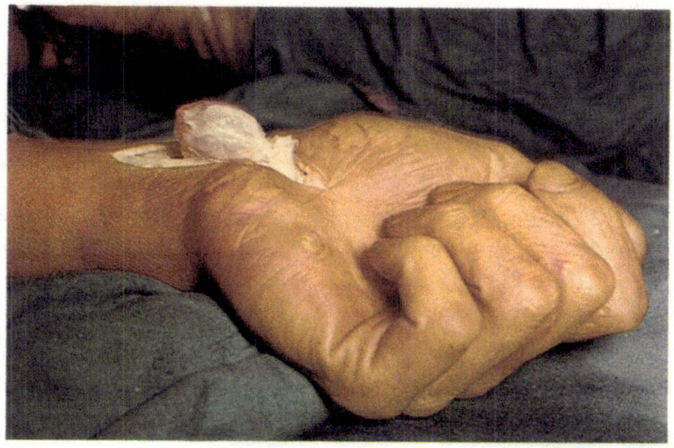

276 Ganglion. Dieser häufigste Tumor in der orthopädischen Praxis besteht aus einer einfachen Pseudozyste, die eine visköse Flüssigkeit enthält. Sie geht gewöhnlich von der Synovialmembran eines Gelenkes oder einer Sehnenscheide aus. Das hier abgebildete Ganglion entstand aus der Sehnenscheide des M. flexor carpi ulnaris.

277

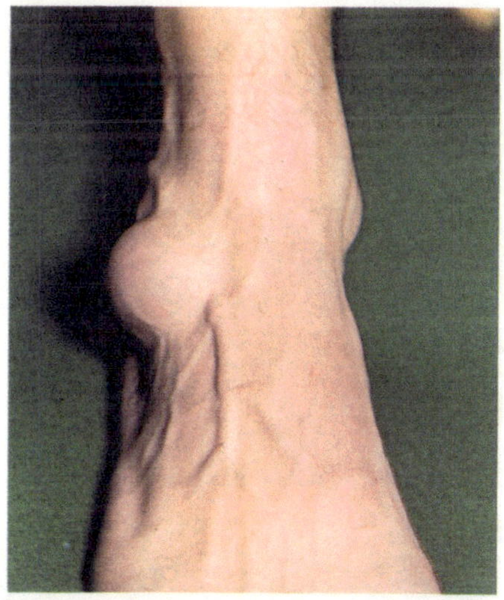

277 Ganglion, das vom Sprunggelenk ausgeht.

278

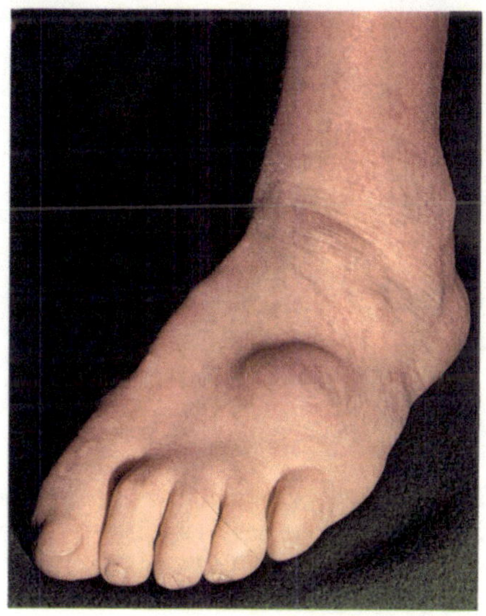

278 Lipom im subkutanen Fettgewebe des Fußrückens.

279

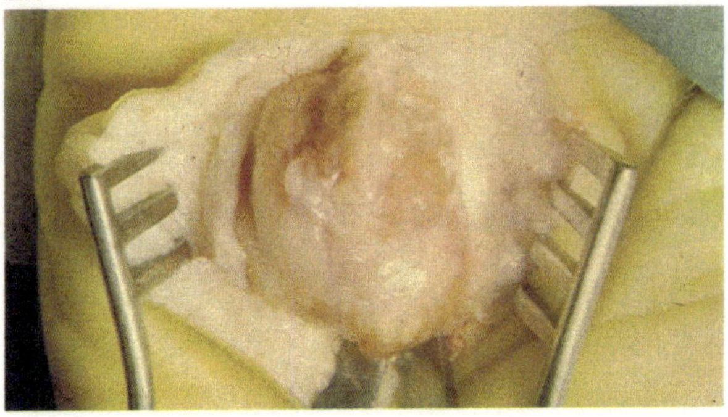

280

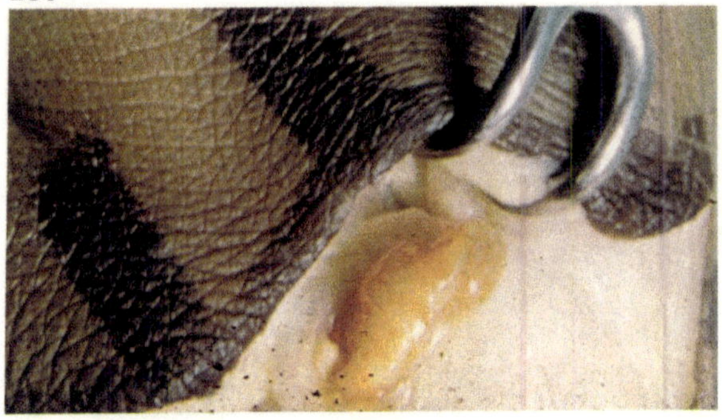

279 Pigmentierte villonoduläre Synovitis. Es handelt sich um eine nicht maligne, aber örtlich invasive Erkrankung, die von der Synovialmembran ausgeht. Die häufigste Lokalisation ist das Knie, aber Hand und andere Gelenke können ebenfalls erkranken.

280 und 281 PVNS des Metakarpophalangealgelenks des Ringfingers mit Ausdehnung von der palmaren zur dorsalen Oberfläche. Das Röntgenbild zeigt bei sorgfältiger Betrachtung die typische Erosion der Basis der proximalen Phalanx des betroffenen Gelenkes.

281

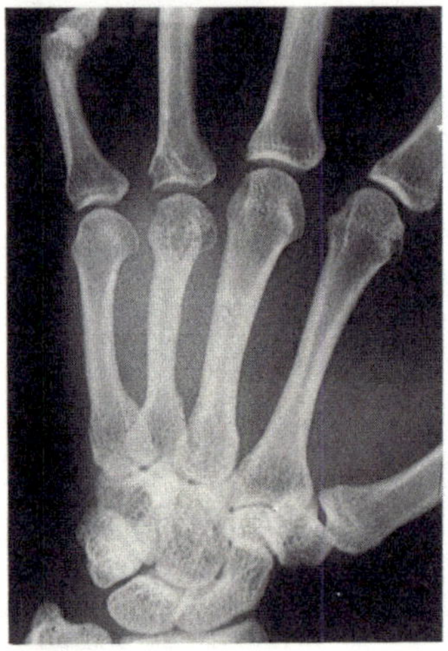

282

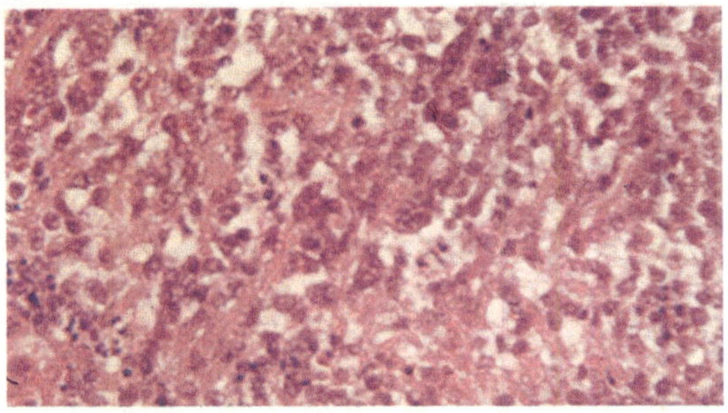

282 Ein gemischtes entzündliches Zellinfiltrat mit multinukleären Riesenzellen liegt verstreut im fibrös-fettigen Bindegewebe. Winzige Fragmente von eisengefärbtem Material sind sichtbar *(× 200).*

283

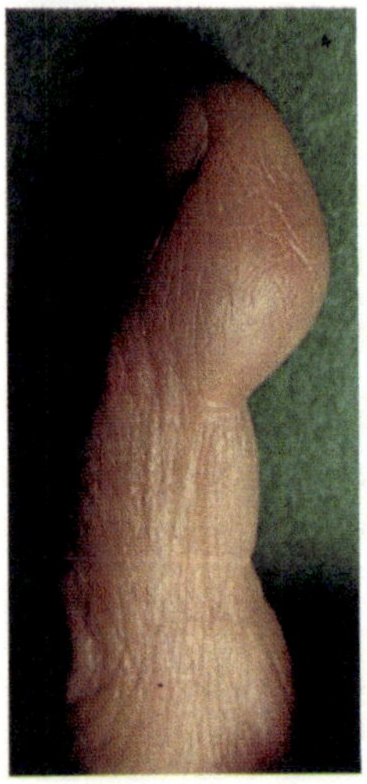

284

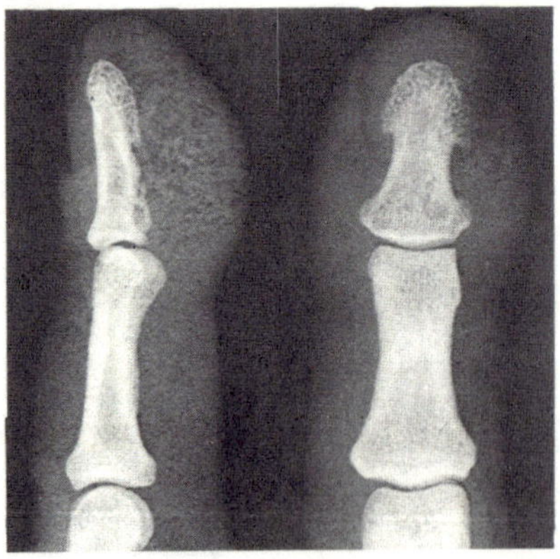

283 und 284 Pigmentierte villonoduläre Synovitis der Fingerkuppe des Zeigefingers. Ausgangspunkt war wahrscheinlich das distale Interphalangealgelenk.

285

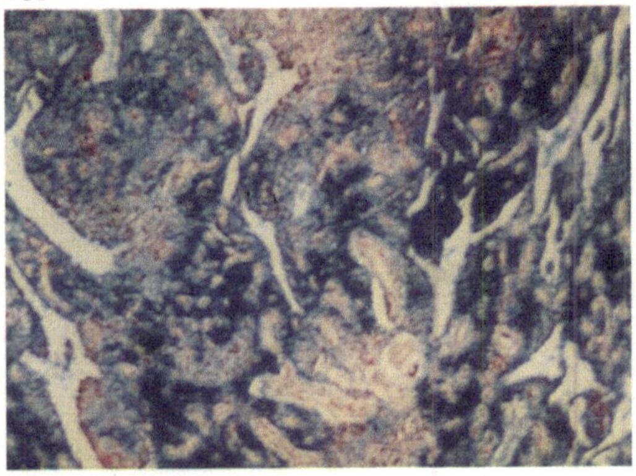

285 Färbung zum Nachweis eisenhaltiger Pigmente. Die Erkrankung ist bereits weiter fortgeschritten und das Kollagengewebe dichter *(× 50).*

286

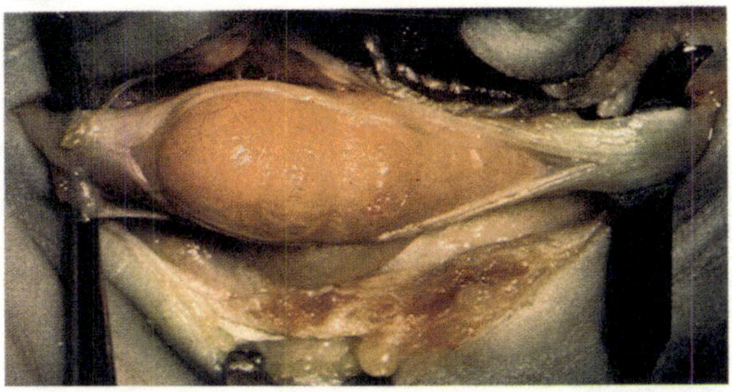

287

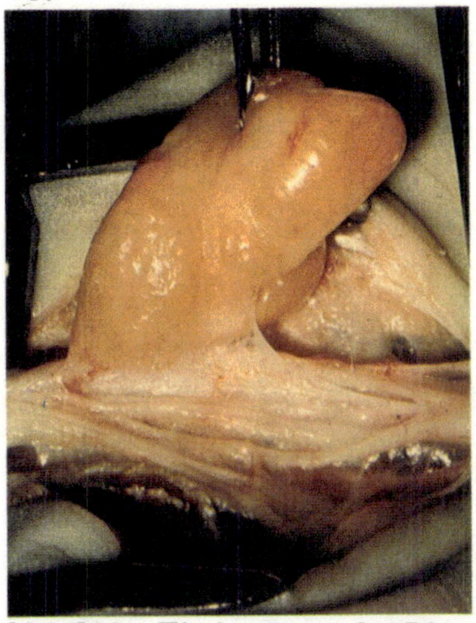

288

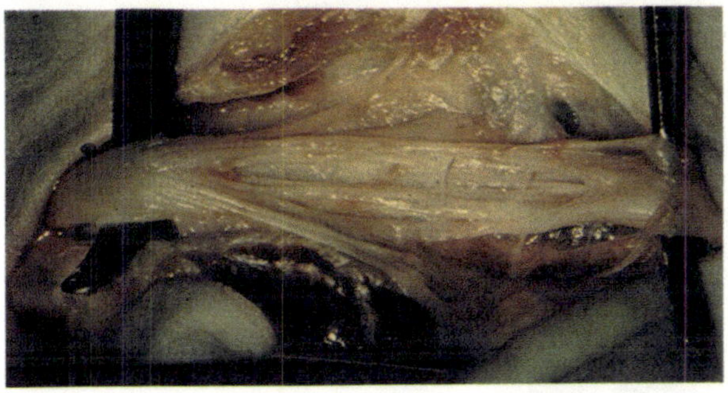

286–288 Ein intraneurales Lipom wird aus dem N. ulnaris in Höhe des Handgelenkes herausgeschält. Es liegt innerhalb der Nervenscheide, durchdringt aber nicht die einzelnen Nervenbündel, so daß sie nach der Entfernung intakt bleiben.

289

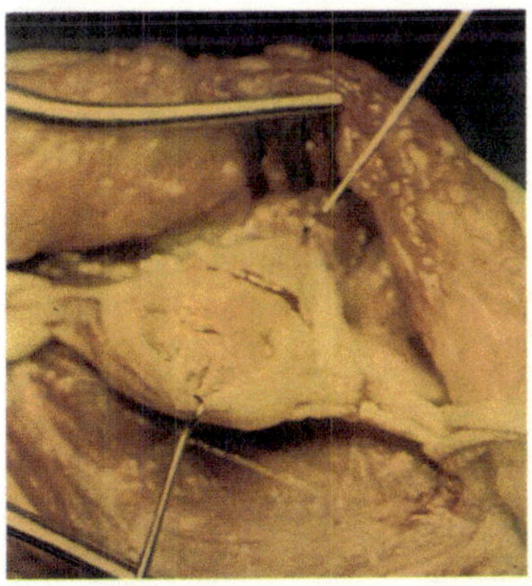

290

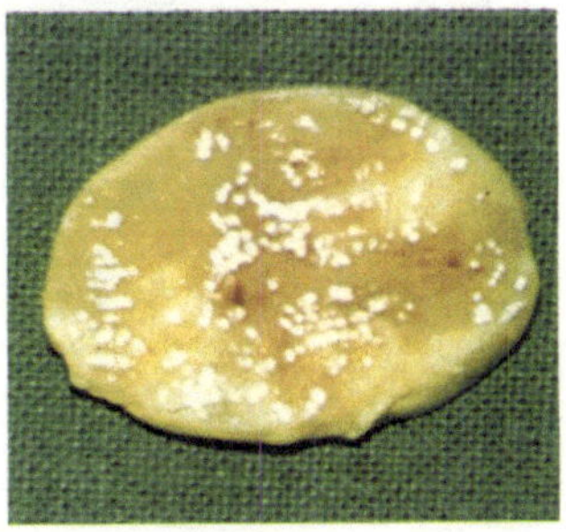

291

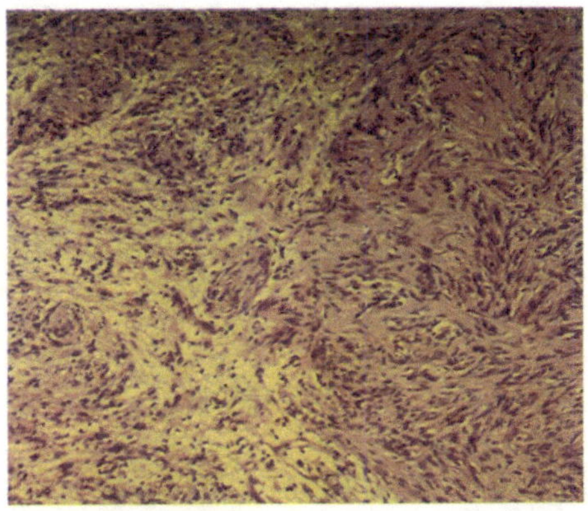

289 und 290 Neurinom (Schwannom). Es handelt sich um einen harmlosen Tumor, der von den Schwann-Zellen der peripheren Nerven ausgeht, und die Nerven nur ganz allmählich durch direkten Druck beeinträchtigt. Da keine Infiltration stattfindet, kann der Tumor ausgeschält werden, ohne die Nervenfasern zu schädigen.

291 Spindelzellen, in dichten Gruppen angeordnet und durch lockeres umgebendes Gewebe getrennt (Antoni Typ A- und Typ B-Gewebe) *(× 85).*

292

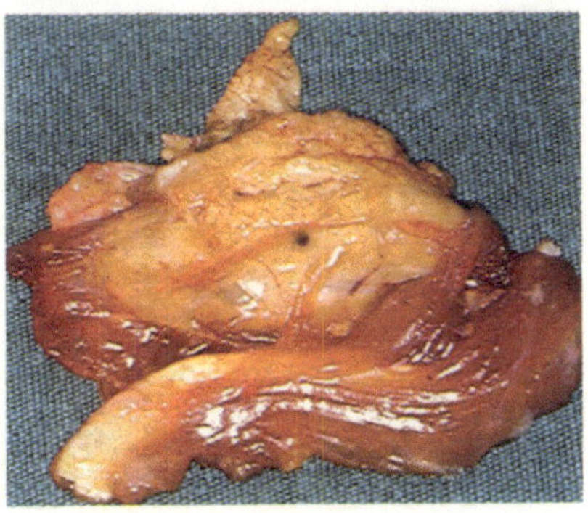

293

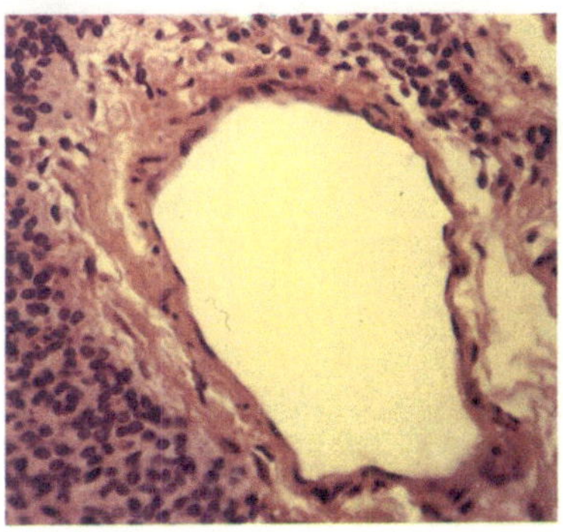

292 Glomustumor. Dieser seltene, aber sehr schmerzhafte winzige Tumor findet sich charakteristischerweise an Fingern und Zehen, manchmal unter dem Nagel. Das abgebildete Gewebe hat einen Durchmesser von etwa 5 cm, der Tumor selber nimmt jedoch nur den zentralen Teil ein und ist sehr klein.

293 Recht gleichförmige, runde bis ovale Zellen in der Umgebung eines Blutgefäßes *(× 200).*

294

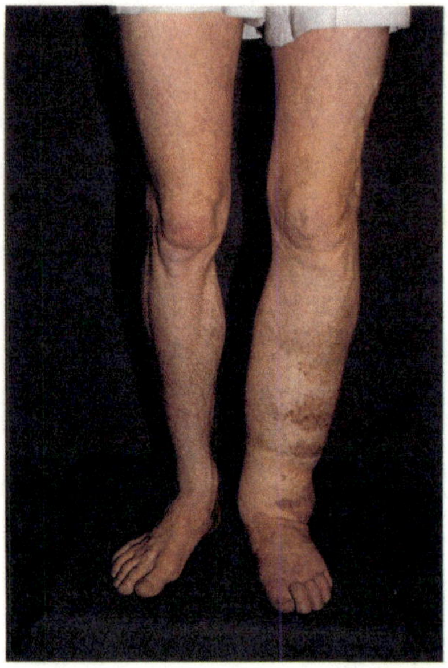

295

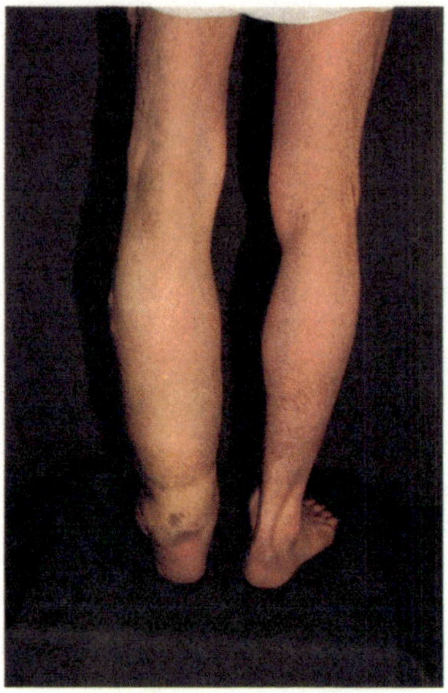

294 und 295 Ein Netzwerk von Venen und Kapillaren dehnt sich in der Muskulatur, dem Subkutangewebe und der Haut des linken Beines aus. Umfangszunahme und Verfärbung der Haut sind offensichtlich. Eine Längenzunahme liegt in diesem Falle nicht vor.

296

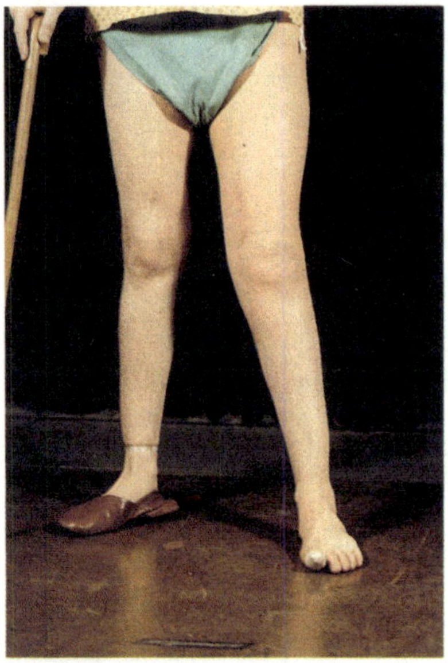

297

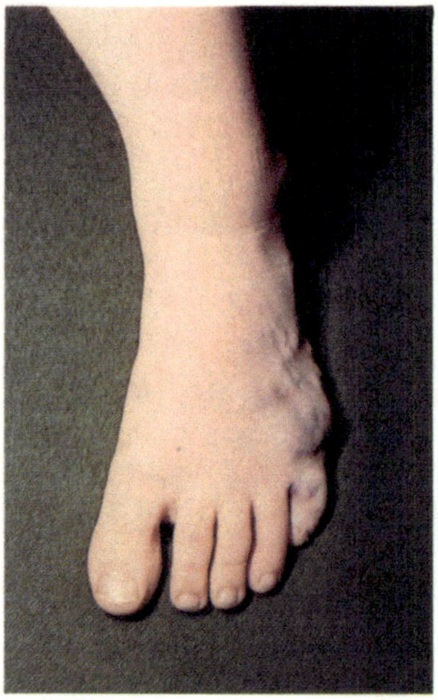

298

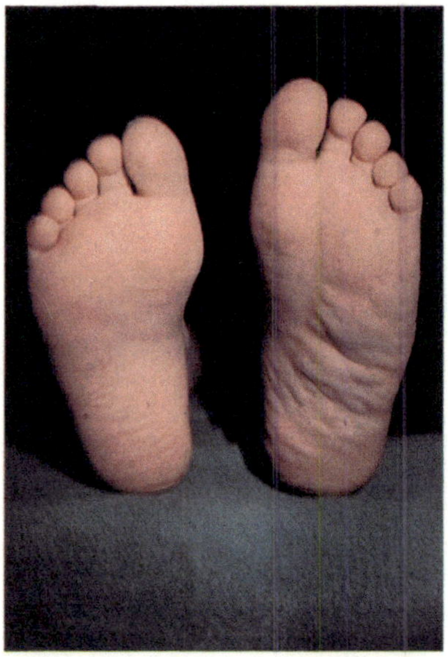

296–298 Eine angeborene arterio-venöse Mißbildung hat die gesamte linke untere Extremität bei einem jungen Mann befallen. Am Oberschenkel ist die Quadrizeps-Muskulatur betroffen, am Fuß ist die Mißbildung an der dorsalen und plantaren Oberfläche sichtbar. Zusätzlich zu lokaler Schwellung und offensichtlicher Gefäßmißbildung findet sich hier eine Zunahme von Umfang und Länge des befallenen Gliedes.

299

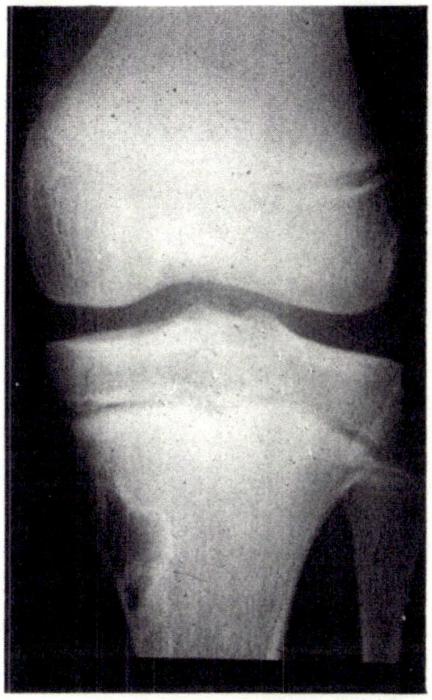

299 Nichtosteogenes Knochenfibrom: Ein zufälliger Befund auf einer Röntgenaufnahme. Es handelt sich wahrscheinlich um die einzige Knochenveränderung, die mit einiger Sicherheit allein aus der Röntgenaufnahme diagnostiziert werden kann. Sie ist gutartig.

300

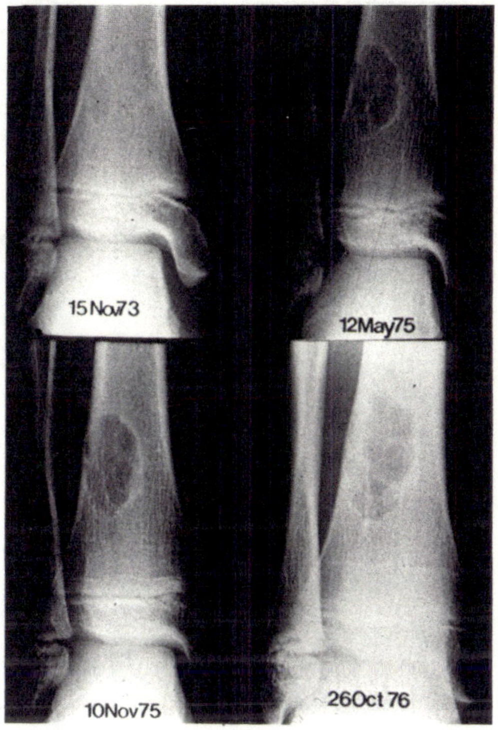

300 Nichtosteogenes Fibrom am distalen Ende der Tibia (juvenile Knochenzyste). Innerhalb von 3 Jahren haben sich Gestalt und Größe der Zyste verändert, sie beginnt zu verschwinden.

301

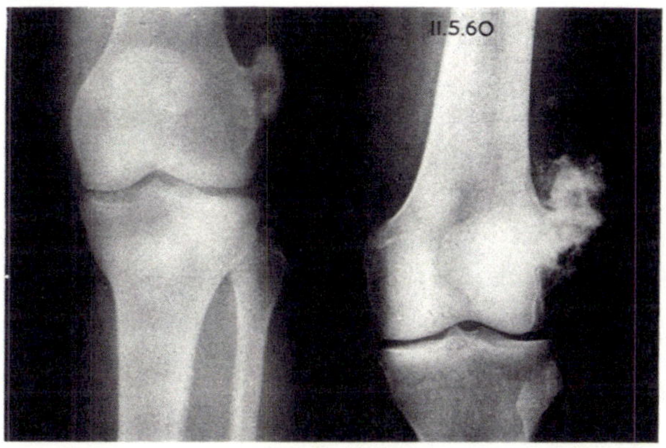

301 Osteochondrom („Exostose"). Kalkdichte Masse, die vom distalen Ende des Femurs ausgeht und von der Wachstumsfuge fortzeigt.

302

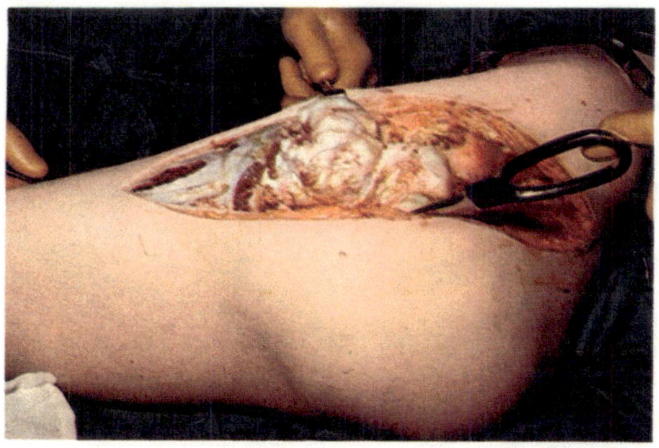

302 Das Osteochondrom ist operativ dargestellt, der Knorpelüberzug deutlich zu erkennen.

303

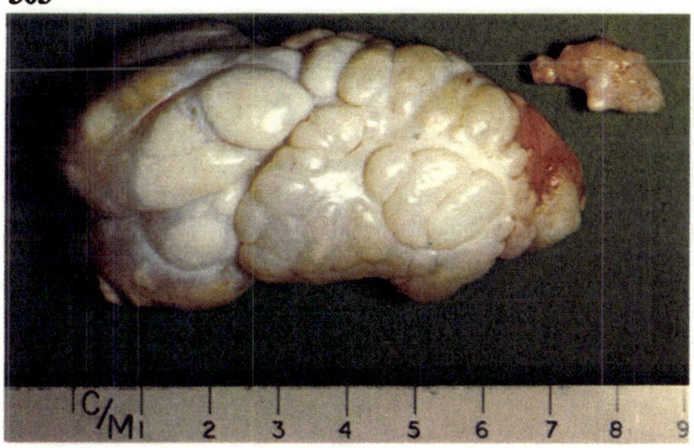

303 Das resezierte Osteochondrom.

Osteoidosteom

Dieser kleine Tumor verursacht intensive, charakteristische Schmerzen; er ist oft schwer zu lokalisieren.

304

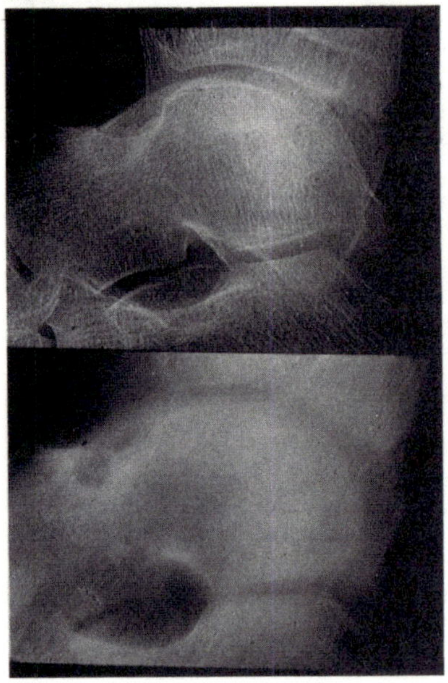

304 Typisches Osteoidosteom im Talushals. In der Übersichtsaufnahme ist es kaum sichtbar; in der Schichtaufnahme darunter ist der charakteristische Nidus, von einem durchscheinenden Hof umgeben, deutlich zu erkennen.

305

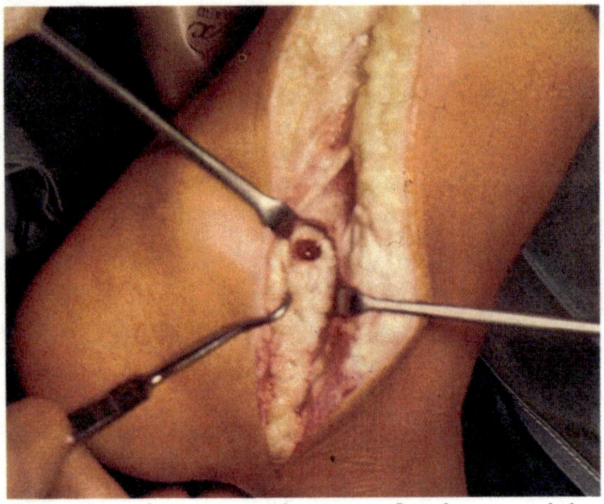

305 Der intraoperativ vorgefundene weiche, rosa Tumor.

306

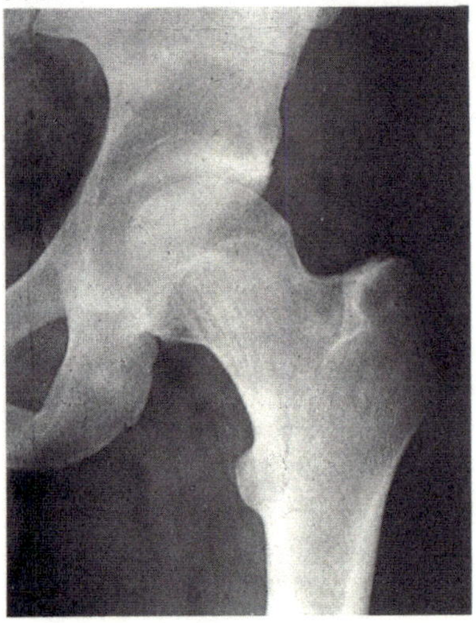

307

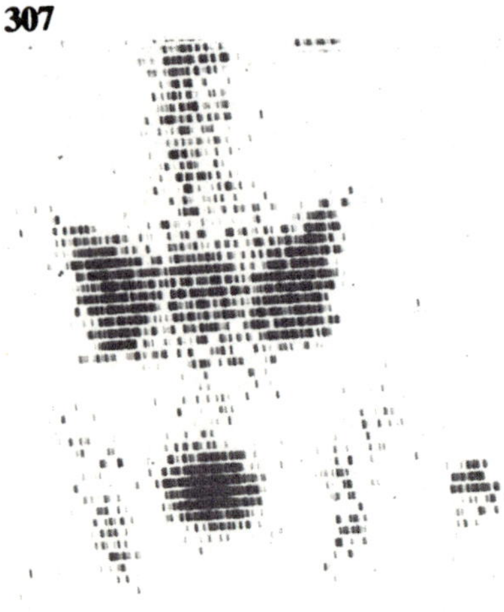

308

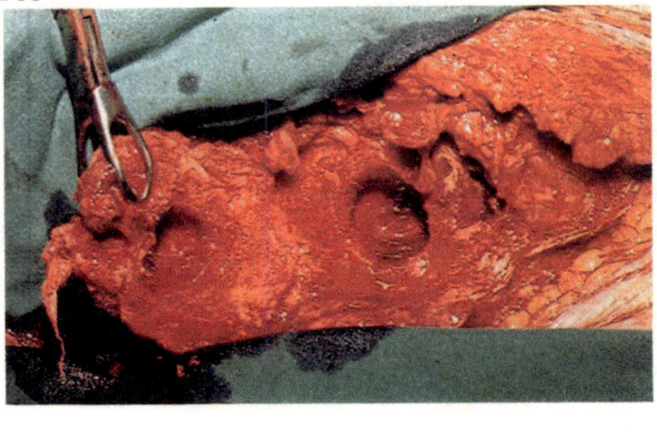

306 Osteoidosteom an der Basis des Trochanter major. Es ist auf der Übersichtsaufnahme nur schwer zu erkennen.

307 Das Knochenszintigramm zeigt eine deutliche Anreicherung von radioaktivem Technetium in der Region des Trochanter major.

308 Wird der Trochanter bei der Operation angehoben, ist der Nidus mit dem weichen Tumor deutlich sichtbar.

309

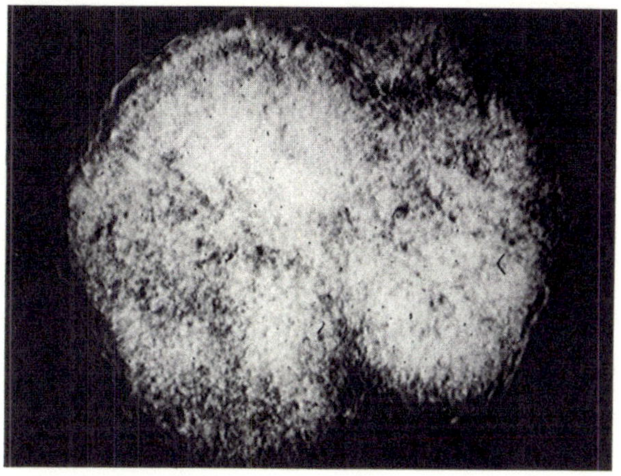

309 Röntgenbild einer Schicht des Materials aus Abb. **308**. Der ganze Tumor wurde aus seinem Knochenbett ausgeschält. Im Zentrum der Knochenkammer liegt eine weiche Masse.

310

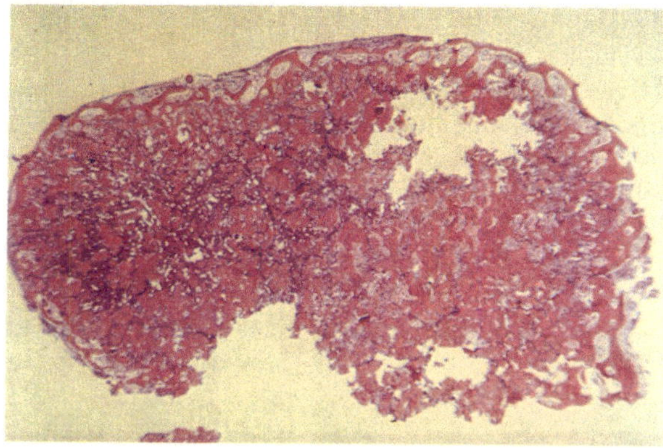

310 Der Tumor besteht aus kurzen, unregelmäßig angeordneten, unreifen Knochentrabekeln in vaskulärem, fibrösem Gewebe, das einige Osteoklasten enthält *(× 5)*.

Benignes Osteoblastom

Es wird ebenfalls „Riesen-Osteoidosteom" genannt, weil beide – mit Ausnahme der Größe – viele Gemeinsamkeiten aufweisen.

311

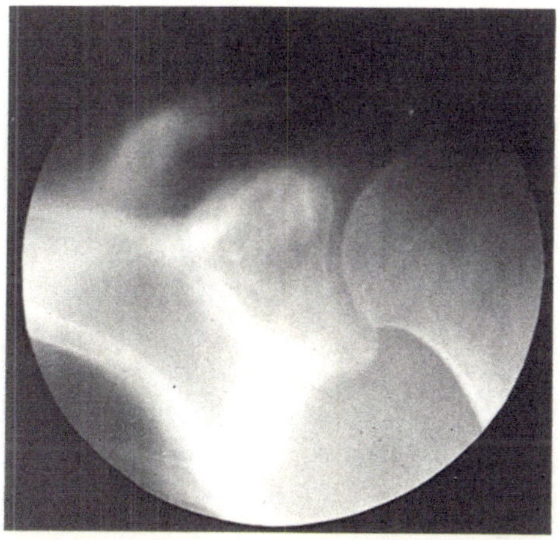

311 Schmerz in der Schulterregion und Verlust der normalen Schulterbeweglichkeit prägten das Erscheinungsbild. Röntgenübersichtsaufnahmen schienen unauffällig, die Tomographie zeigte eine Läsion im Bereich des Skapulahalses.

312

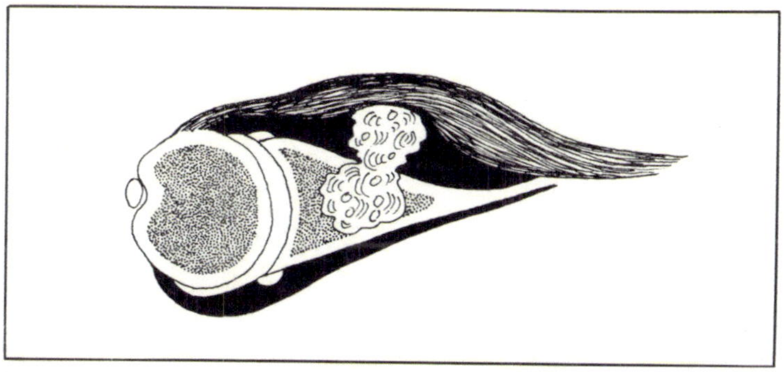

312 Skizze des bei der Operation gefundenen Tumors. Er geht vom Skapulahals aus, wölbt sich nach hinten vor und hebt den Bauch des M. supraspinatus an. Aus diesem Grund war der Patient vor der Operation nicht in der Lage, seine Schultern normal zu abduzieren.

313

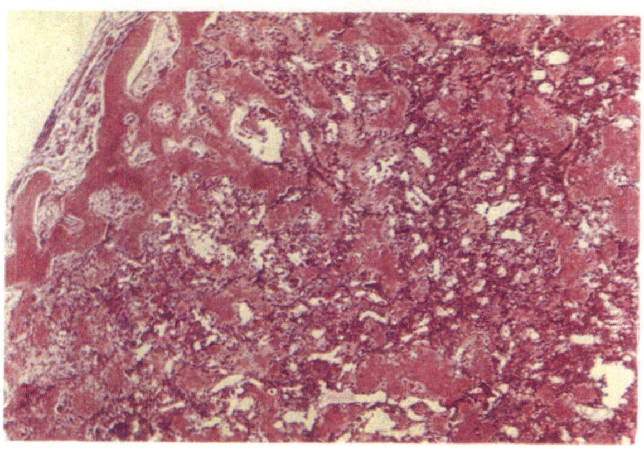

313 Der Tumor zeigt die gleichen charakteristischen Merkmale wie das Osteoidosteom *(× 100)*.

Hämangiom des Knochens

Diese Erkrankung bildet keine Metastasen, kann jedoch örtlich erhebliche Destruktionen verursachen. Sie variiert vom isolierten Befall z. B. eines Wirbelkörpers bis hin zur extensiven destruktiven Zerstörung eines langen Röhrenknochens. Ein extremes Beispiel, wie hier abgebildet, ist das „Syndrom des verschwindenden Knochens“ nach Gorham.

314

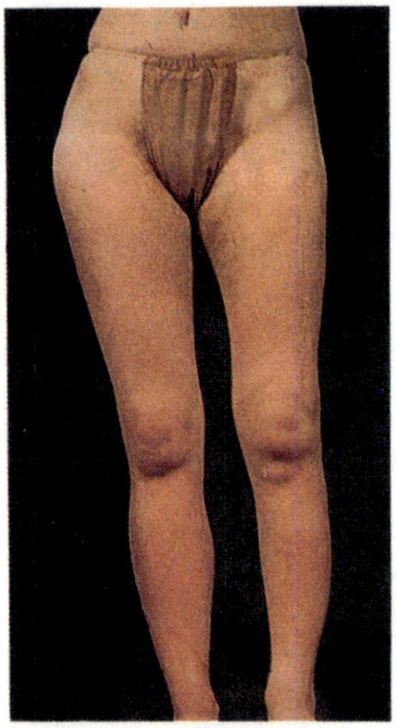

314 **Ein 24 Jahre altes Mädchen** mit Schwellung, Schmerz und Deformität am proximalen Ende des rechten Femurs.

315

315 Röntgenologische Verlaufskontrolle des Femur. Im Verlauf von 8 Monaten schritten die Veränderungen rasch fort. Eine pathologische Fraktur war schließlich die Folge.

316

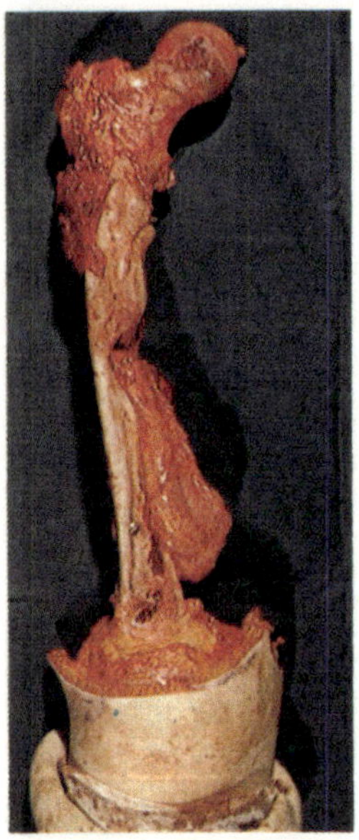

316 Der resezierte Knochen. Er wird durch eine Prothese ersetzt.

317

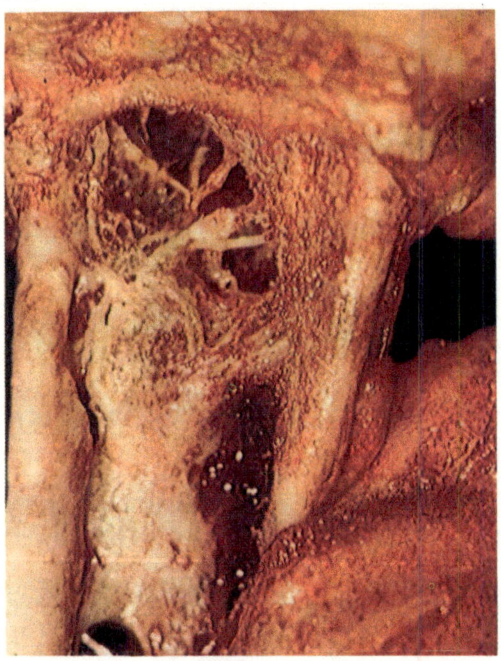

317 Die Ausschnittsvergrößerung zeigt die beträchtliche Resorption von Knochentrabekeln. Die noch verbliebenen sind verdickt und verlaufen vertikal. Das charakteristische netzartige Erscheinungsbild („Sonnenstrahlen“) ist deutlich erkennbar.

318

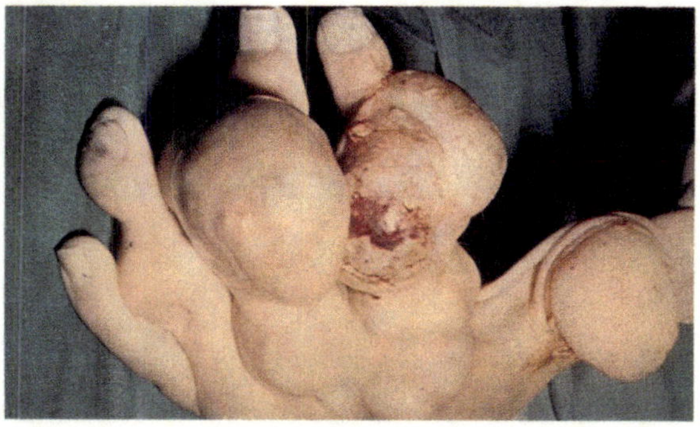

319

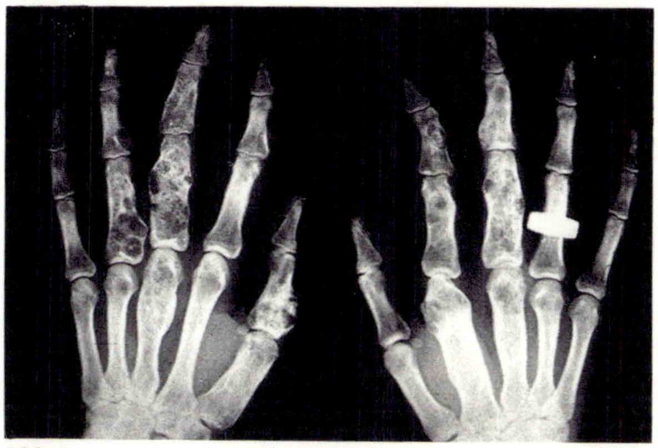

318 und 319 Maffucci-Syndrom. Es handelt sich um eine schwere Form der Enchondromatose in Verbindung mit Hämangiomen in den Weichteilen.

320

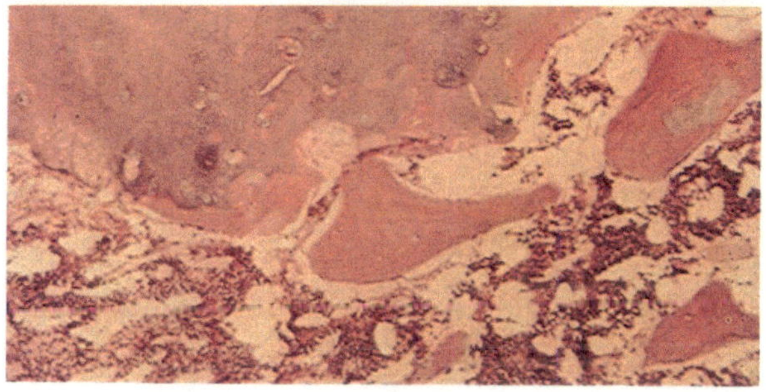

320 Einer der Knorpeltumoren: Oben liegen benigne Knorpelzellen, normales Mark darunter *(× 85).*

Aneurysmatische Knochenzyste

Diese tumorähnliche Veränderung im Knochen besteht aus einer blutgefüllten Höhle. Sie dehnt sich aus, verdünnt und zerstört die Corticalis. Sie ist gutartig.

321

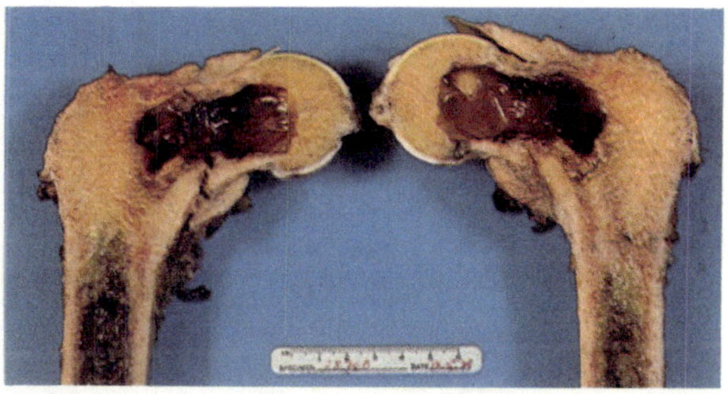

321 Die aneurysmatische Knochenzyste füllt den Schenkelhals eines Oberschenkelknochens aus und verursacht eine pathologische Fraktur.

322

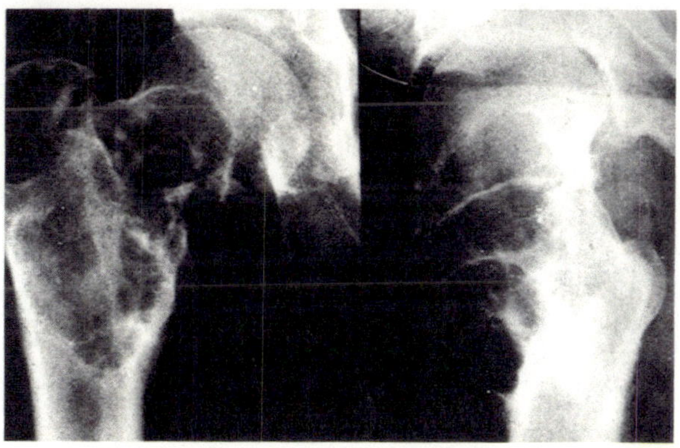

322 Aneurysmatische Knochenzyste mit ähnlicher Lokalisation.

323

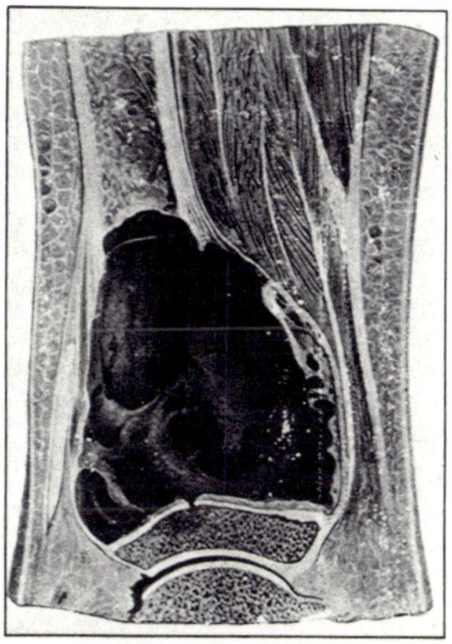

323 Präparat einer aneurysmatischen Knochenzyste vom distalen Tibiaende.

Riesenzelltumor (Osteoklastom)

Diese Tumoren nehmen eine Mittelstellung zwischen benigne und maligne ein. Etwa 40% der Tumoren sind gänzlich gutartig, etwa 40% verhalten sich örtlich invasiv und rezidivieren, die übrigen bilden Metastasen.

324

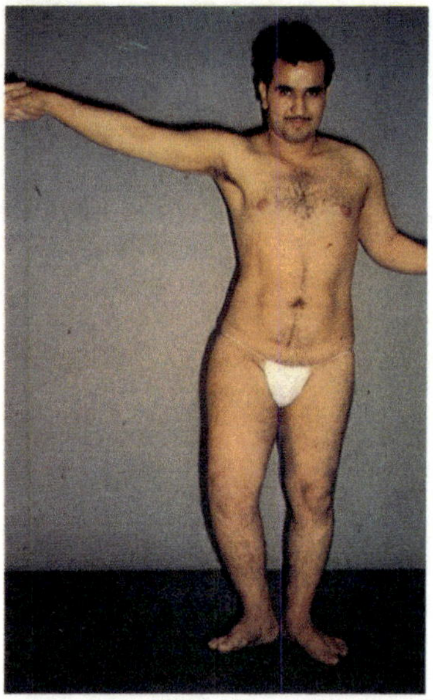

325

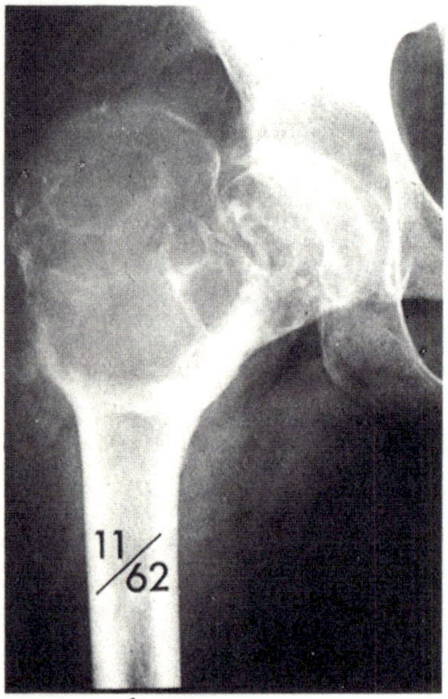

326

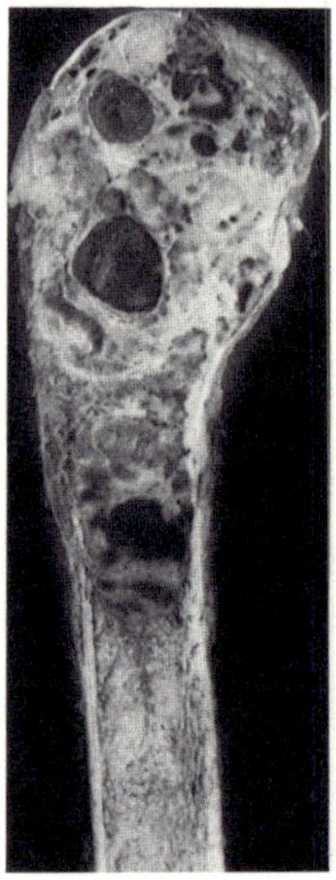

324 und 325 Der Riesenzelltumor am oberen Ende des rechten Femur verursachte Schmerzen und Deformität. Das Röntgenbild zeigte eine wahrscheinlich pathologische Fraktur. Der Tumor geht üblicherweise vom Ende eines langen Röhrenknochens aus und ist am häufigsten in der Umgebung des Kniegelenkes zu finden. Die Kortikalis dehnt sich aus und der Knochen erscheint wabenförmig. Schließlich wird auch der subkortikale Knochen befallen.

326 Die Lakunen in diesem pathologischen Präparat enthalten festes Tumorgewebe.

327

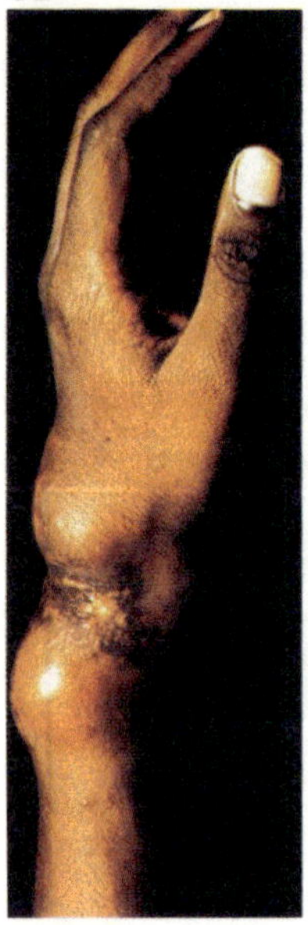

327 Fortgeschrittener Riesenzelltumor des distalen Radiusende. Die taillenförmige Einziehung des hantelförmigen Tumors wird durch das Retinaculum extensorum verursacht.

328

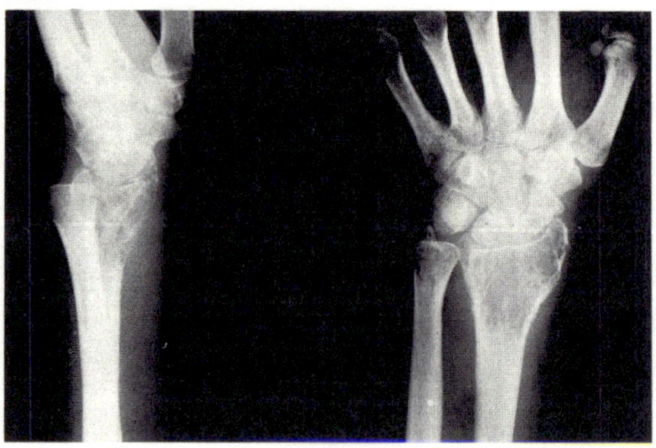

328 Röntgenbild des Tumors.

329

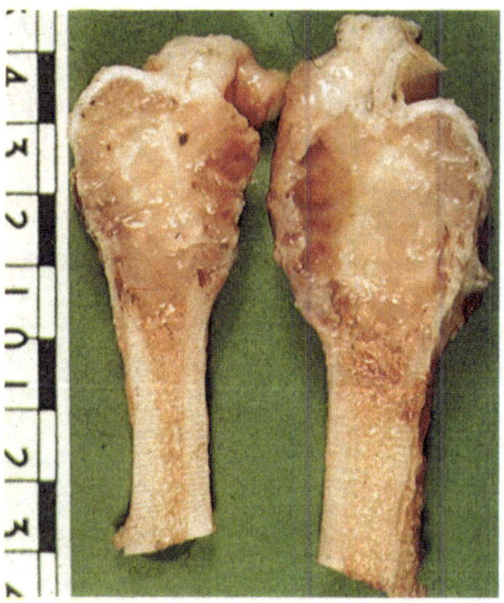

329 Operativ entferntes Tumorgewebe.

330

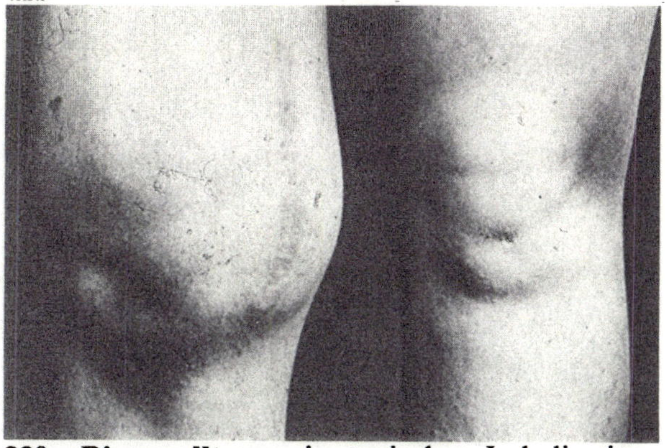

331

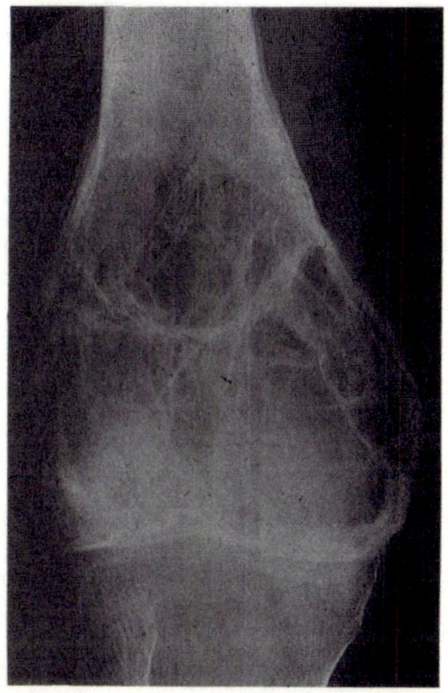

330 Riesenzelltumor in typischer Lokalisation am unteren Ende des Oberschenkels. Es handelt sich um ein Rezidiv nach chirurgischer Ausräumung.

331 Röntgenaufnahme des Tumors. Er stößt typischerweise bis zur Gelenkoberfläche vor.

332

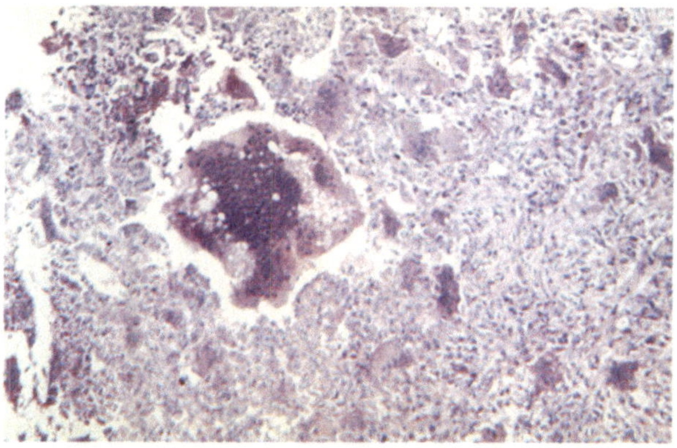

332 Im Stroma von runden und ovalen Zellen finden sich zahlreiche kleine, multinukleäre Zellen unterschiedlicher Größe *(× 200).*

333

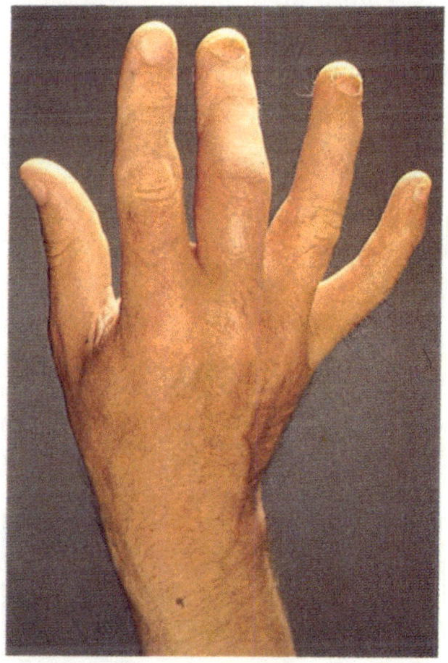

333 Der Riesenzelltumor – fast immer gutartig – geht gelegentlich von einer Sehnenscheide aus. Hier stammt er von der Sehnenscheide des Beugers des rechten Mittelfingers.

334

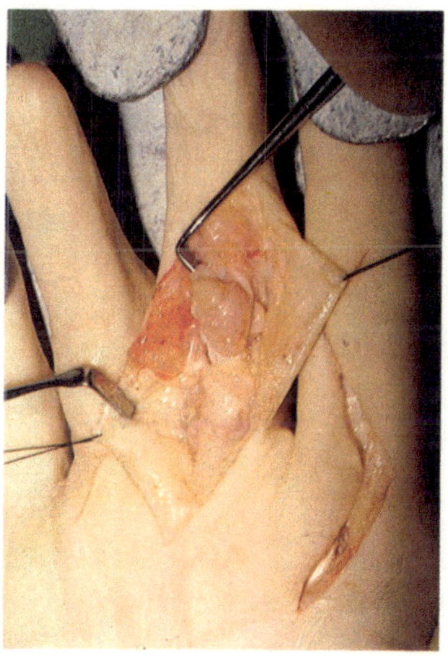

334 Intraoperative Darstellung des Tumors.

335

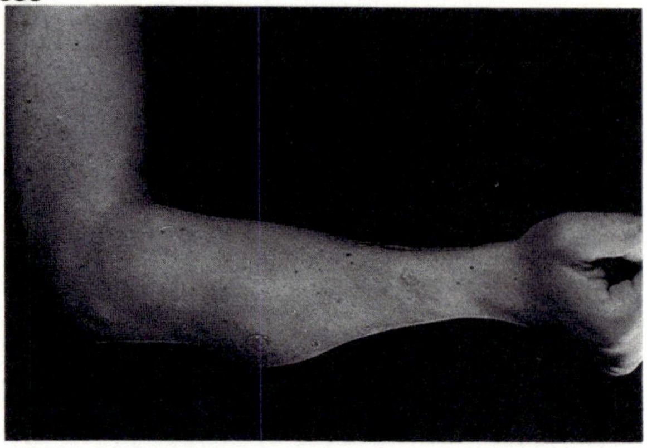

335 Fibrosarkom. Der derbe Tumor am Unterarm eines jungen Mannes, ist mit tiefen Strukturen, aber nicht mit der Haut, verwachsen.

336

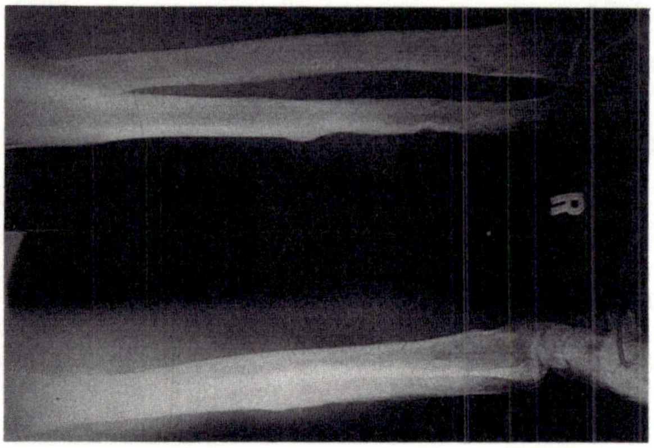

336 Erosion der Ulna von außen.

337

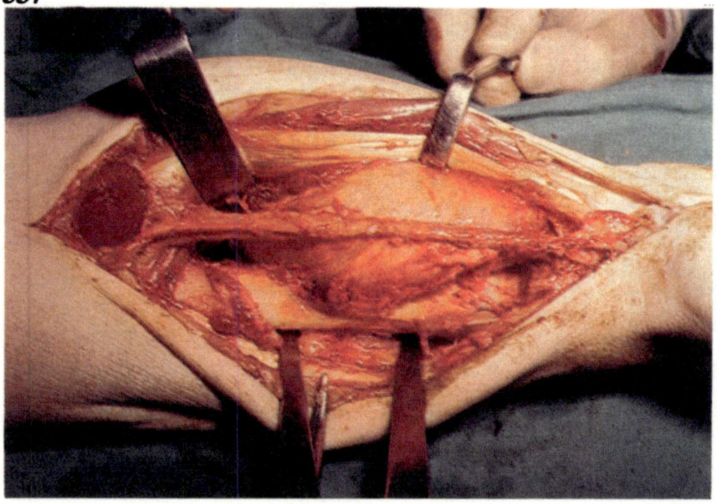

337 Intraoperative Darstellung des Tumors.

338

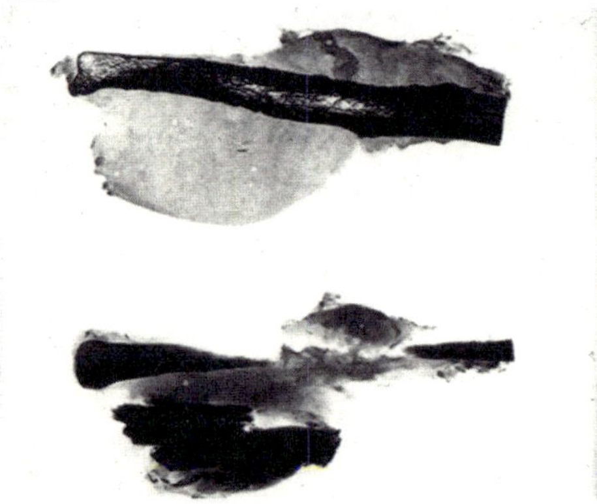

338 Röntgenbild eines Schnittes der resezierten Ulna.

339

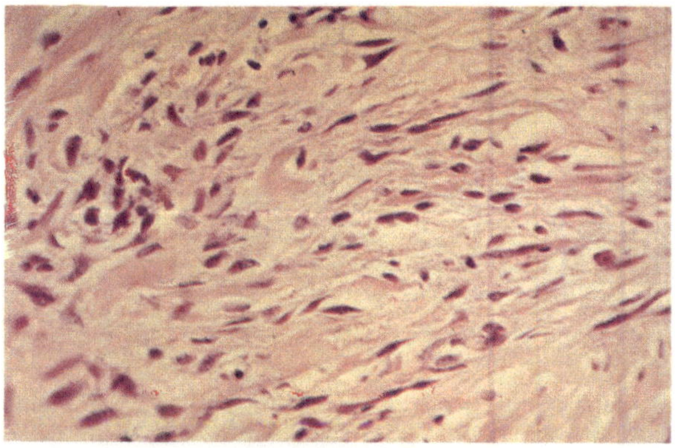

339 **Fibroblastenbündel,** die von Kollagen durchsetzt sind *(× 350).*

340

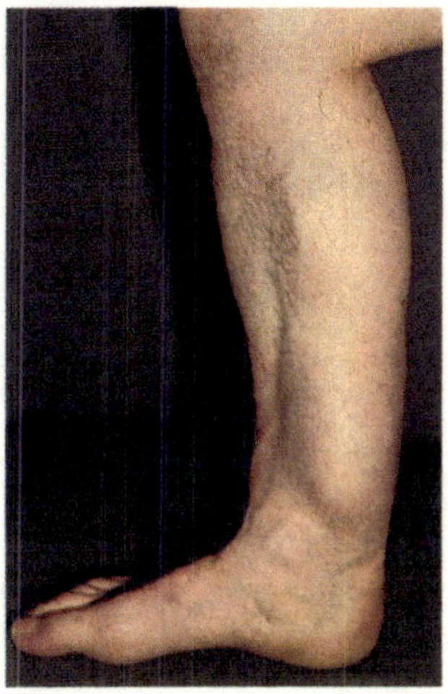

341

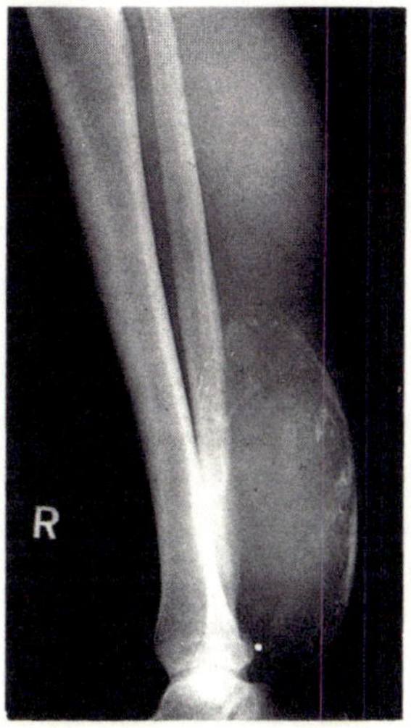

342

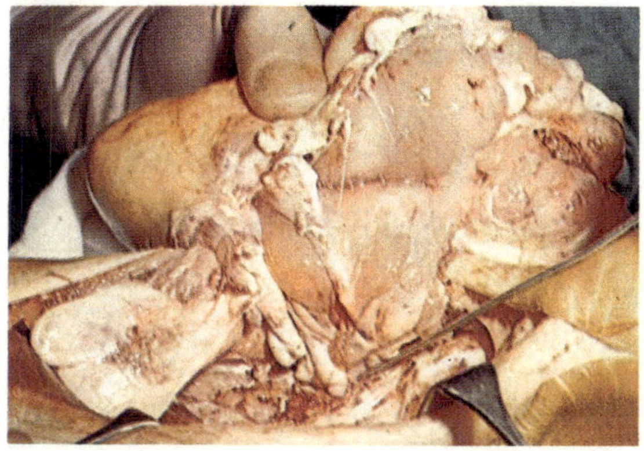

342 Die große tumoröse Masse wird exzidiert.

343

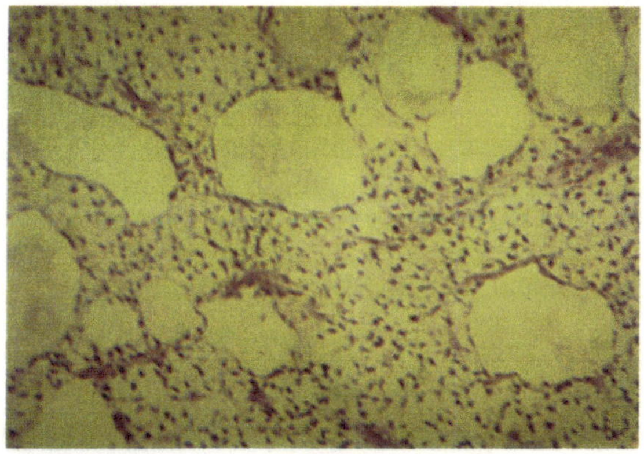

340 und 341 Myxosarkom. Ein derber Tumor liegt postero-medial in der distalen Hälfte des rechten Beines eines Mannes im mittleren Alter. Die Röntgenaufnahme zeigt eine offenbar abgekapselte Masse aus Weichteilgewebe mit Kalkflecken und Knochenneubildung.

343 Der Tumor bietet viele ungewöhnliche Aspekte. Er besteht aus spindelförmigen myxoiden Zellen und größeren Muzinansammlungen. Es handelte sich wahrscheinlich um ein Myxosarkom. Der Patient starb 3 Jahre später an Lungenmetastasen *(× 200)*.

344

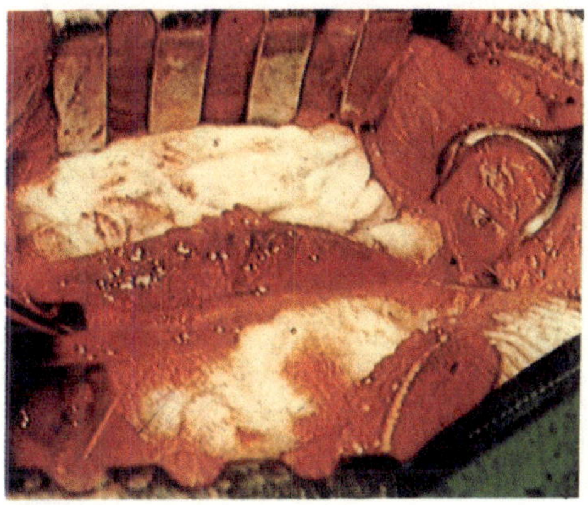

345

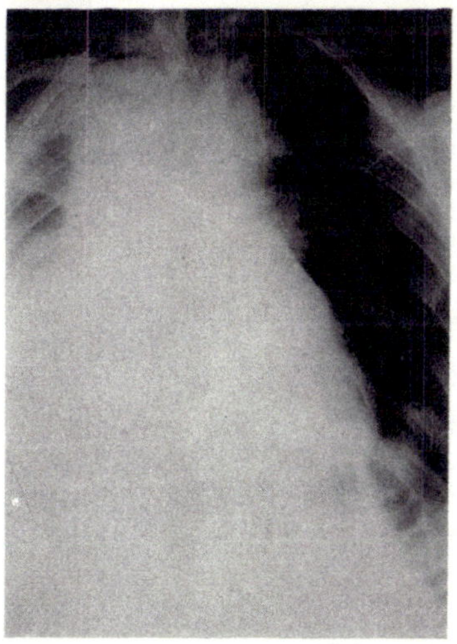

346

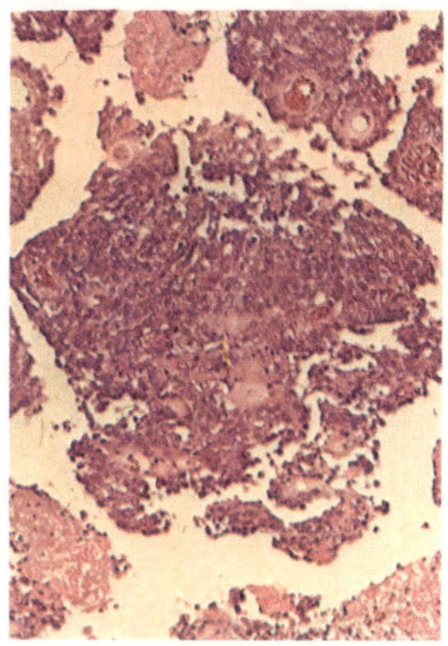

344 Maligner Tumor des Ischiasnerv. Dieser Patient stellte sich mit einem einzigen, eher unauffälligen Symptom vor: Druck auf der Rückseite seines Oberschenkels führte zum Kribbeln in seiner Großzehe. Weitere auffällige Symptome oder Zeichen bestanden nicht. Intraoperativ fand sich ein fettiger Tumor, der im N. ischiadicus lag (proximales Drittel des Oberschenkels) und sich intraneural nach proximal ausdehnte.

345 Der Patient starb 18 Jahre später an massiven mediastinalen sekundären Metastasen.

346 Der Tumor zeigte am primären und sekundären Fundort die gleichen Merkmale, er wies ausgedehnte Nekroseareale auf. Es handelte sich um ein undifferenziertes malignes Neoplasma in einem Nerv, das als Neurosarkom klassifiziert wird *(× 100)*.

347

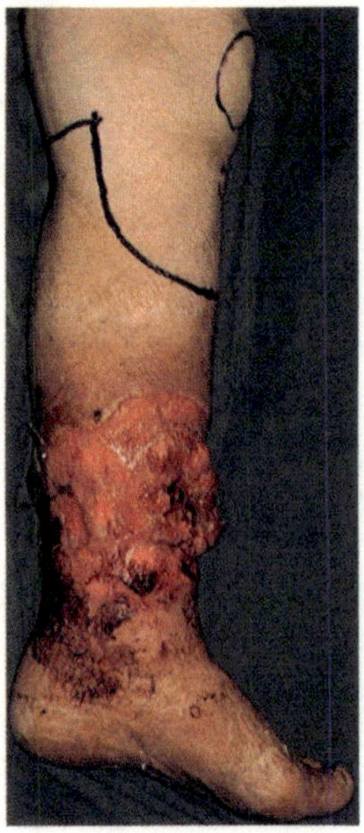

348

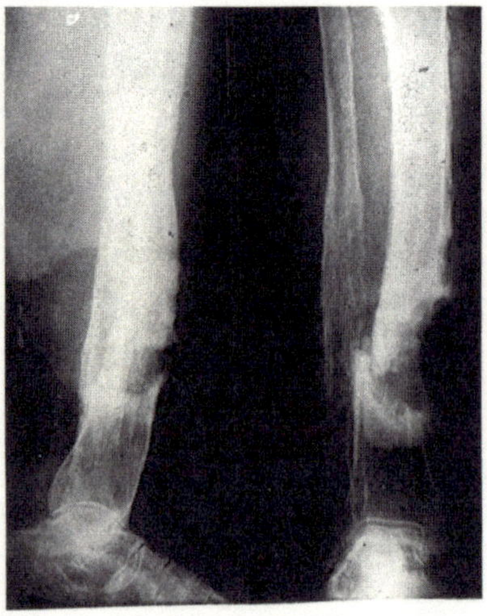

349

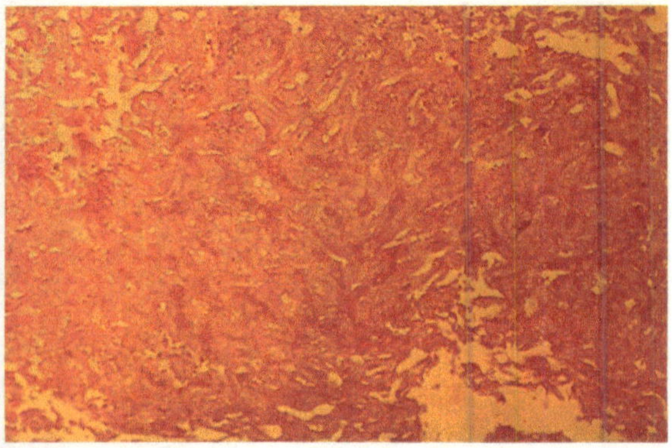

349 Die Biopsie zeigte, daß sich im Ulkusbereich ein Epitheliom entwickelt hatte. Das Bein wurde amputiert.

348 Die Tibia wurde durch die umgebende Weichteilerkrankung erodiert.

347 Yaws (Frambösie). Diese Patientin hatte viele Jahre ein medial gelegenes Ulkus an ihrem rechten Unterschenkel. Plötzliche Größenzunahme des ulzerierten Bereiches sowie Schmerzverstärkung ließen sie den Arzt aufsuchen.

350

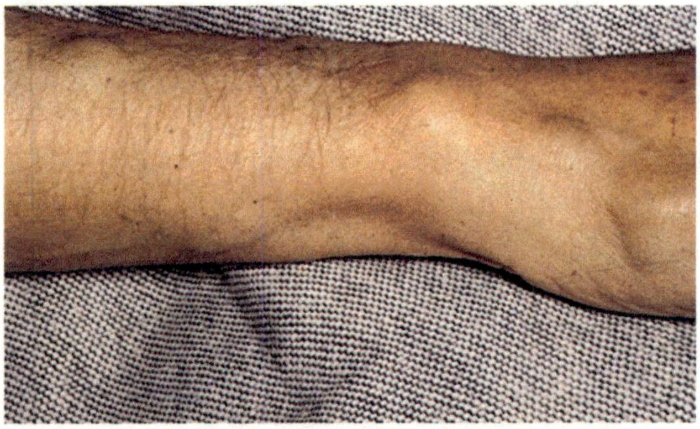

351

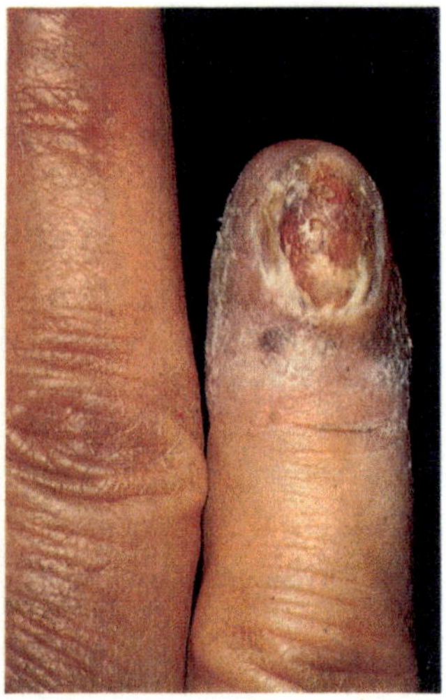

350 und 351 Malignes Melanom, das vom Nagelbett des Kleinfingers ausgeht. Das maligne Melanom hat sich entlang der Lymphwege ausgebreitet, ein sekundärer Tumor hat sich dorsal am distalen Unterarm entwickelt.

Chondrosarkom

352 Chondrosarkom des proximalen Femurendes. Es hat sich ausgedehnt und den Knochen verformt.

352

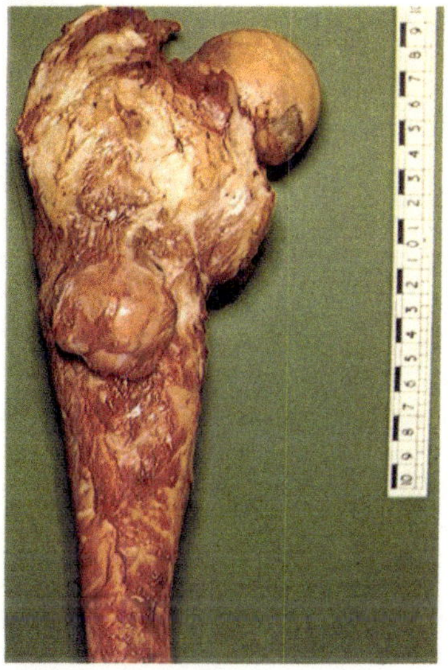

353 Die Röntgenaufnahme zeigt eine pathologische Fraktur im Bereich der Basis des Schenkelhalses.

353

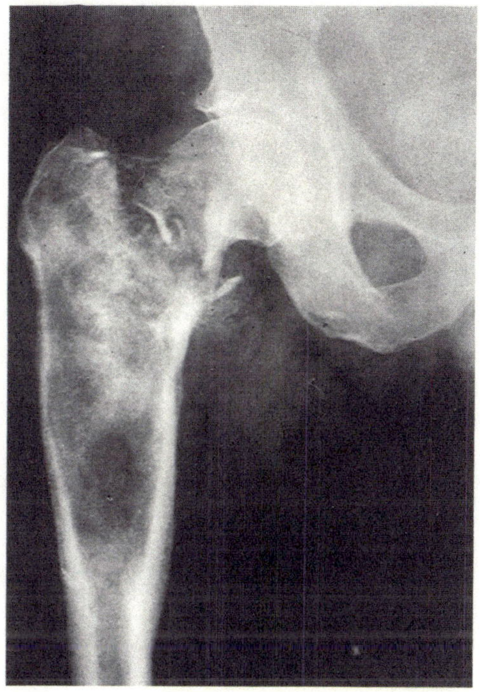

354

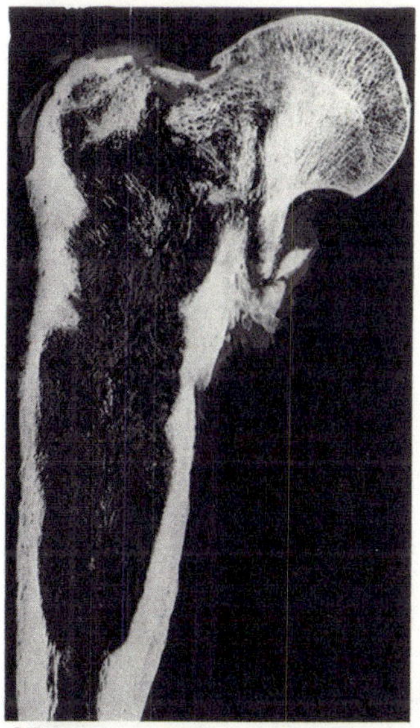

355

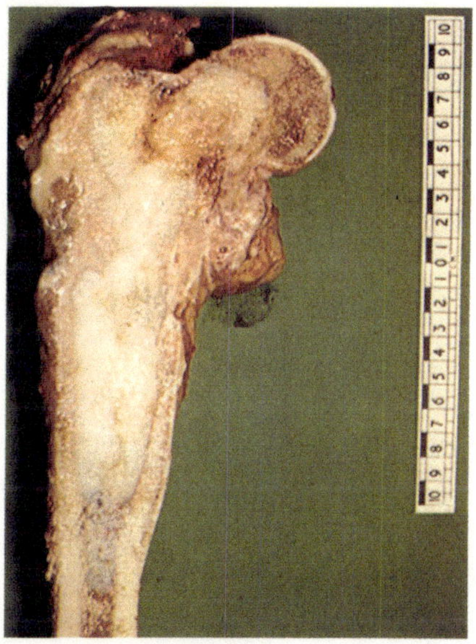

356

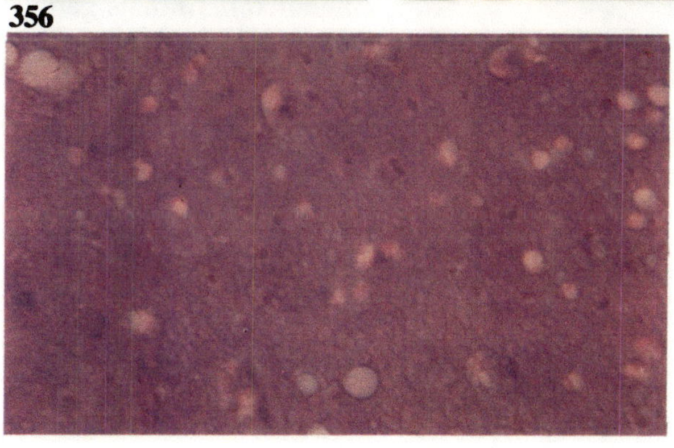

354 Die Röntgenaufnahme einer Scheibe des Präparates zeigt die Ausdehnung und bestätigt die pathologische Fraktur.

355 Der Schnitt durch das Präparat zeigt, wie der tumoröse Knorpel den Knochen ausfüllt und ihn ausweitet.

356 Das Präparat zeigt eine Anhäufung unreifer Knorpelzellen mit zahlreichen Mitosekernen *(× 400)*.

Osteosarkom

357

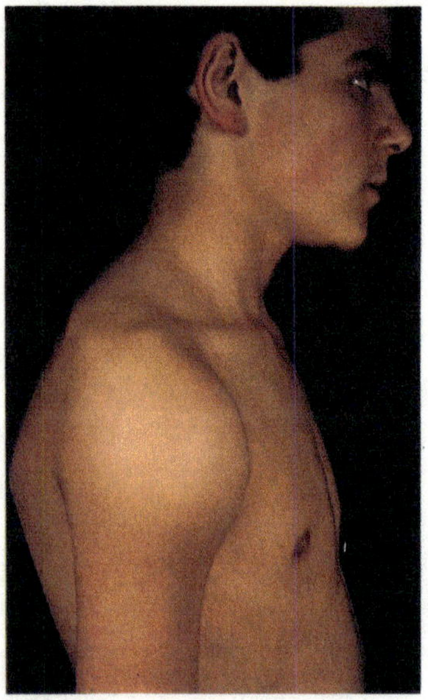

358

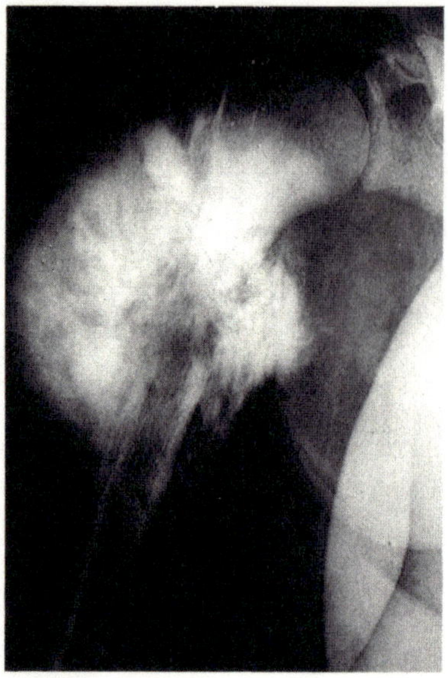

357 Große schmerzhafte Schwellung bei einem 15 Jahre alten Jungen am proximalen Ende des rechten Humerus. Sie hatte sich in nur wenigen Wochen gebildet. Mindestens die Hälfte der Fälle eines Osteosarkoms liegen im Bereich des Kniegelenkes, es kann jedoch jeder Knochen befallen werden. Unter Umständen täuscht der Tumor eine Osteomyelitis vor.

358 Die Röntgenaufnahme zeigt die lytischen Defekte im Knochen, periostale Knochenneubildung und die charakteristischen Spiculae („Sonnenstrahlen").

359

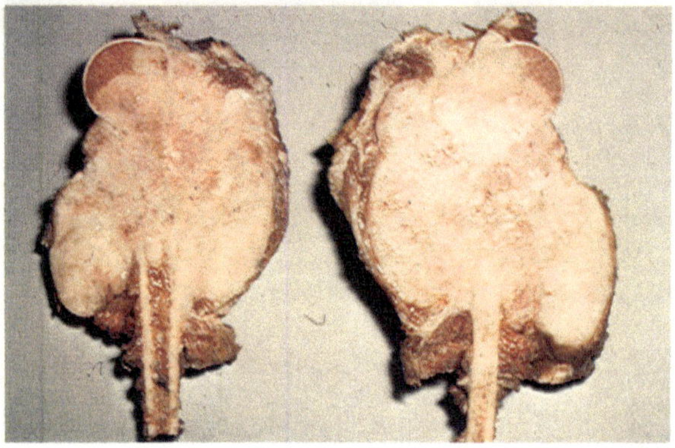

359 Präparat, das durch Absetzen an der Schulter gewonnen wurde.

Ewing-Sarkom

360

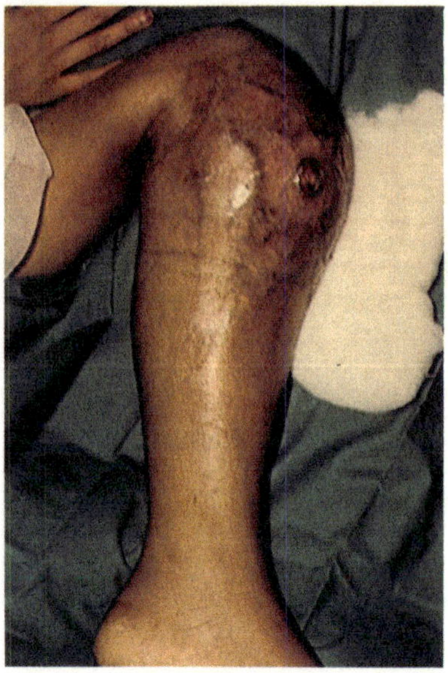

361

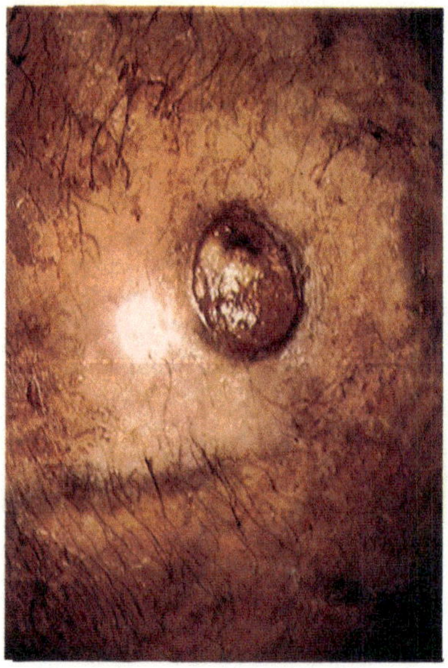

360 Ewing-Sarkom: Ein fortgeschrittener Fall am proximalen Tibiaende bei einem Jugendlichen. Strahlentherapie brachte keinen Erfolg. Schwere Schmerzen sowie Störungen des Allgemeinbefindens gehören zum Krankheitsbild.

361 Das Zentrum des Tumors hat die Haut ulzeriert. In der unteren Hälfte des Tumors sind dilatierte Venen sichtbar.

362

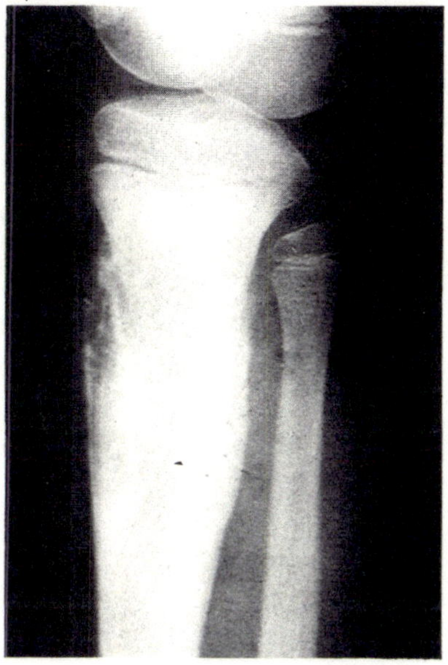

362 Die Röntgenaufnahme des Tumors zeigt ein fleckiges, destruktives Bild ohne klare Übergangszonen; das Knochenmark ist befallen und die vordere Kortikalis durchdrungen.

363

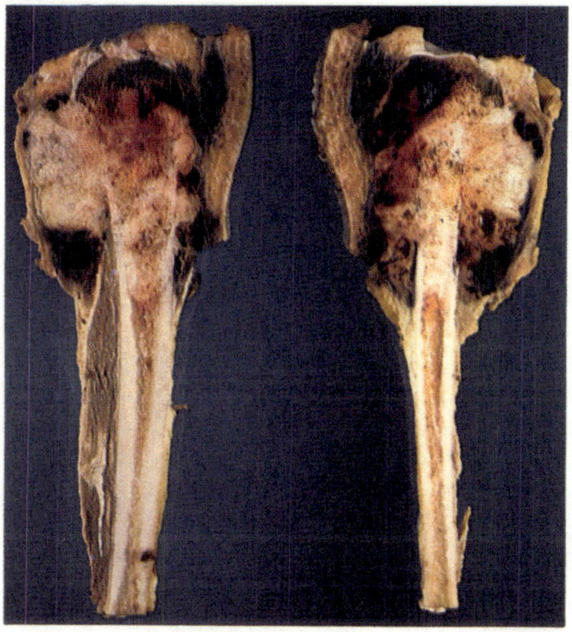

363 Bei der Amputation gewonnenes Präparat.

364

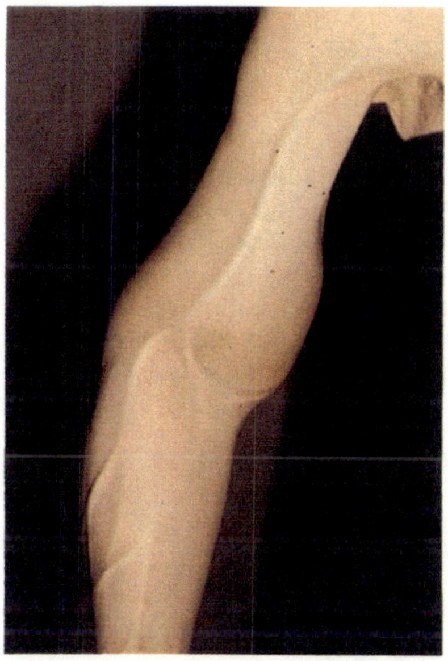

364 **Paget-Sarkom** des Humerus (s. auch **267 und 268**).

365

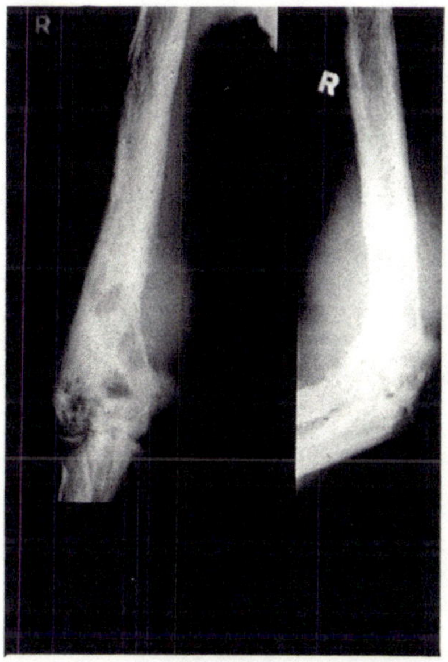

365 Im Röntgenbild ist die destruktive Knochenveränderung mit relativ unregelmäßiger Knochenneubildung charakteristisch.

Sekundäre maligne Knochentumoren

Sekundäre maligne Knochentumore des Skeletts sind sehr viel häufiger als die primären malignen Tumoren. Die typischen Primärlokalisationen, von denen sekundäre Metastasen ausgehen, sind Bronchus, Niere, Brustdrüse, Schilddrüse, Dickdarm und Prostata. Einige Beispiele werden hier gezeigt.

366

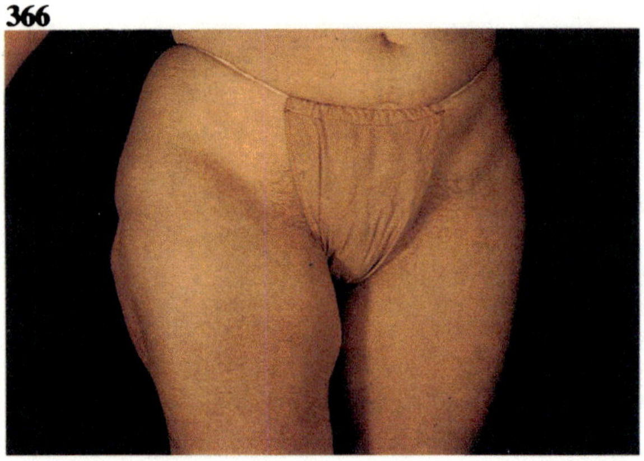

366 Schilddrüse. Diese 52 Jahre alte Frau klagte über Schmerzen und Schwellung im oberen Bereich ihres rechten Oberschenkels. 2 Jahre zuvor war ein malignes Adenom der Schilddrüse entfernt worden.

367

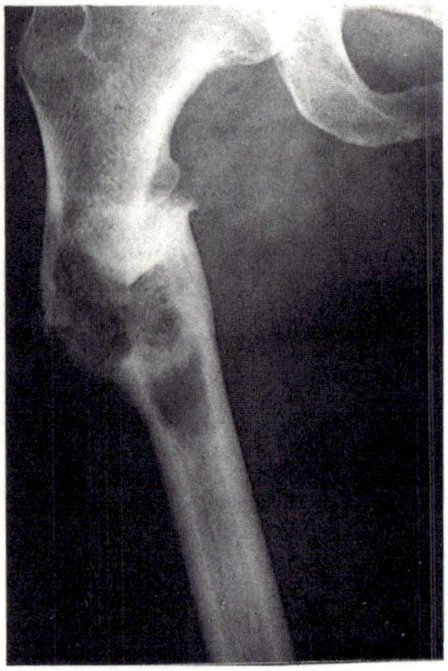

367 Sichtbar ist eine durchscheinende Metastase mit nur geringer knöcherner Reaktion: Die maligne sekundäre Metastase, die vom Primärtumor in der Schilddrüse ausging, hat eine pathologische Fraktur verursacht.

368

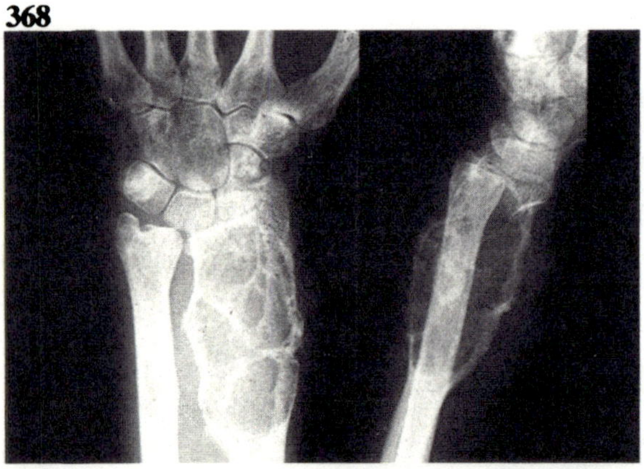

368 Niere. Vergrößerung des distalen Radiusendes. Auffällig war die Überwärmung der darüberliegenden Haut, ein Gefäßgeräusch war auskultierbar. Bemerkenswert ist die wabenförmige Struktur des erweiterten distalen Radiusendes mit einer Ausdünnung der Kortikalis. Das Bild ist typisch für ein sekundäres Hypernephrom.

369

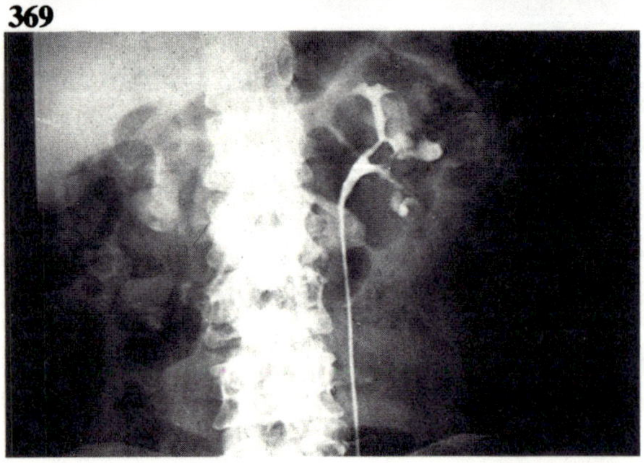

369 Der Primärtumor in der rechten Niere wird durch eine Pyelographie bestätigt.

370

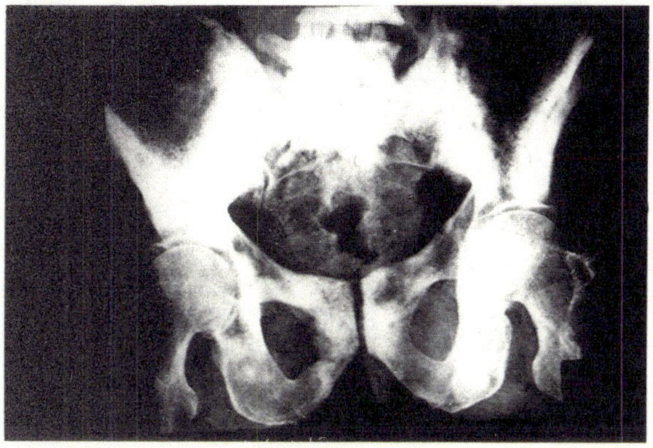

370 Prostata: Das Prostata-Karzinom kann zu disseminierten Skelettmetastasen führen, die ein charakteristisches dichtes, osteoblastisches Bild abgeben.

371

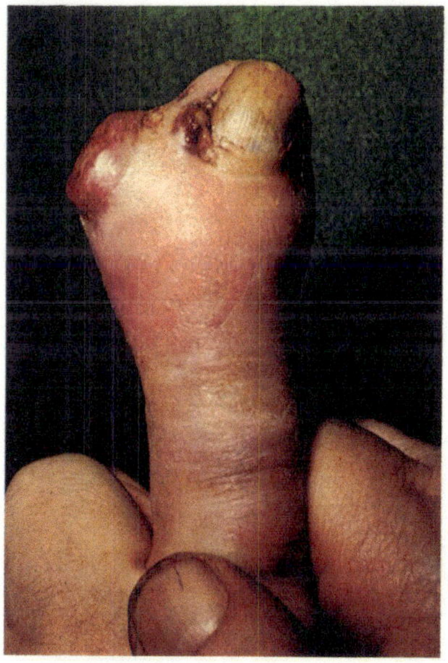

371 Rektum. Ulzerierender Tumor der angeschwollenen Spitze des Zeigefingers als Folge eines sekundären Karzinoms. Der Primärherd lag im Rectum.

372

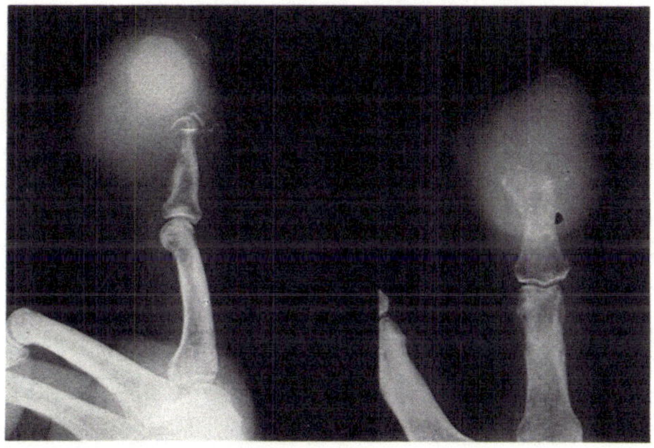

372 Röntgenbild des Tumors.

2. Regionale Erkrankungen

Die meisten orthopädischen Probleme präsentieren sich als Störung an einem einzelnen Körperteil. Im allgemeinen ist ein Gelenk betroffen. Hat man sich überzeugt, daß es sich dabei nicht um den Ausdruck einer generalisierten Erkrankung des Muskel- oder Skelettsystems handelt, kann man sich der detaillierten klinischen Diagnostik der lokalen Veränderung widmen. Auf den folgenden Seiten werden einige Beispiele von lokalisierten Erkrankungen dargestellt, die in der orthopädischen Praxis angetroffen werden.

373

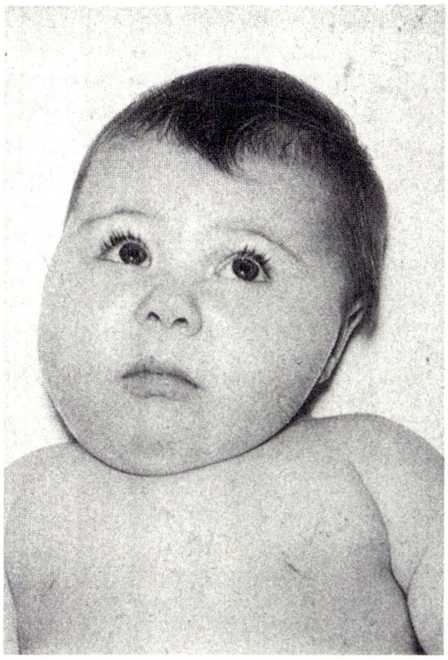

373 **Tortikollis (Schiefhals).** Der M. sternocleidomastoideus ist auf der linken Halsseite des Kindes kontrahiert, so daß sein Kopf nach links geneigt und nach rechts gedreht ist. In 20% der Fälle kann ein vorübergehender „Sternomastoid-Tumor" im befallenen Muskel gefühlt werden.

374

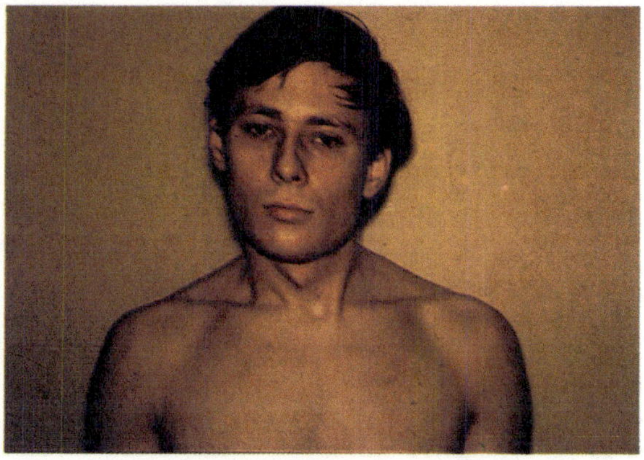

374 Die Deformität kann bis in das Erwachsenenalter fortbestehen. Neigung und Rotation des Kopfes sind jetzt fixiert, und die Augen bleiben auf unterschiedlicher Höhe. Der hervorspringende, zum Manubrium ziehende Kopf des linken M. sternocleidomastoideus ist deutlich sichtbar.

375

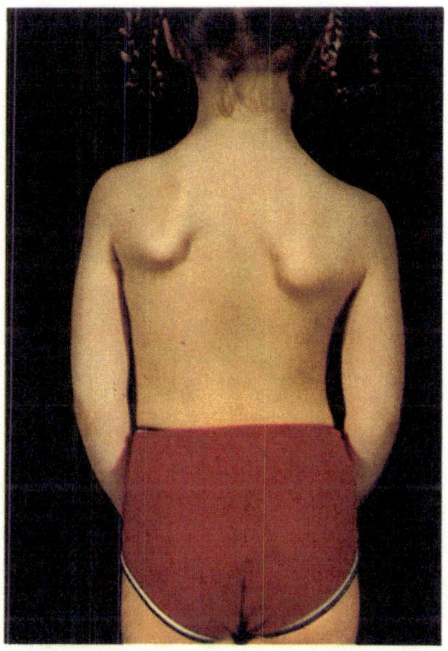

375 **Sprengel-Deformität.** Die linke Scapula dieses Kindes ist von ihrer embryonalen Lage nicht nach distal gewandert.

376

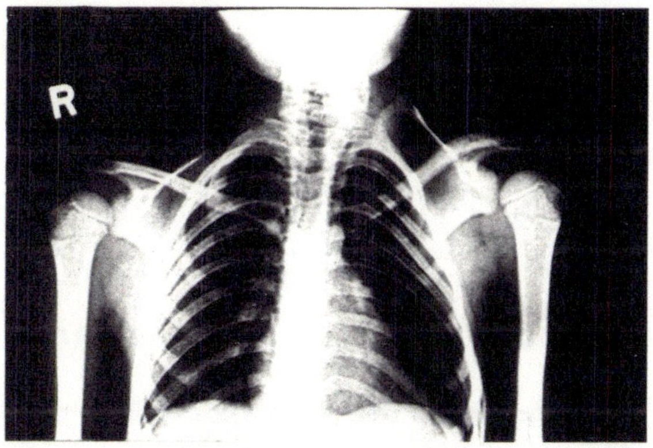

376 Die Röntgenaufnahme zeigt die hohe zervikale Lage der Scapula.

377

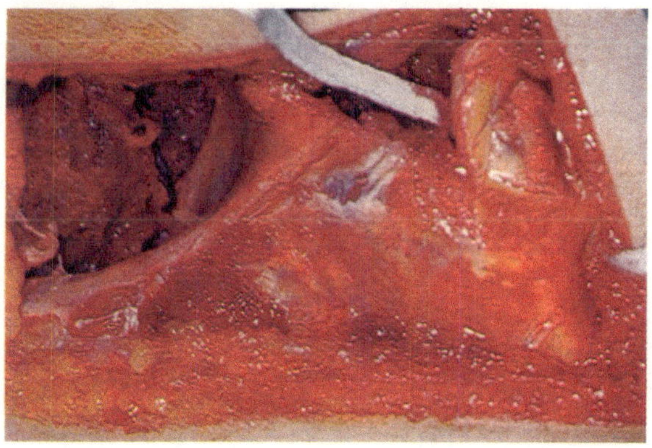

377 Ein fibröses Band dehnt sich zwischen dem oberen Rand der Scapula und den Halswirbeln aus. Dieses Band kann verknöchern (omovertebraler Knochen). Es ist intraoperativ durch den oberen Haken dargestellt.

378

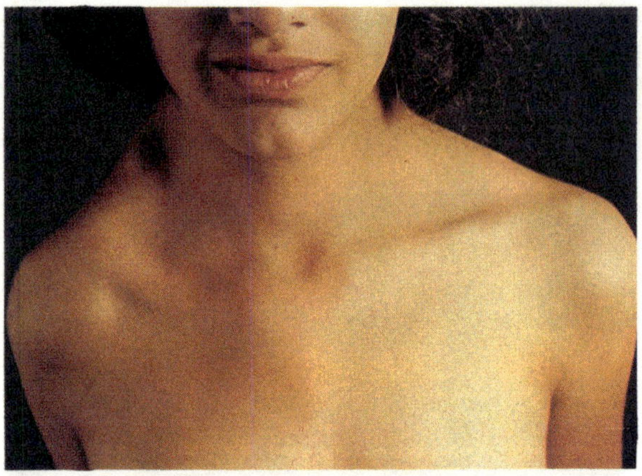

379

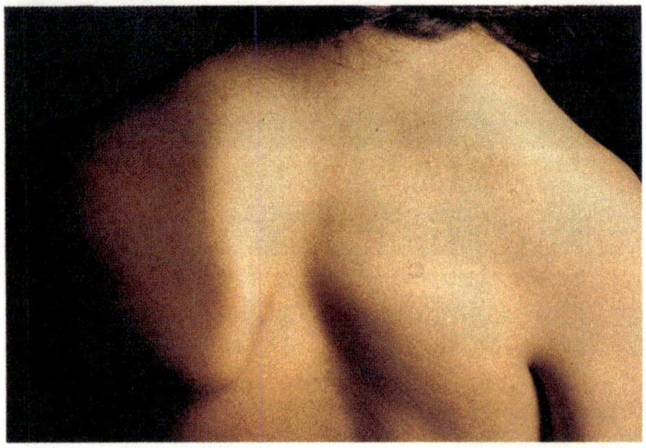

378 und 379 Klippel-Feil-Syndrom. Das Herabsinken der Scapula ist bilateral ausgeblieben. Häufige Begleiterscheinung sind Fehlbildungen der Halswirbel. Der Hals ist sehr kurz und breit mit niedrigem Haaransatz.

380 Die Röntgenaufnahme zeigt eine Skoliose mit Verschmelzung von mehreren unsegmentierten Zervikalwirbeln.

380

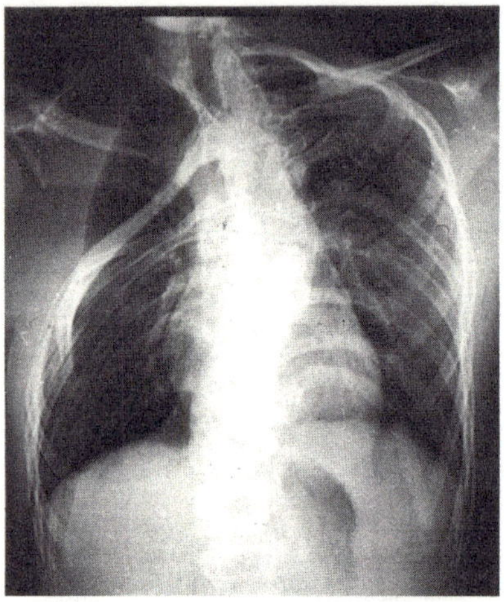

Zervikale Spondylosis deformans

381 Die degenerative Arthrose der Halswirbelsäule ist eine so häufige Veränderung, daß sie fast als Ausdruck des biologischen Alterns angesehen werden kann. Der Nachweis einer zervikalen Spondylosis deformans im Röntgenbild bedeutet nicht notwendig einen Krankheitsprozeß, der für die Symptome des Patienten verantwortlich ist. Die nebenstehende Zeichnung zeigt, wie häufig eine zervikale Spondylosis deformans bei der Durchschnittsbevölkerung röntgenologisch nachzuweisen ist.

381

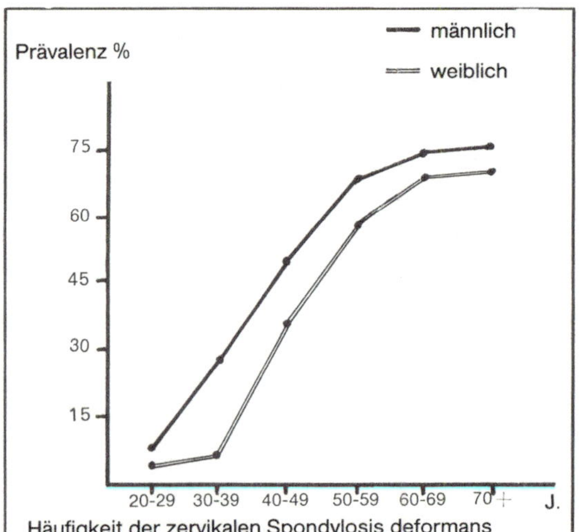

Häufigkeit der zervikalen Spondylosis deformans in der Normalbevölkerung

382

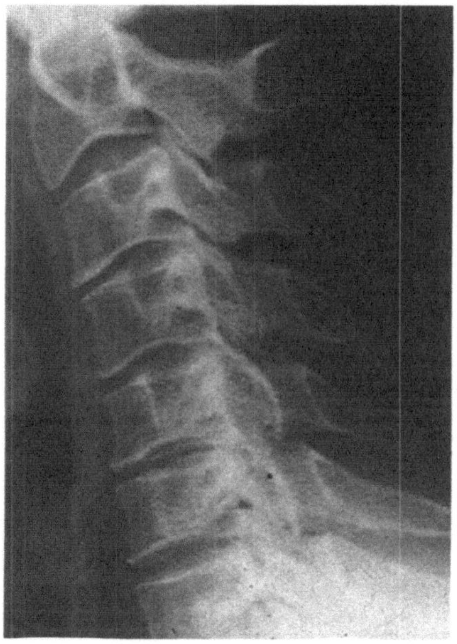

382 Akute zervikale Bandscheibenprotrusion. Auf der seitlichen Röntgenaufnahme ist oft als einzige Besonderheit der Verlust der normalen Zervikallordose zu sehen, der auf eine muskuläre Verspannung zurückzuführen ist. Die Struktur von Knochen und Gelenken kann zu Beginn völlig normal sein.

383

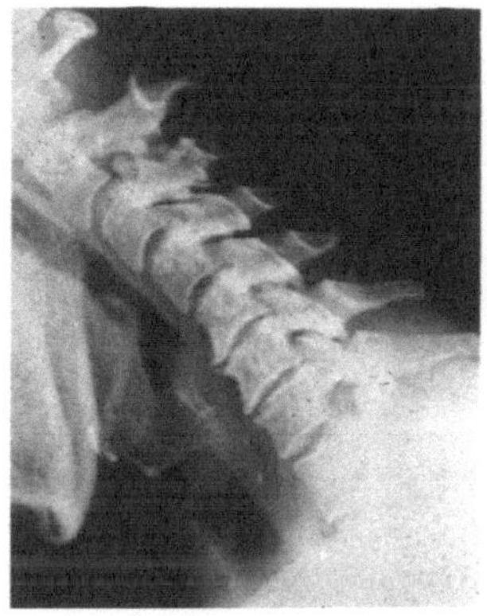

384

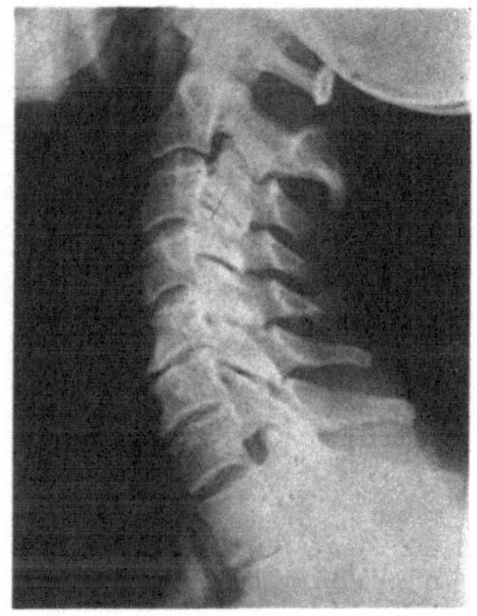

383 und 384 Die seitlichen Röntgenaufnahmen der Halswirbelsäule in voller Flexion und Extension zeigen eine deutliche Spondylose bei HWK 5/6, dem am häufigsten befallenen Abschnitt. Eine klinische Symptomatik besteht nicht.

385

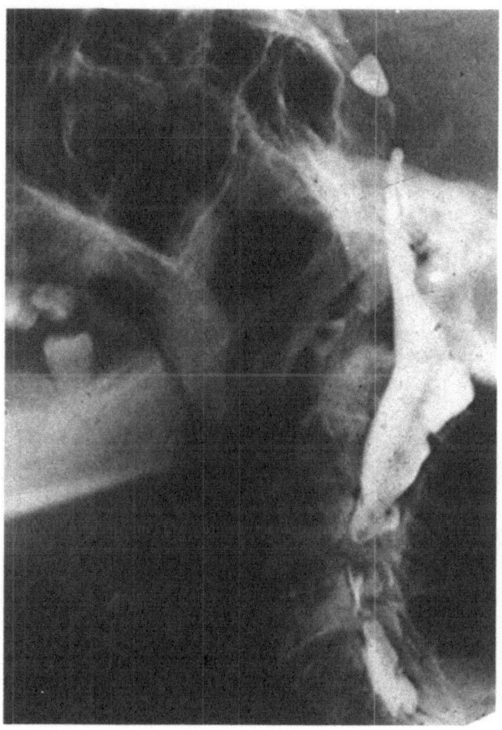

385 Zervikale Myelographie. Die Unterbrechung der Kontrastmittelsäule wird vereinzelt durch den Druck der Osteophyten und des Bandscheibenmaterials bei zervikaler Spondylose hervorgerufen.

386

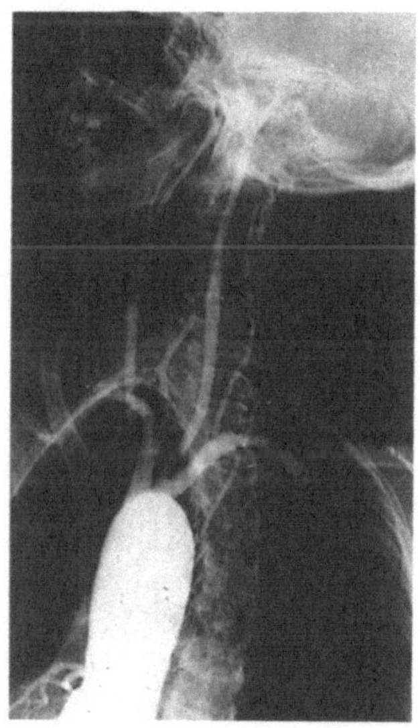

386 Angiographie. Zunächst nicht geklärte, intermittierende Synkopen. Dreht die Patientin ihren Kopf nach links, wird der Fluß des Kontrastmittels durch die linke Vertebralarterie unterbrochen.

Hals-Rippen-Syndrom

387

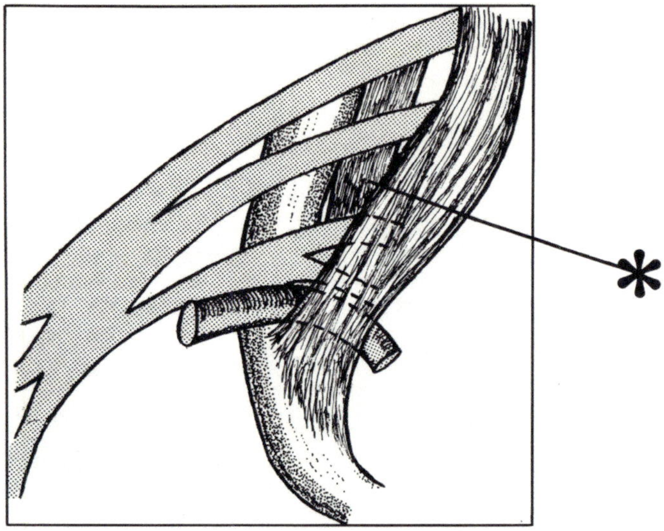

387 Die Arteria subclavia und der untere Stamm des Plexus brachialis (C 8/Th 1) liegen wie aufgehängt in einer Schlinge, die vorne vom Ansatz des M. scalenus und hinten von der 1. Rippe gebildet wird. Eine Extrarippe, die von HWK 8 ausgeht, ihr fibröses Äquivalent oder ein zusätzlicher M. scalenus medius kann den Winkel einengen und so Nerv und Arterie irritieren. Das Sternchen bedeutet die Lage einer solchen anormalen Struktur.

388 und 389 Bilaterale Halsrippen. Links zeigt die Standardprojektion gerade die zusätzlichen Rippen. Rechts macht eine Schrägaufnahme des gleichen Patienten die Rippen deutlicher.

388

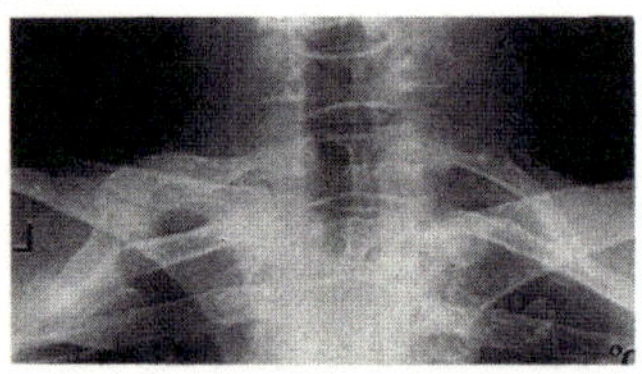

389

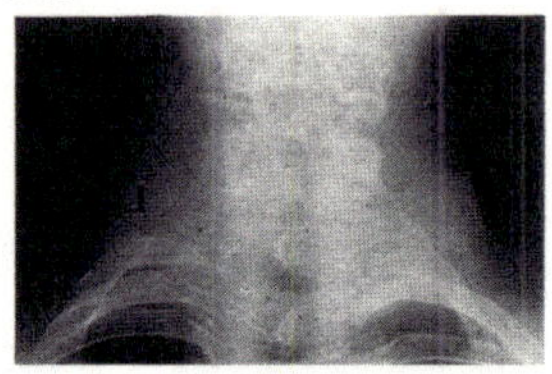

390

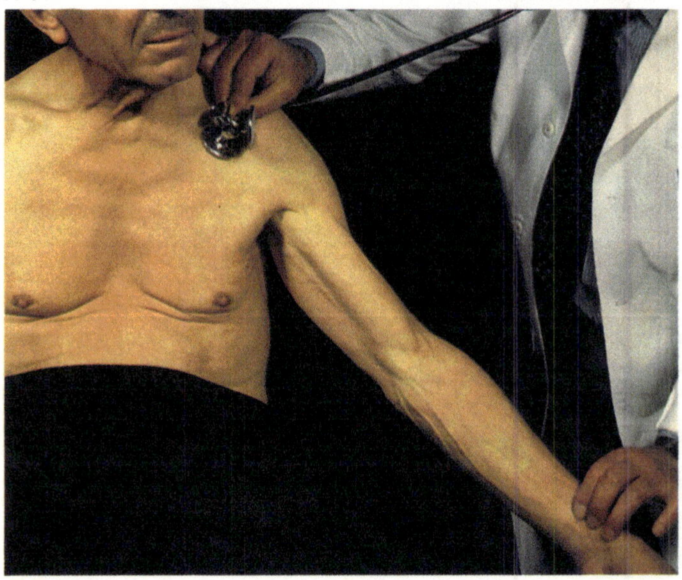

390 Adson-Test. Am Arm des Patienten wird gezogen, während sein Kopf sich zur erkrankten Seite dreht und von ihr wegneigt. Das erste Zeichen eines Hals-Rippen-Syndroms kann die teilweise Obliteration der Arteria subclavia sein, was zu einem Geräusch sowie zur Abnahme oder dem Verschwinden des Radialispulses führt.

391 Die zervikalen sympathischen Nervenfasern sind im unteren Teil des Stammes von Th 1 konzentriert. Die Irritation dieser Fasern durch eine Halsrippe oder ein abnormes Band können ein Erblassen der Haut von Hand und Fingern verursachen.

391

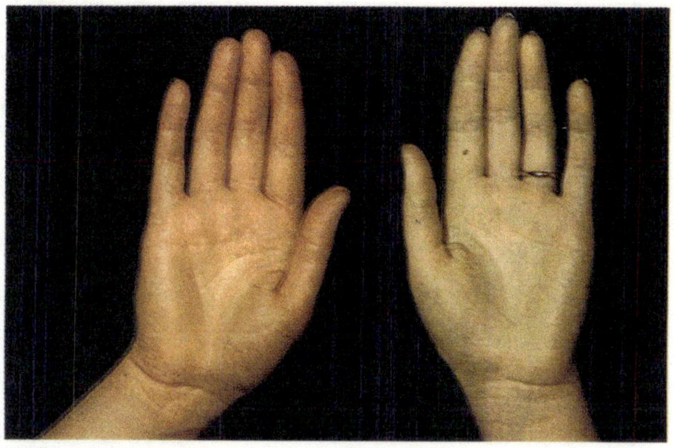

392 In einem späteren Stadium führt die Unterbrechung der Leitung der Fasern von Th 1 zu einer Atrophie der Intrinsicmuskeln der Hand. Abgebildet sind hier die erheblich geschwundenen Hypothenarmuskeln.

392

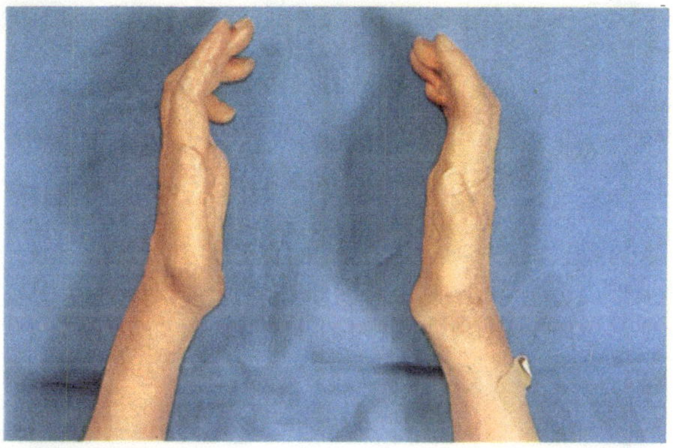

393 Gelegentlich ist auf den Röntgenaufnahmen keine Halsrippe sichtbar, aber der Processus transversus des untersten Halswirbels ist verlängert. Wahrscheinlich zieht von den Spitzen der Querfortsätze ein fibröses Band zu den ersten oder zweiten Rippen.

393

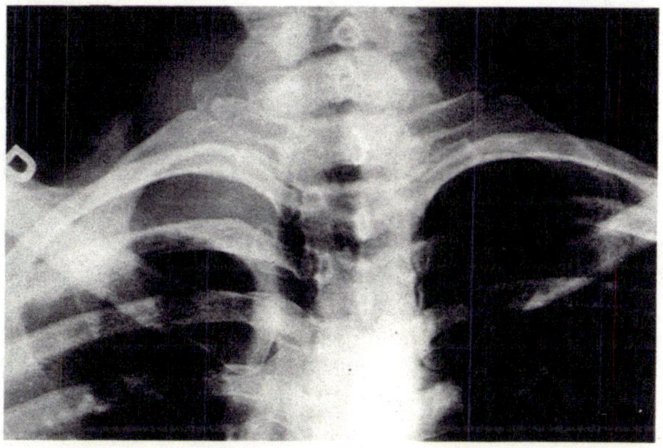

394 Intraoperatives Bild von einem gut entwickelten fibrösen Band in der Position eines M. scalenus medius. Es liegt hinter der Wurzel des ersten Thoraxnerven und beeinträchtigt die normale Reizleitung.

394

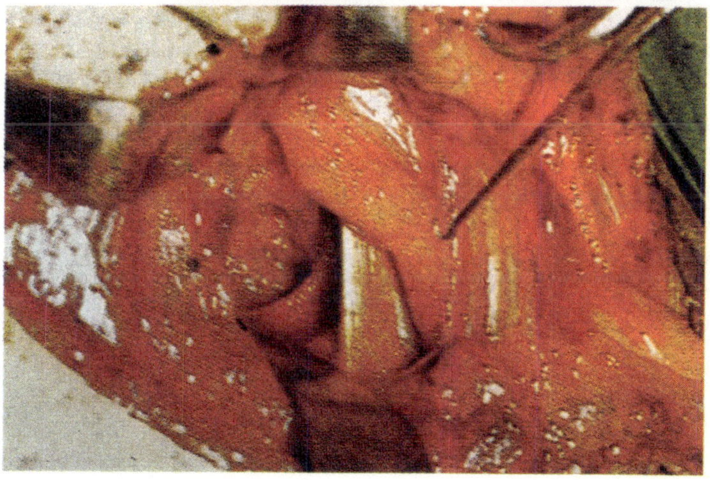

395

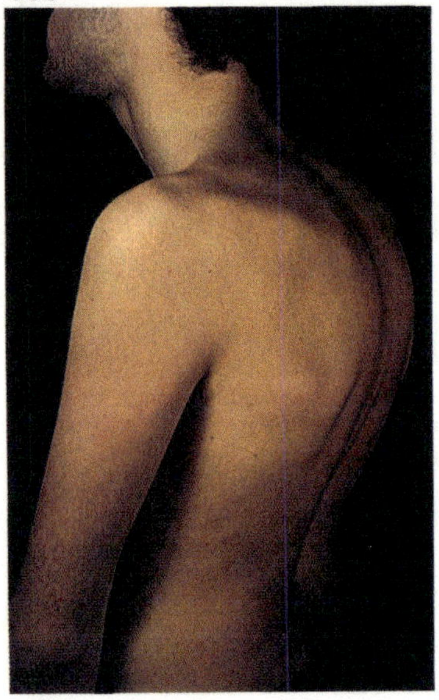

396

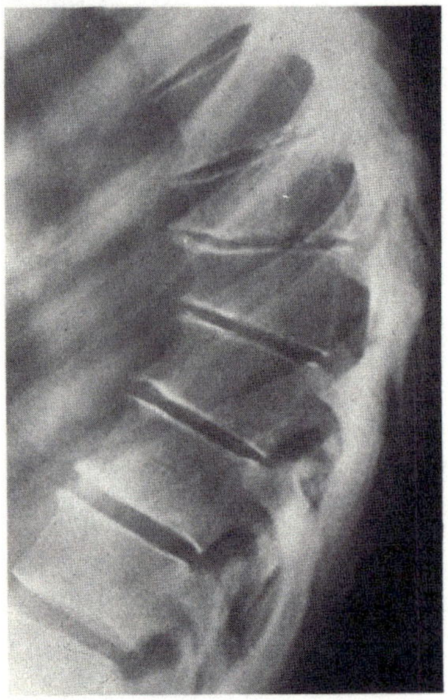

395 und 396 Adoleszentenkyphose (Morbus Scheuermann). Der Jugendliche bekommt einen Rundrücken, und im Frühstadium können begleitende Schmerzen auftreten. Die Krümmung ist fixiert und läßt sich nicht korrigieren. Da einige Segmente der Wirbelsäule betroffen sind, ist die Kyphose nicht spitz, sondern verläuft in einem langen Bogen. Das Allgemeinbefinden ist nicht betroffen.

397

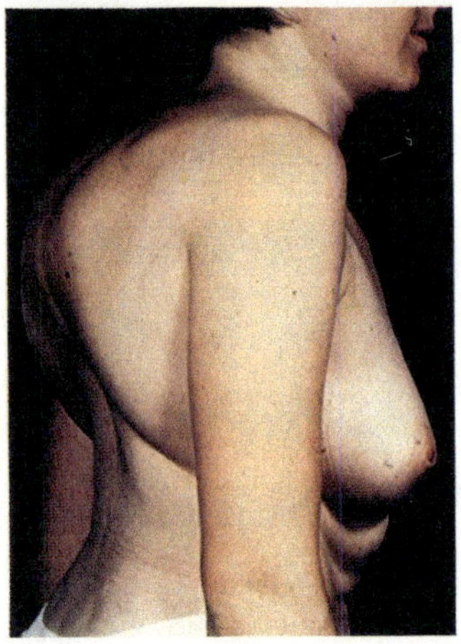

398

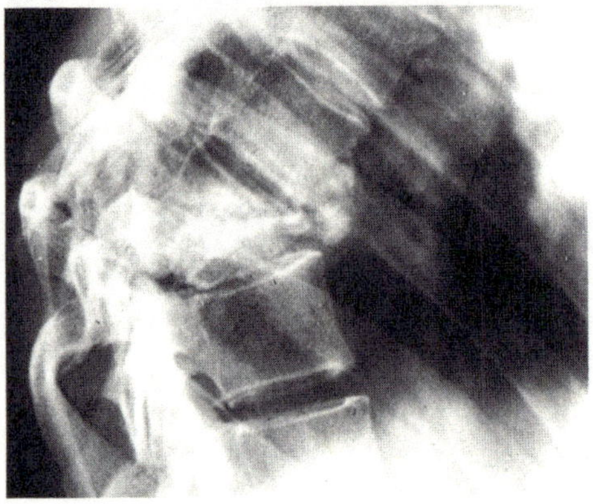

399

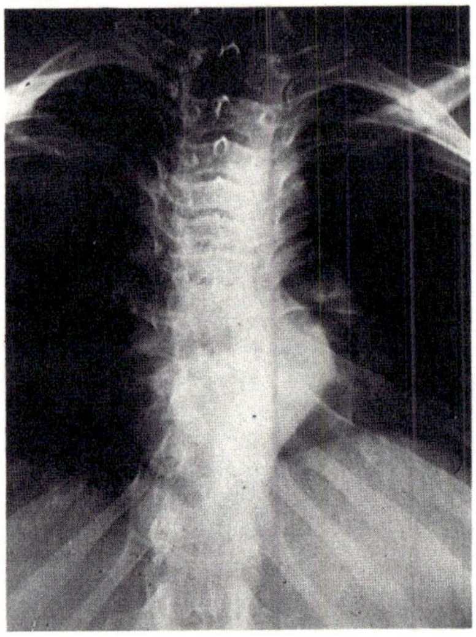

397 Tuberkulose der Wirbelsäule (Pott-Krankheit). Abgesehen vom schlechten allgemeinen Gesundheitszsustand, lokalem Schmerz, Abszeßbildung und anderen wichtigen Komplikationen ist die Krümmung selbst durch ihren schärferen Winkel gekennzeichnet, da im allgemeinen nur ein oder zwei Wirbelkörper befallen sind. Es handelt sich um eine kurzbogige Kyphose. Die seitliche Röntgenaufnahme (**398**) zeigt, daß die Infektion der Wirbelsäule wahrscheinlich zwischen zwei Wirbelkörpern im mittleren Thoraxbereich begann und daß der untere Wirbel nahezu völlig kollabiert ist. Die ap-Röntgenaufnahme (**399**) zeigt einen linksseitigen paravertebralen Abszeß.

400

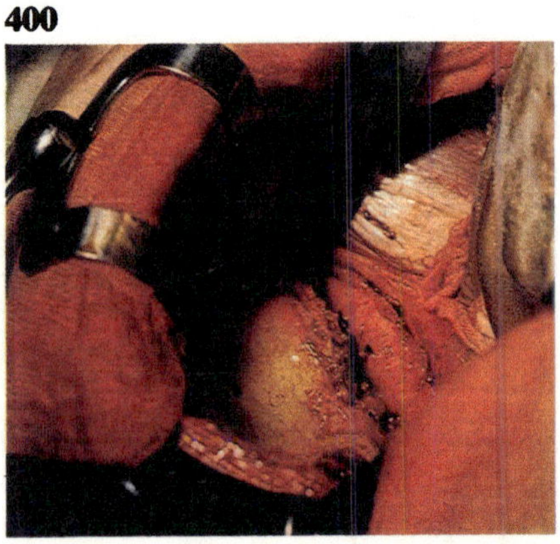

400 Intraoperativ zeigt sich der Abszeß gleich links neben der Brustaorta.

Spina bifida

Ursache der Spina bifida ist die fehlende Vereinigung der Neuralwülste zum Neuralrohr in der fötalen Entwicklung. In Großbritannien liegt die Inzidenz bei etwa 3 auf 1 000 Lebendgeborene. Der Schweregrad variiert von einem einfachen Zufallsbefund auf einer Röntgenaufnahme bis hin zur Protrusion von Elementen des Rückenmarks mit kompletter Lähmung unterhalb der Läsion. Einige Beispiele werden hier gezeigt.

401

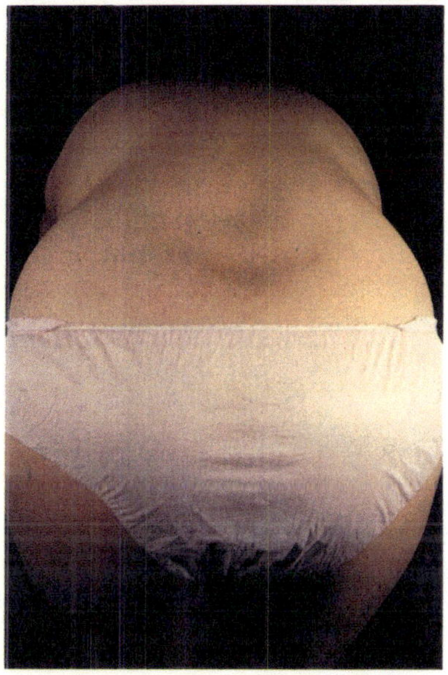

402

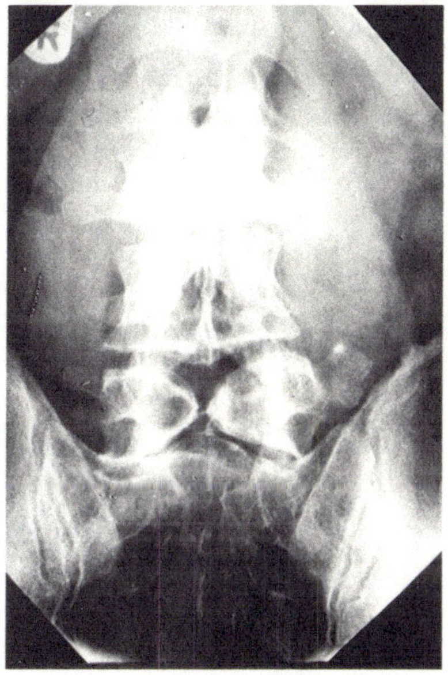

401 Kleine Hautkapillaren und ein leichtes Einsinken über dem unteren Anteil der Lumbalregion des Rückens. Gelegentlich finden sich Haarbüschel.

402 Die Röntgenaufnahme zeigt, daß der fünfte Lenden- und der erste Kreuzbeinwirbel sich hinten im Bereich der Mittellinie nicht vereinigt haben.

403

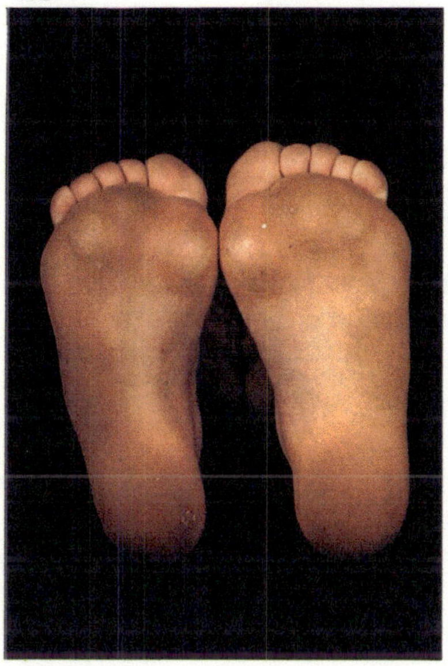

403 Pes cavus (Patientin von **401**) als Folge einer Störung des Muskelgleichgewichtes.

404

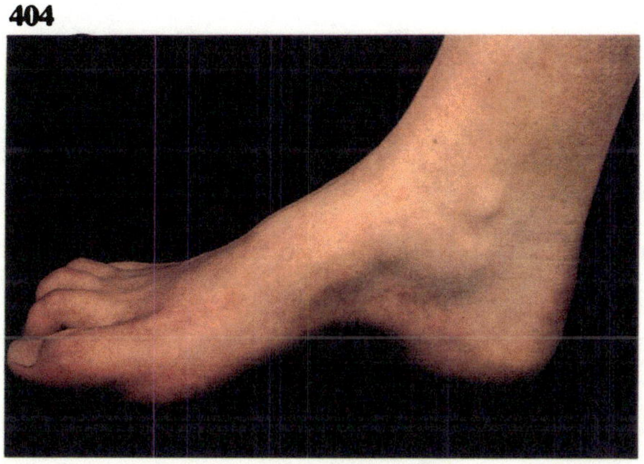

404 Der Hohlfuß ist gewöhnlich mit einer leichten Krallenstellung der Zehen verbunden.

405

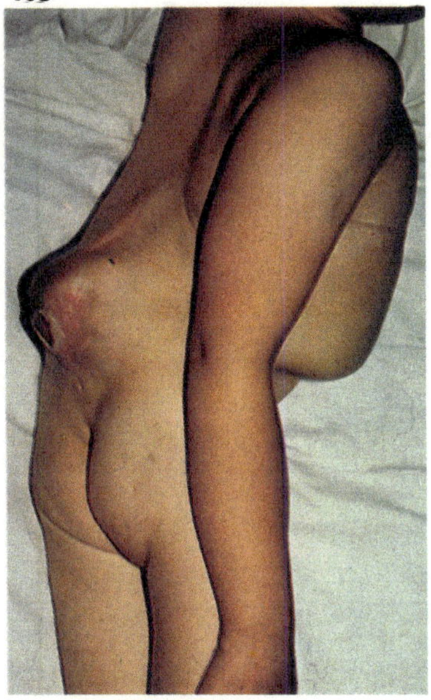

406

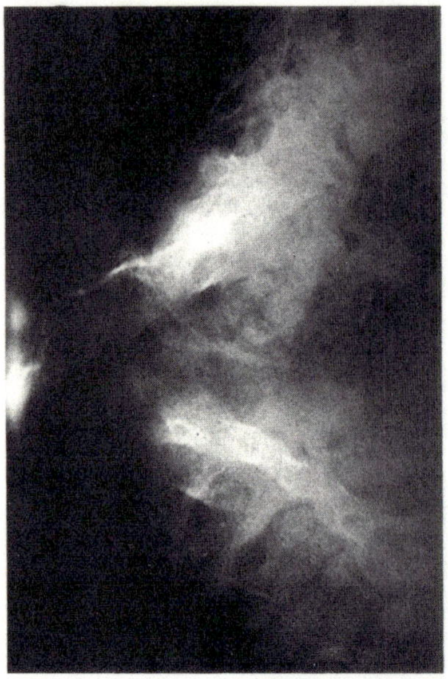

405 Schwere Form der Spina bifida, die bei Geburt zunächst geschlossen war. Die darüberliegenden dünnen Gewebe begannen zu ulzerieren, so daß eine offene Spina bifida entstand. Es besteht eine komplette spastische Lähmung von der Taille an abwärts.

406 Die Röntgenaufnahmen zeigen die starke Kyphose am Ort, wo die Fusion im Bereich der dorso-lumbalen Segmente ausblieb.

407

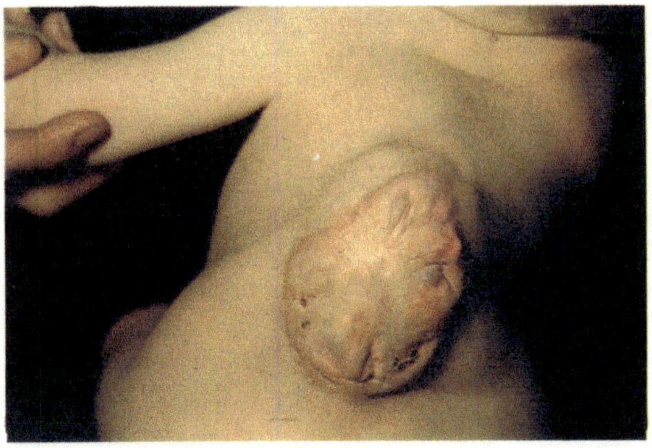

407 Offene Spina bifida. Bestandteile der Meningen und umgebendes Fett, das das Rückenmark bedeckt, liegen frei.

408

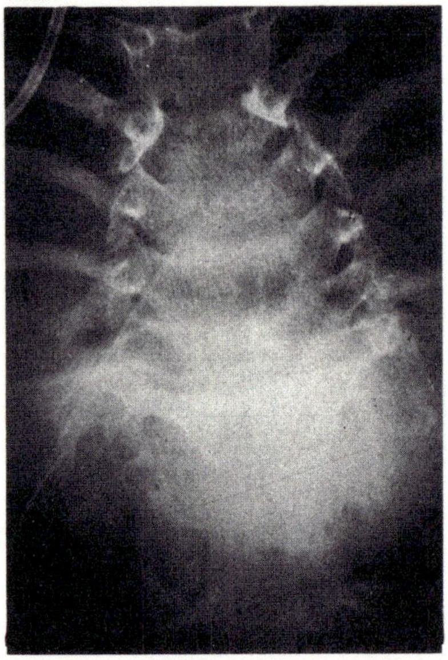

408 Die Röntgenaufnahme zeigt, daß die Fusion der Segmente im mittleren LWS-Bereich ausgeblieben ist.

409

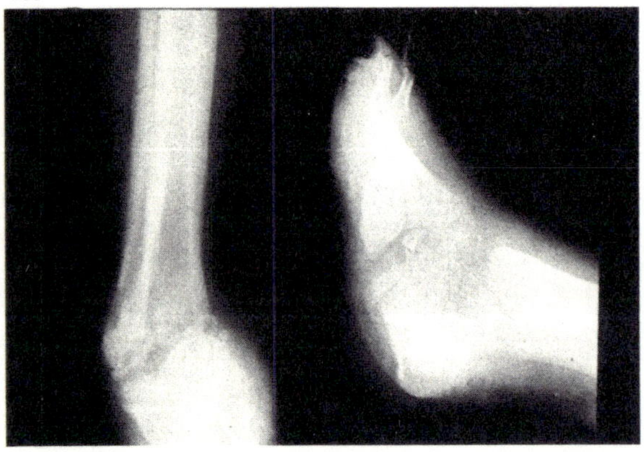

409 Die neuropathische Arthropathie (Charcot-Gelenk) beim gleichen Kind führt zu einer Fehlstellung im Bereich von Sprunggelenk und Rückfuß.

Skoliose

Stark vereinfacht läßt sich eine mobile von einer fixierten Skoliose (Seitausbiegung der Wirbelsäule) unterscheiden. Die bewegliche Variante kann als eine vorübergehende Fehlhaltung in der Adoleszenz angesehen werden. Sie verschwindet bei der Flexion des Rückens.

Eine symptomatische Skoliose kann bei einer Beinlängendifferenz auftreten. Sie verschwindet daher, wenn die Beinlänge ausgeglichen wird oder wenn der Patient sich setzt.

Mit „Ischias-Skoliose" wird eine Seitausbiegung des Rückens bezeichnet, die einen akuten lumbalen Bandscheibenvorfall begleiten kann. Sie ist Folge einer Muskelverspannung und verschwindet, wenn die eigentliche Ursache behandelt worden ist. Außerdem gibt es noch weitere, weniger häufige Ursachen vorübergehender symptomatischer Skoliosen.

Die echte strukturelle Skoliose ist immer mit einer Rotation der Wirbelkörper verbunden. Es gibt ausführliche und detaillierte Einteilungen. Einige Beispiele werden hier gezeigt.

410

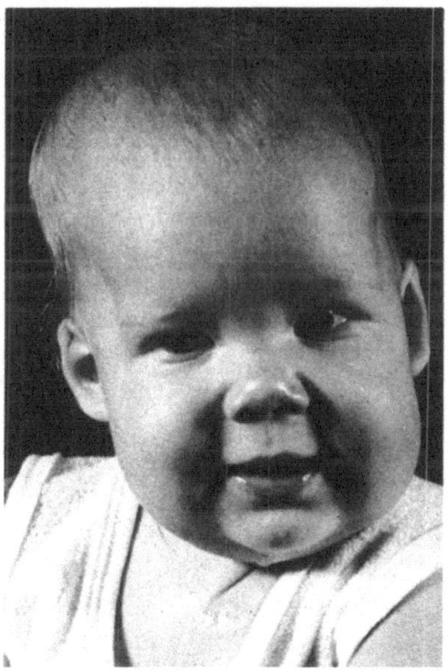

411

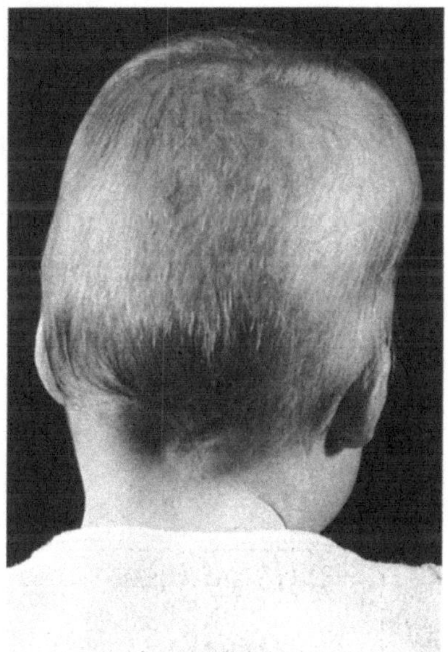

412

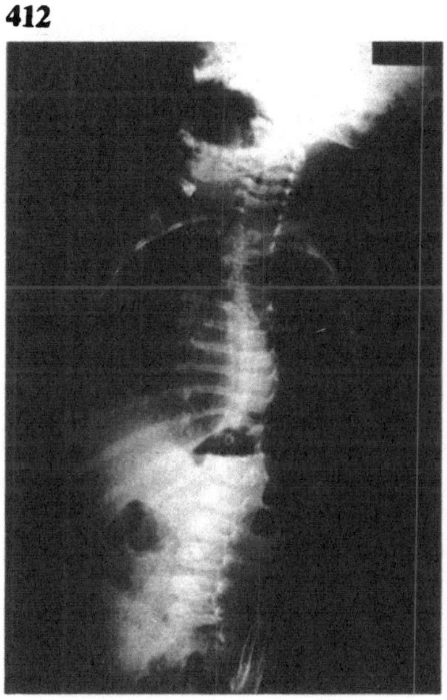

410–412 Infantile idiopathische Skoliose. Die Krümmung zieht großbogig vom Kopf über Hals und Rückenregion. Die Kontur des Kopfes zeigt in diesem Fall die charakteristische Plagiozephalie.

413

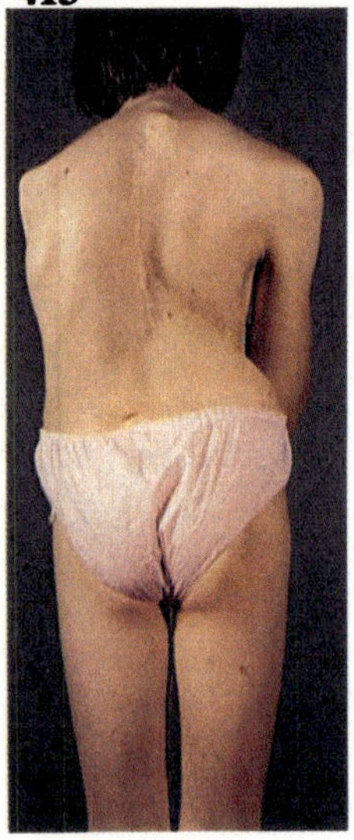

414

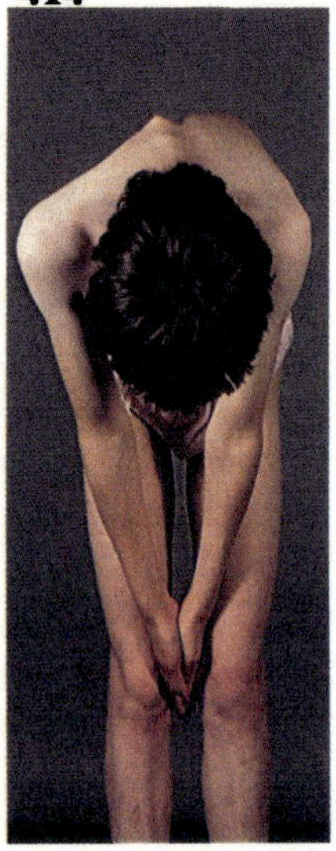

415

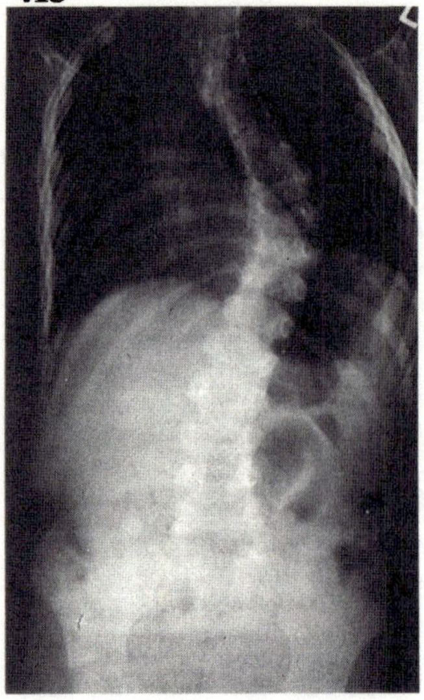

416

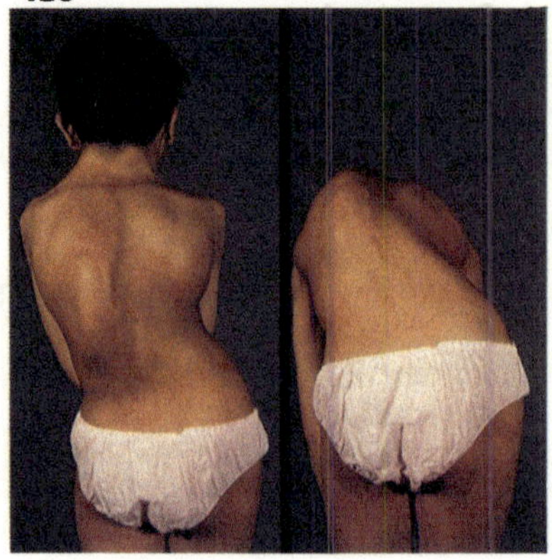

413–416 Idiopathische Skoliose. Sie ist am häufigsten und fällt gewöhnlich in der Adoleszenz auf. Die Rotation der Wirbel und der Rippenbuckel werden sichtbar, wenn sich der Patient nach vorne neigt. Die Röntgenaufnahmen zeigen keine Auffälligkeit, abgesehen von der Krümmung und Rotation.

417

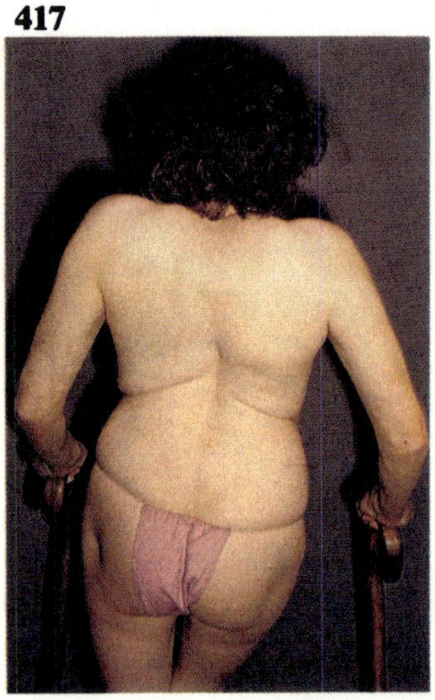

418

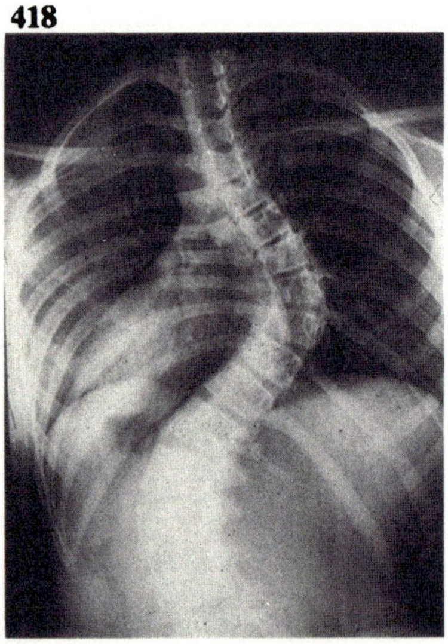

417 und 418 Die paralytische Skoliose ist Folge einer Störung des Muskelgleichgewichtes z. B. nach Poliomyelitis, Muskeldystrophie und zerebraler Lähmung. Schwere Fälle sind oft mit einer Kyphose verbunden. Die Röntgenaufnahmen zeigen eine normale Struktur der Knochen und Gelenke, abgesehen von den Krümmungen.

419–421 Patienten mit multipler Neurofibromatose. Jeder Dritte entwickelt eine manchmal schwere Skoliose. Multiple Neurofibrome und Café-au-lait-Flecken sind auf der Haut sichtbar. Röntgenaufnahmen zeigen eine charakteristische kurze, scharfe Krümmung der Brustwirbelsäule. Das muschelartige Relief des hinteren Anteils der Wirbelkörper in fortgeschrittenen Fällen ist typisch.

419

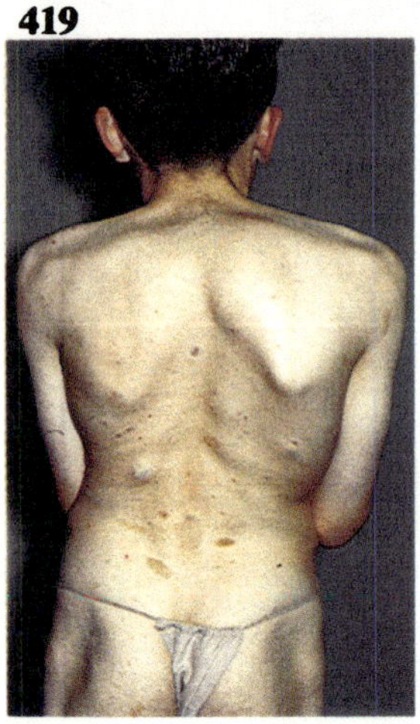

420

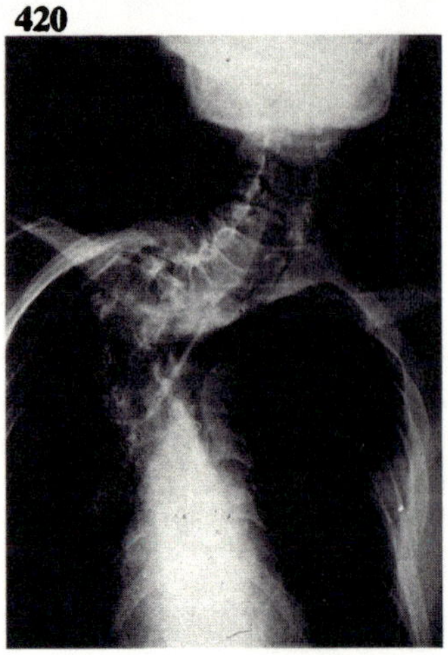

421

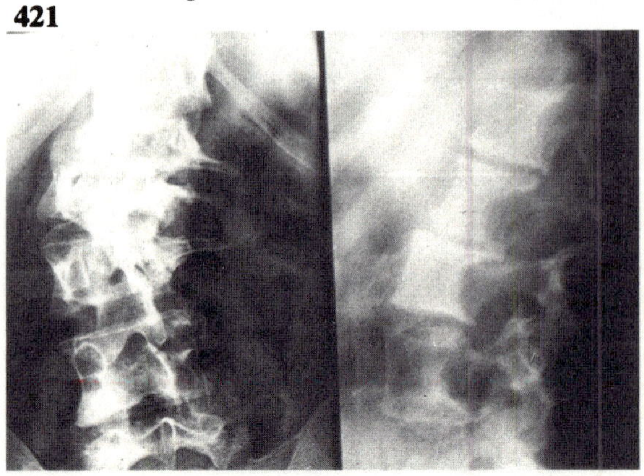

Lumbaler Bandscheibenvorfall

Obwohl eine Zwischenwirbelscheibe in jede Richtung und in jeder Höhe des Rückens vorfallen kann, befindet sich die bei weitem häufigste Lokalisation, die zu Symptomen führt, in der unteren Lendenregion. Das Syndrom der „Lumbo-Ischialgie" entwickelt sich.

422

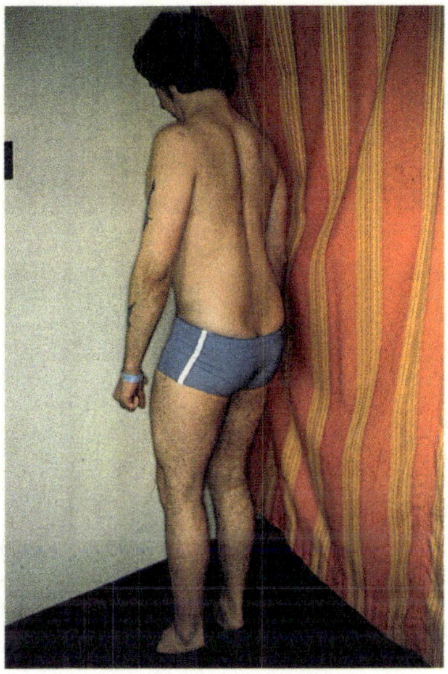

422 Die normale Lendenlordose ist aufgehoben, der Patient steht leicht nach vorne geneigt.

423

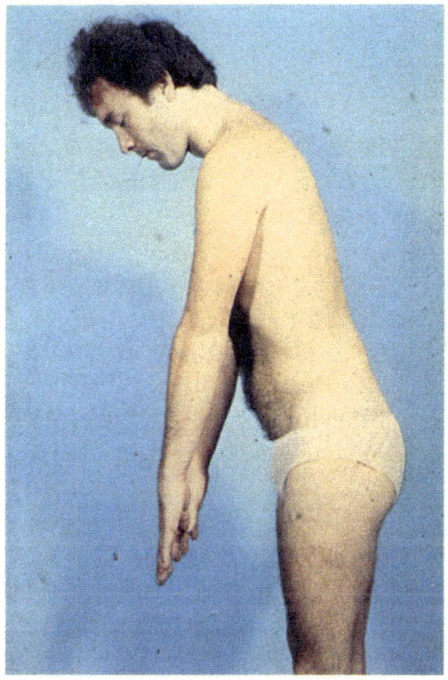

423 Die Vorwärtsneigung ist eingeschränkt. Beim Versuch, seine Zehen zu berühren, biegt sich der Rücken kaum, und die Beweglichkeit ist erheblich eingeschränkt.

424

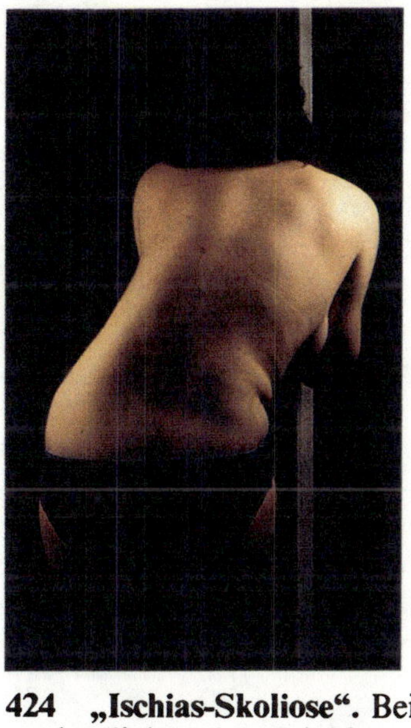

424 „Ischias-Skoliose". Bei Inklination kann es zu deutlichen Ausweichbewegungen des Körpers kommen, meist fort von der betroffenen Seite. Diese Patientin hat eine akute linksseitige Ischialgie. Die erhebliche „Schlagseite" nach rechts und die fehlende Rotation der Wirbelkörper sind zu beachten.

425

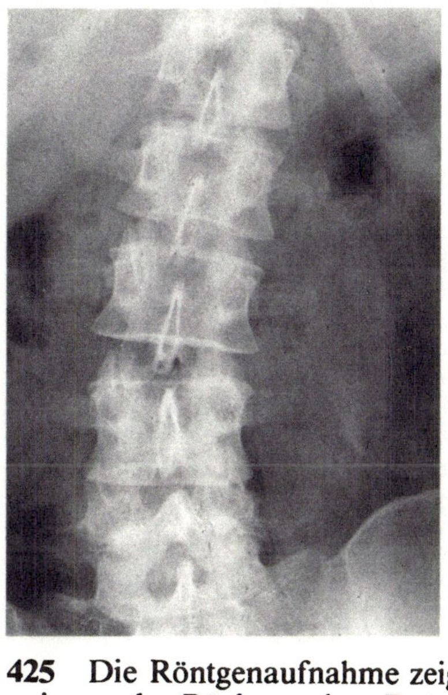

425 Die Röntgenaufnahme zeigt die Seitwärtsneigung des Rückens ohne Rotation der Wirbelkörper.

426 **Beinhebetest (1).** Der Untersucher hebt das nichtbetroffene Bein. Das Bewegungsausmaß ist normal, jedoch kann der Patient bei extremer Beugung im Hüftgelenk Schmerzen im anderen Bein empfinden („gekreuzter Lasègue").

426

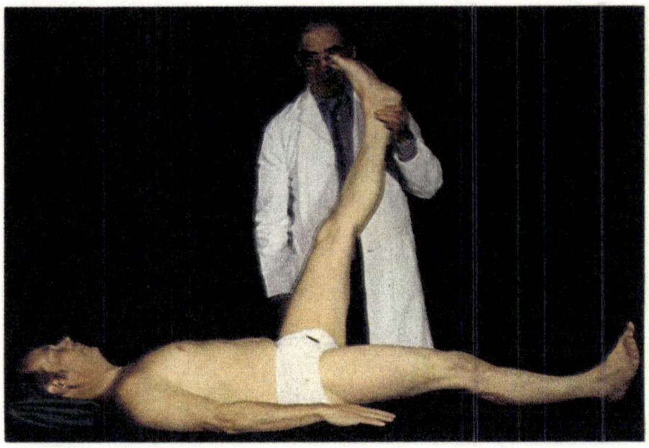

427 **Beinhebetest (2).** Die passive Beugung des gestreckten Beines im Hüftgelenk ist auf der befallenen Seite erheblich eingeschränkt. Ursache sind Schmerzen und Muskelanspannung durch die Dehnung der Nervenwurzel („Lasègue-Test").

427

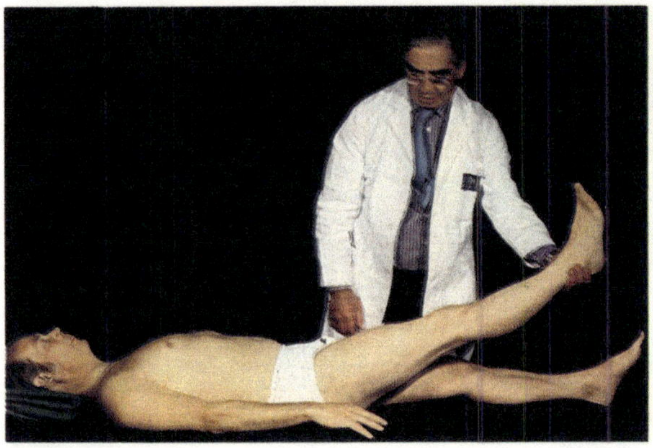

428 **Beinhebetest (3).** Das gestreckte Bein wird so weit wie möglich angehoben, dann werden Sprunggelenk und Fuß passiv nach dorsal flexiert, was zu einer erheblichen Schmerzzunahme führt („Bragard-Zeichen").

428

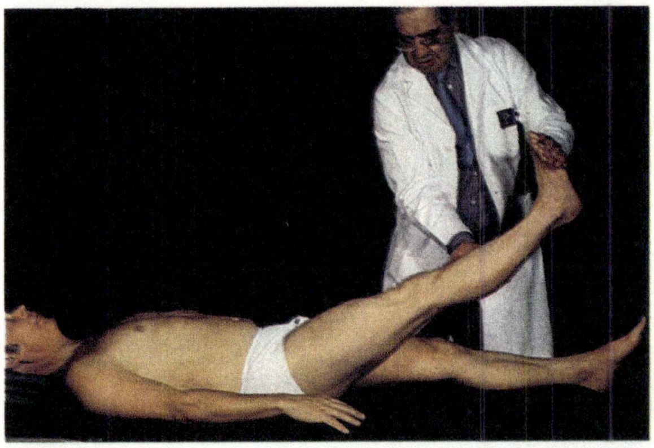

429 **Beinhebetest (4).** Naffziger-Test: Die Dehnung der Nervenwurzel nimmt weiter zu, wenn der Hals passiv zum Körper gebeugt wird („Naffziger-Test").

429

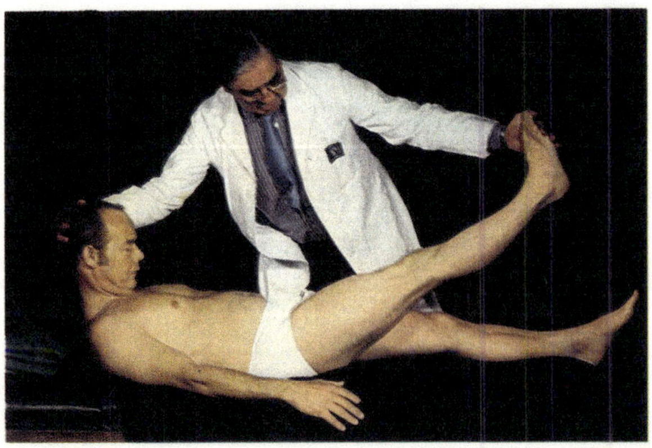

430

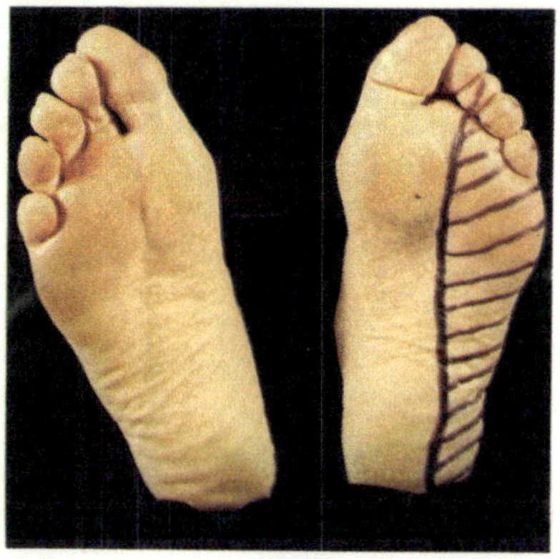

430 Das Areal mit veränderter Sensibilität entspricht der befallenen Nervenwurzel. Bei diesem Patienten wurde die Wurzel S 1 durch einen lumbosakralen Bandscheibenvorfall komprimiert. Verminderte Sensibilität im schraffierten Bereich des Fußes ist die Folge.

431

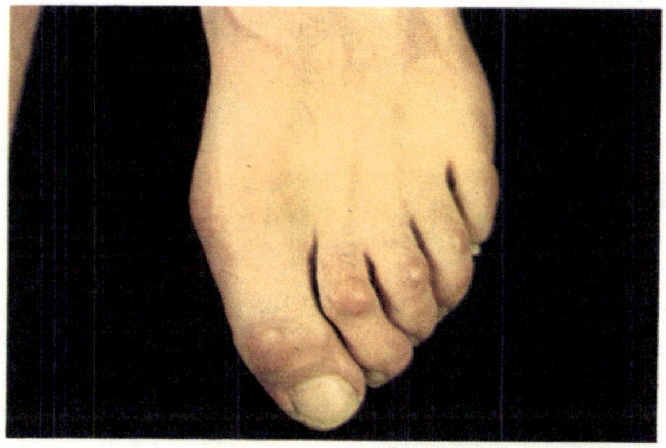

431 Schwerer Bandscheibenvorfall vor 8 Jahren. Die Schwäche der Intrinsicmuskeln des Fußes (S 1) hat zu einer Krallenzehenstellung geführt. Reflexveränderungen sind häufig, Muskelausfälle dagegen selten festzustellen.

432

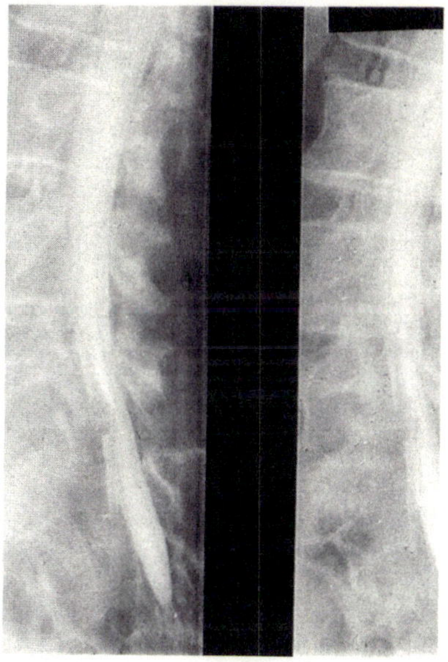

432 Das Myelogramm zeigt die Unterbrechung der Kontrastmittelsäule bei der Wurzeltasche von L 5.

433

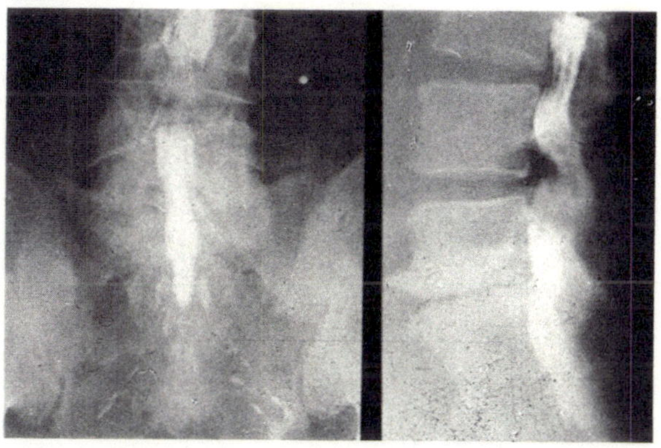

433 Massiver Bandscheibenvorfall bei LWK 4/5. Obwohl sich bei LWK 5/S 1 alte Veränderungen zeigen, werden die Symptome des Patienten, wie die Myelographie bestätigt, von einem massiven hinteren Bandscheibenvorfall bei LWK 4/5 verursacht. Die Kontrastmittelsäule ist deutlich unterbrochen.

434

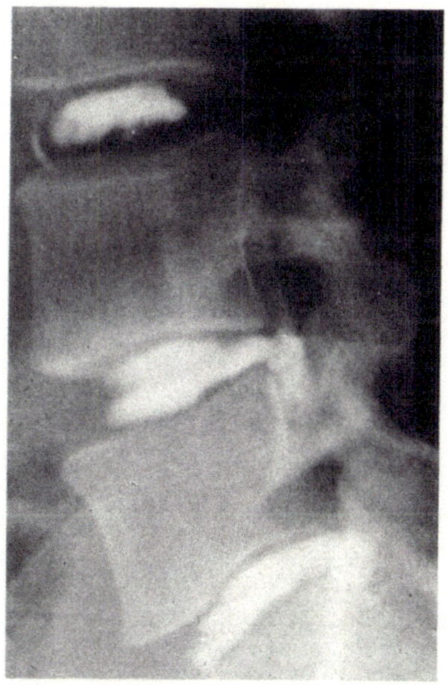

434 Diskographie. Der Nucleus pulposus einer Bandscheibe steht unter erheblichem physiologischem Druck. Er kann die Wirbelkörperendplatten durchdringen, es kann eine Protrusion nach dorsal durch den rupturierten Anulus erfolgen. Dort besteht enge anatomische Nachbarschaft zu den Nervenwurzeln des Rückenmarks.

Spondylolisthesis

Unter Spondylolisthesis ist das Vorwärtsgleiten eines Wirbelkörpers auf dem darunterliegenden zu verstehen. Am häufigsten sind die beiden unteren Wirbelgelenke von LWK 4/5 und LWK 5/S 1 befallen. Die (kleinen) Wirbelgelenke können nach einer einzigen oder nach wiederholten Belastungen bzw. nach degenerativen Veränderungen nicht mehr den normalen Verschlußmechanismus gewährleisten, der den Wirbelkörper am Vorwärtsgleiten hindert.

435

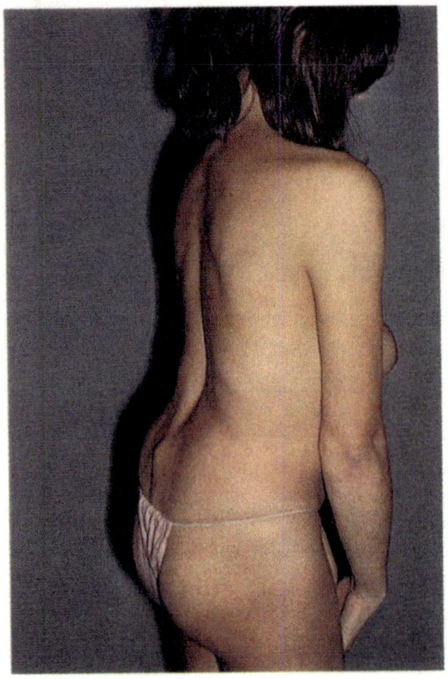

435 **Prominenter Processus spinosus** von S 1 mit deutlich vermehrter Lendenlordose darüber.

436

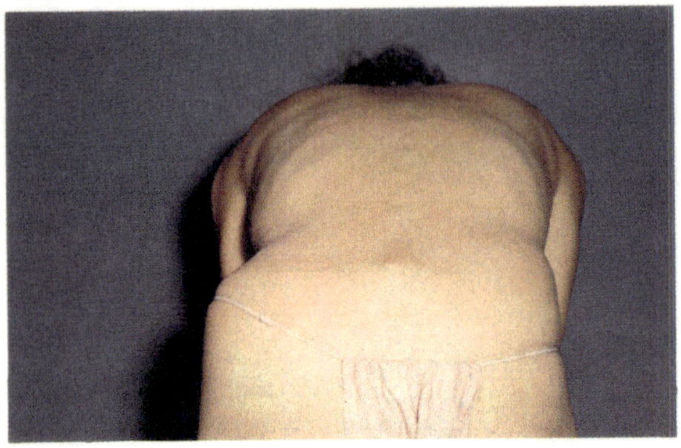

436 Bei der Vorwärtsneigung ist der prominente Processus spinosus von S 1 deutlich zu sehen. Er blieb zurück, während der Wirbelkörper darüber nach vorne abgeglitten ist.

437 In der akuten Phase kann die Patientin ihre Lendenwirbelsäule nicht beugen und daher ihre Zehen nicht berühren.

437

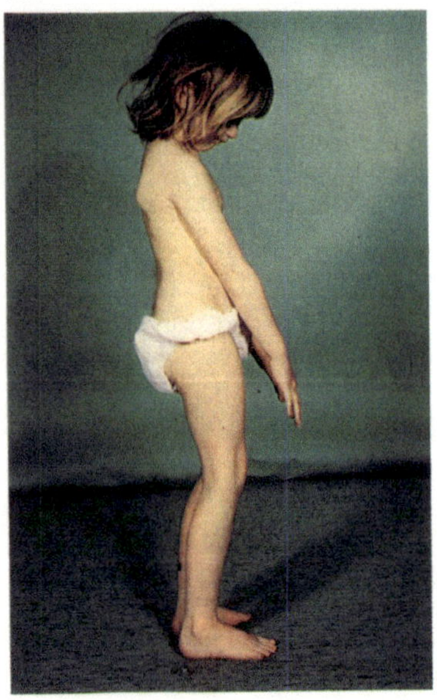

438

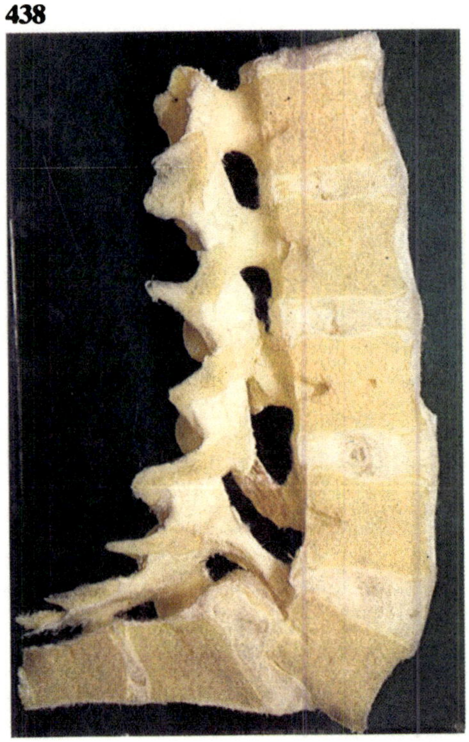

438 **Lumbosakrale Spondylolisthesis.** Der Sagittalschnitt eines Präparates zeigt die pathologisch veränderte Anatomie.

439

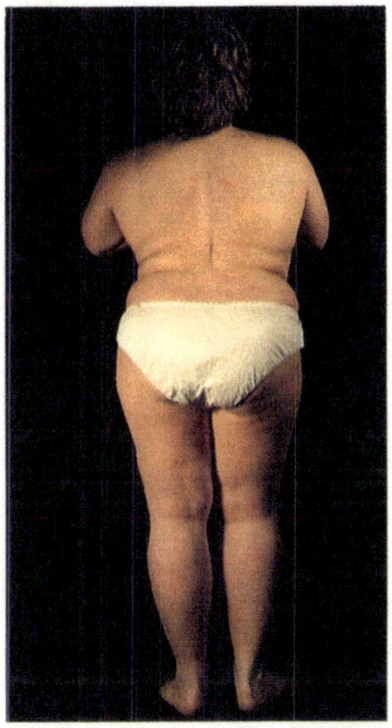

440

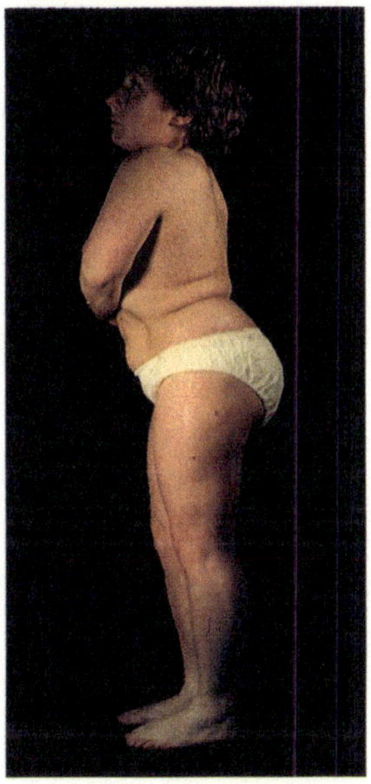

441

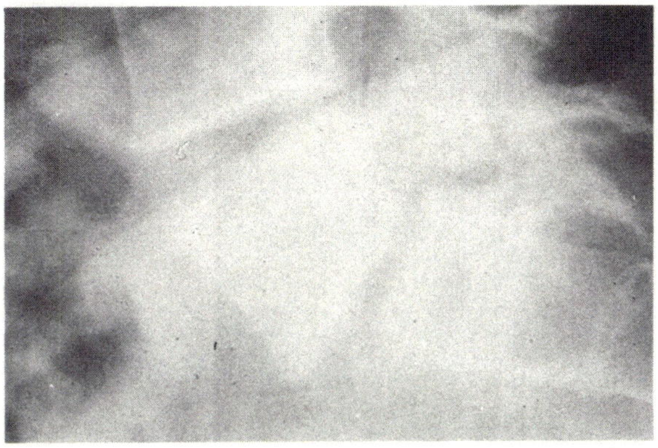

441 Die Röntgenaufnahmen zeigen das Vorwärtsgleiten von LWK 5 auf dem Kreuzbein bei degenerativer Spondylolisthesis. Die Wirbelgelenke ebenso wie die Bandscheibe sind erheblich degeneriert.

439 Falten in den Flanken sind charakteristisch.

440 Das Gesäß ist zurückversetzt, das Abdomen nach vorne, und in den Flanken sind tiefe Falten sichtbar.

442

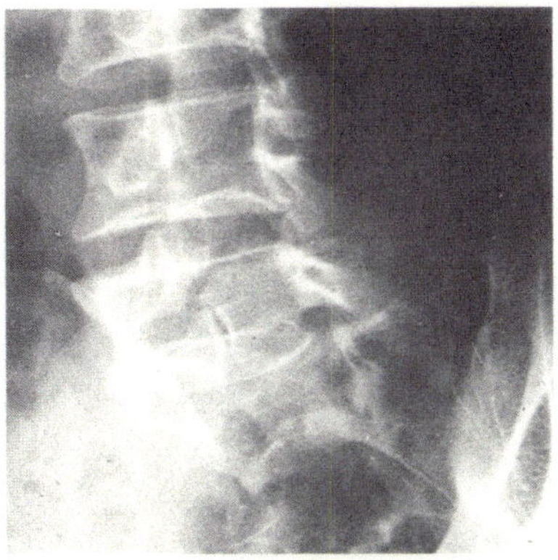

443

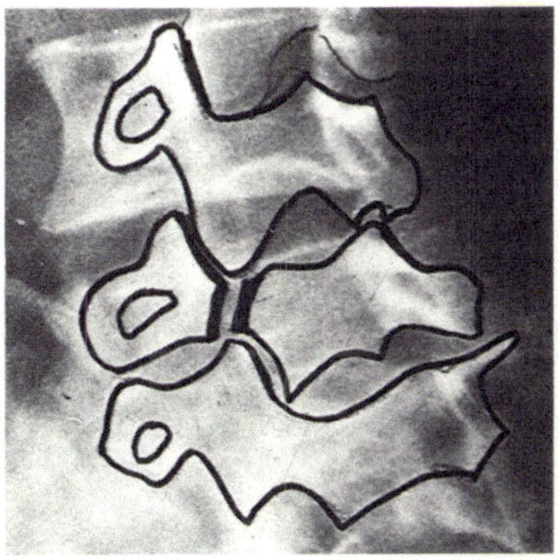

442 Der spondylolytische Typ der Spondylolisthesis läßt sich auf Schrägaufnahmen der Lendenwirbelsäule gut darstellen. Der Wirbelbogen und die kleinen Wirbelgelenke lassen sich mit kleinen Hunden vergleichen. Der dritte „Hund" von oben ist nach einer Streßfraktur offensichtlich „geköpft" worden („Hundehalsband").

443 Die „Hunde" sind zeichnerisch hervorgehoben: Die Unterbrechung des mittleren Hundehalses stellt mit großer Wahrscheinlichkeit einen Ermüdungsbruch dar (Spondylolysis).

Schulterregion

Akromioklavikulargelenk

444

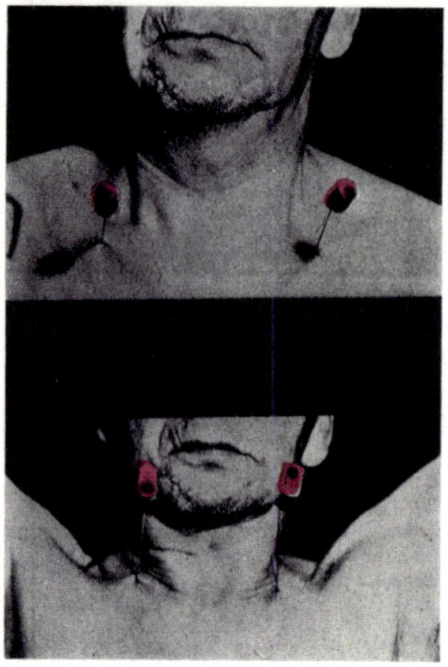

445

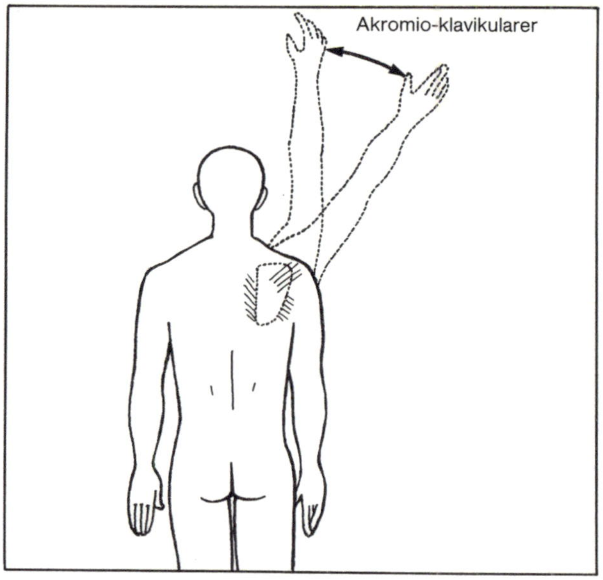

444 Axiale Rotation der Clavicula. Zwei Drähte sind am proximalen Ende beider Schlüsselbeine befestigt. Wenn die Arme so weit wie möglich abduziert werden, zeigen die Drähte vertikal nach oben und beweisen damit, daß sich die Schlüsselbeine um nahezu 90° in der Scheitelebene gedreht haben.

445 Schmerzhafter Bogen („painful arc") des Akromioklavikulargelenkes: Weil die Abduktion des Armes mit der Rotation der Clavicula einhergeht, ist der Schmerz bei Veränderungen im Akromioklavikulargelenk bei extremer Abduktion am größten.

446

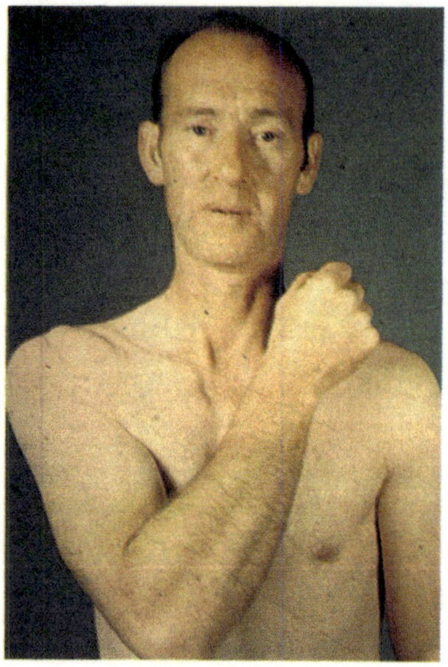

446 Berufsbedingte Arthrose des rechten Akromioklavikulargelenkes bei einem Stahlarbeiter. Die Vorwölbung an der rechten Schulter entsteht durch eine zusätzliche, über einem Osteophyten liegende Bursa.

447

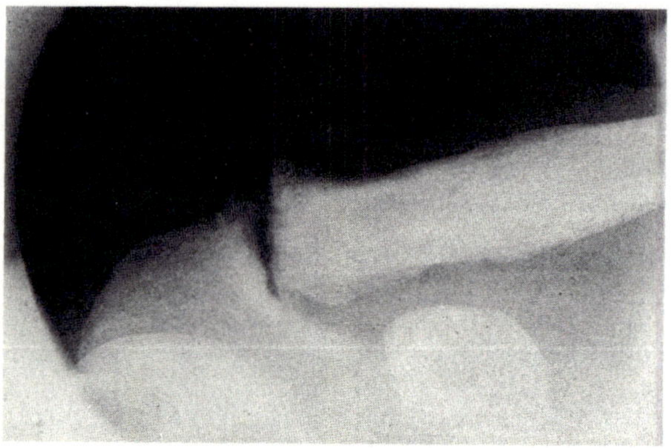

446 Typische degenerative Arthrose des rechten Akromioklavikulargelenkes mit Verschmälerung des Gelenkspaltes. Auf dem Röntgenbild sind Sklerosierung, Pseudozysten und osteophytäre Rundwulstbildungen zu sehen.

448

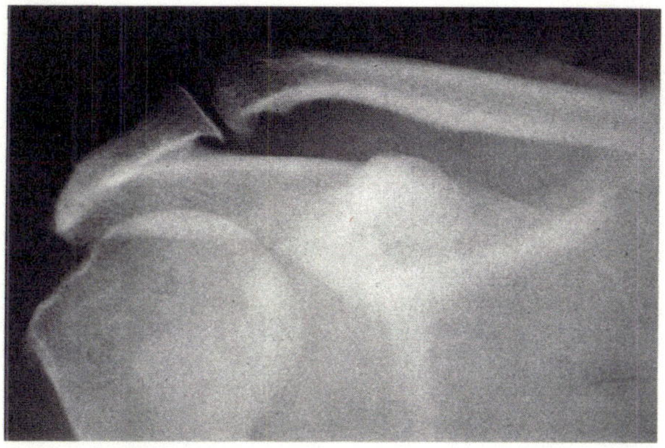

448 Schwere degenerative Arthrose des Akromioklavikulargelenkes.

449

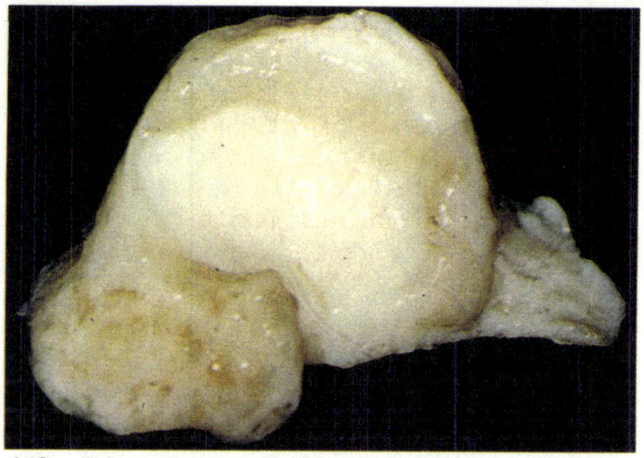

449 **Dieser intraartikuläre Meniskus** mit Zystenbildung wurde bei dem selben Patienten entfernt.

450

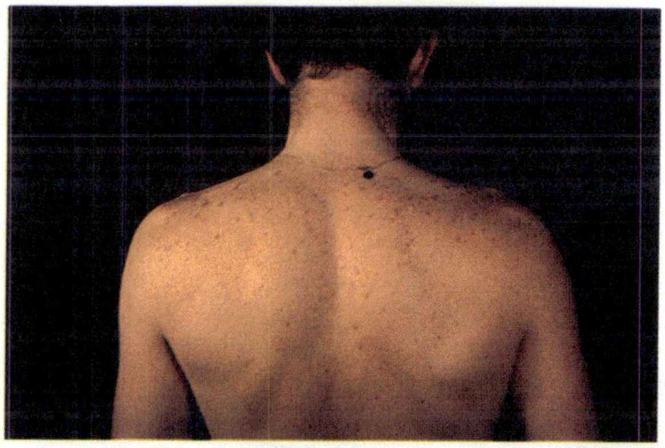

451

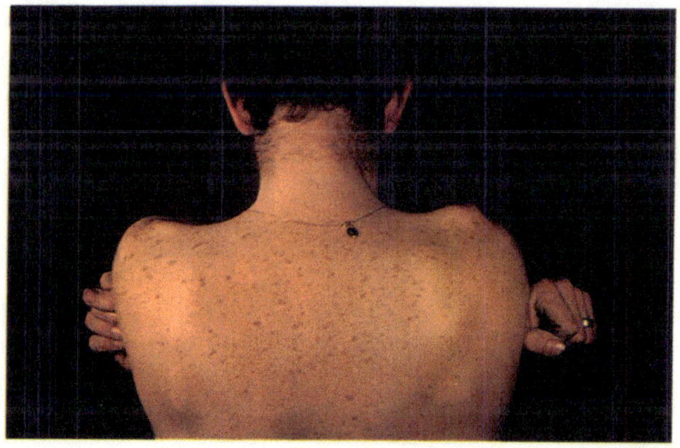

450 und 451 **Subluxation des rechten Akromioklavikulargelenkes** nach einer trivialen Verletzung vor langer Zeit. Das hervorspringende äußere Ende der Clavicula ist am besten von hinten zu sehen, wenn die Arme voll adduziert werden.

452

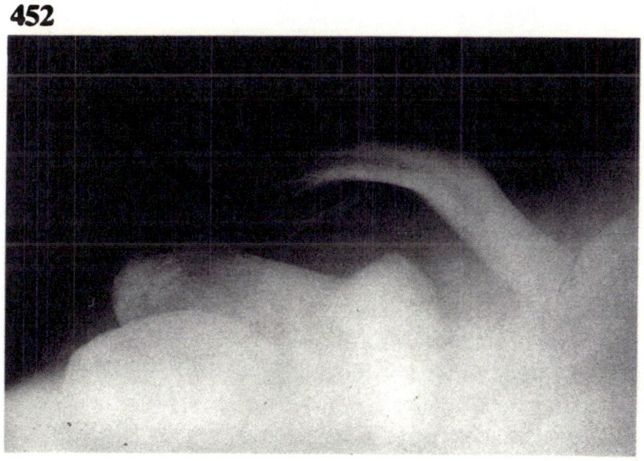

452 Röntgenaufnahme des Patienten. An der Unterfläche der Clavicula, wo das Periost abgelöst worden war, hat sich neuer Knochen gebildet.

453 **Normale Schulter.** Dieses anatomische Gebiet wird oben durch das Acromion und das Lig. coraco-acromiale begrenzt, unten durch den Kopf und das Tuberculum des Humerus. Es wird unterschiedlich bezeichnet; üblicherweise gilt es als Gelenk und wird hier Subakromialgelenk genannt.

454 und 455 Der Gelenkspalt wird von der Bursa subacromialis gebildet. Ihr Boden ist zentral an den Sehnen der Rotatorenmuskelmanschette befestigt. Die Ausdehnung der Bursa, die als synoviale Begrenzung des Subakromialgelenkes dient, ist dargestellt.

453

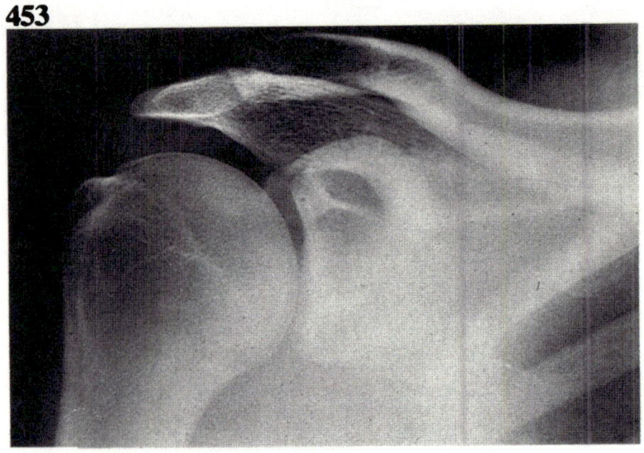

454

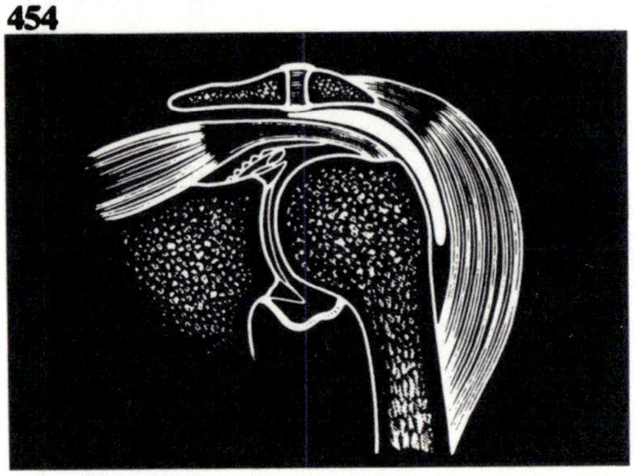

455

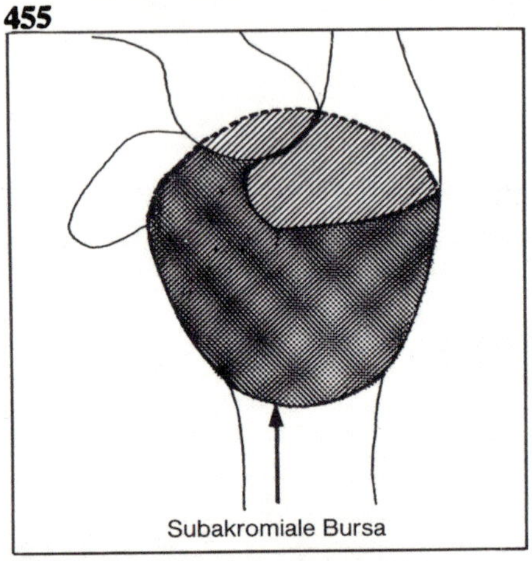

456

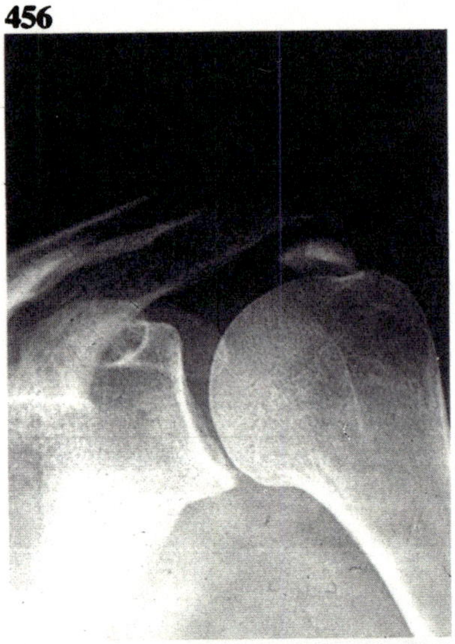

457

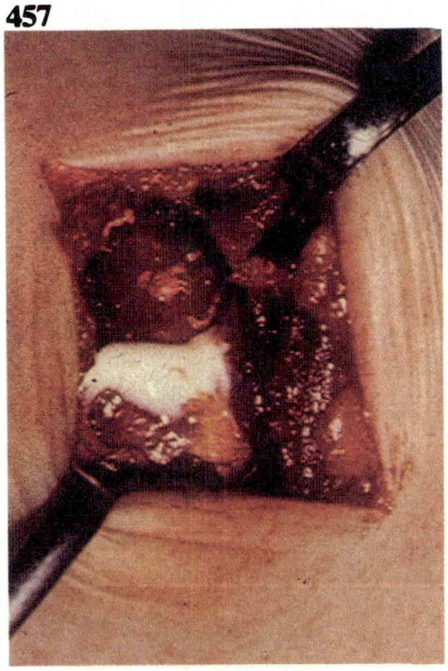

456 **Akute verkalkende Bursitis.** Die Röntgenaufnahme des Patienten – er klagt über erhebliche Schmerzen in der Schulter – zeigt die Ablagerung von röntgendichten Kalksalzen. Die Ablagerungen bestehen im wesentlichen aus Kalziumapatit mit einer umgebenden entzündlichen Reaktion.

457 Die Konsistenz der intraoperativ gefundenen verkalkten Ablagerung ist recht unterschiedlich. Im akuten Fall steht sie unter erheblichem Druck und ist wahrscheinlich als steriler Abszeß anzusehen.

458

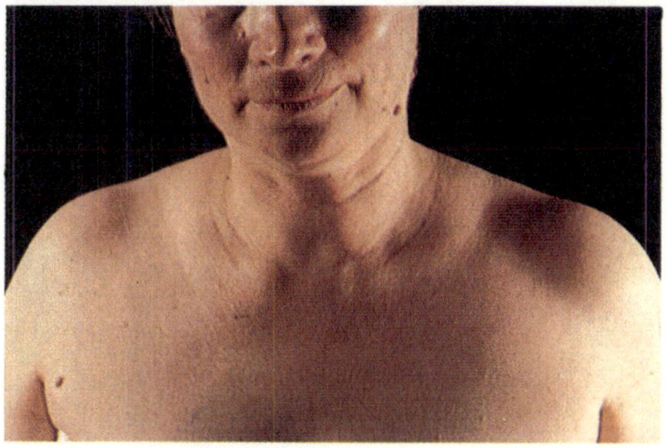

459

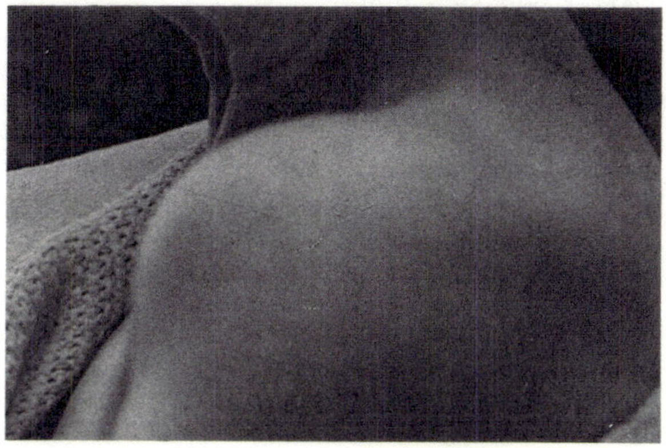

458 Chronische subakromiale Bursitis. Die Kontur ist durch die Vergrößerung der subakromialen Bursa links verändert (rheumatoide Arthritis).

459 Subakromiale Bursitis, Seitansicht.

460

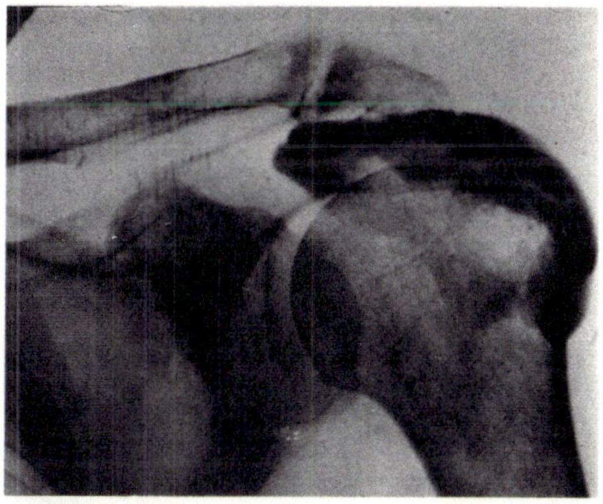

460 Kontrastmittelinjektion zur Darstellung der Bursa.

461

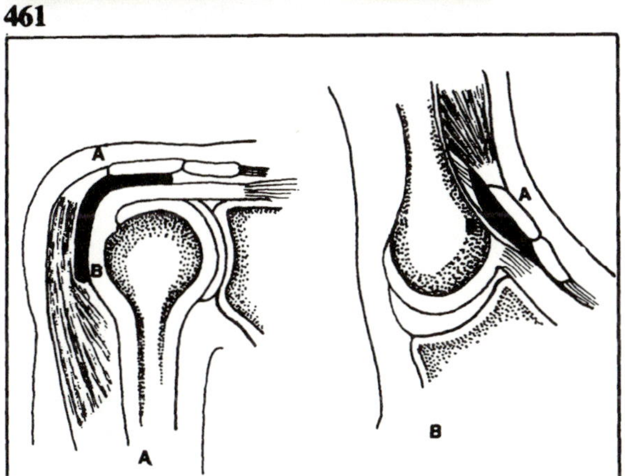

462

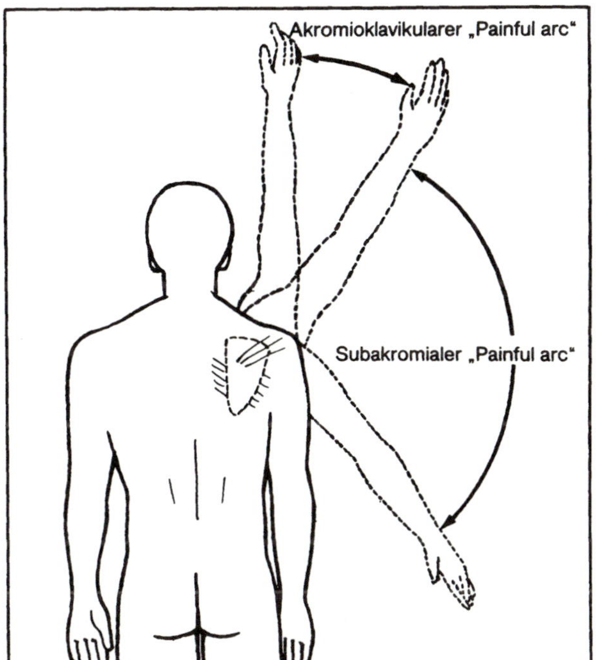

461 Zu beachten ist, wie die Begrenzungen der subakromialen Bursa mit der Schulterabduktion gegeneinander gleiten, so daß die Punkte A und B bei maximalem Bewegungsausschlag einander gegenüberliegen. Dasselbe Gleiten findet bei Abduktion und Rotation statt.

462 Subakromialer „painful arc“ („schmerzhafter Bogen“). Das Gleiten der Bursarandungen und die gleichzeitige Außenrotation des Humeruskopfes bei der Abduktion beginnt bei etwa 40° und ist vollständig bei 120°. Jede entzündliche Erkrankung des Subakromialgelenkes verursacht daher einen schmerzhaften Bogen bei der Abduktion zwischen 40 und 120°. Ober- und unterhalb dieser Grenzen ist der Schmerz geringer.

463 Bevor sich röntgenologische Veränderungen zeigen, kann das Anstoßen von Weichteilgewebe durch Injektion von Kontrastmittel gezeigt werden. Hier ist die Supraspinatussehne durch den Druck des Lig. coraco-acromiale rechtwinklig abgebogen. Eine gedachte Linie von der Spitze des Processus coracoideus zum Acromion zeigt den Anstoßpunkt.

463

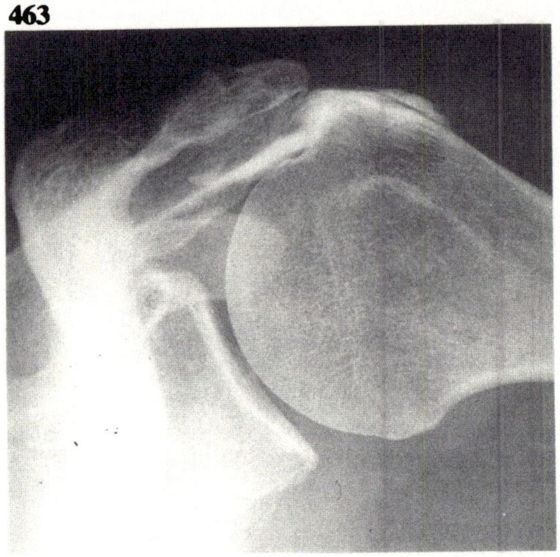

464

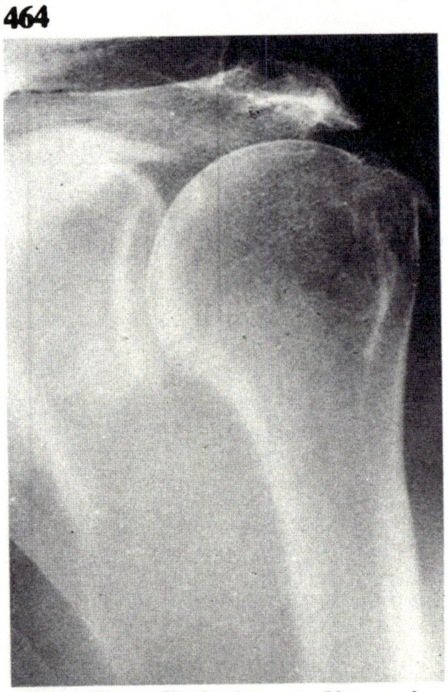

464 Das Zwischenstadium einer subakromialen Arthrose zeigt, daß sich hier die gleichen Veränderungen abspielen wie bei anderen Gelenken, die mit einer Synovialis ausgekleidet sind. Sklerosierung und Osteophytenbildung sind beidseits zu sehen, sowohl am Acromion als auch im Bereich des Tuberculum majus.

465

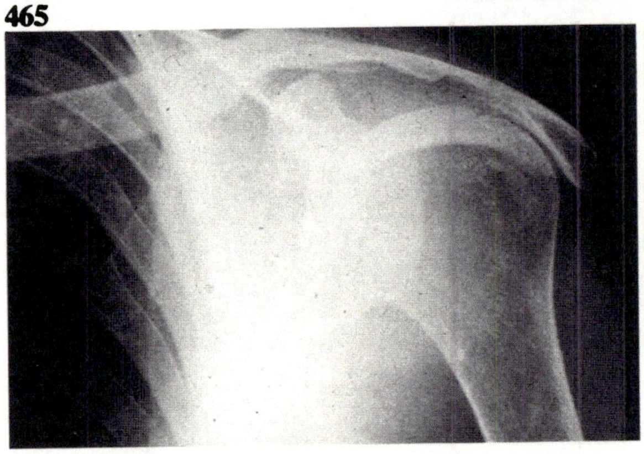

465 Subacromiale degenerative Arthrose im Endstadium. Die zwischenliegenden Weichteilgewebe sind ausgewichen, und der atrophische Bereich des Tuberculum majus bildet mit der Unterseite des Acromions ein sekundäres Gelenk.

466

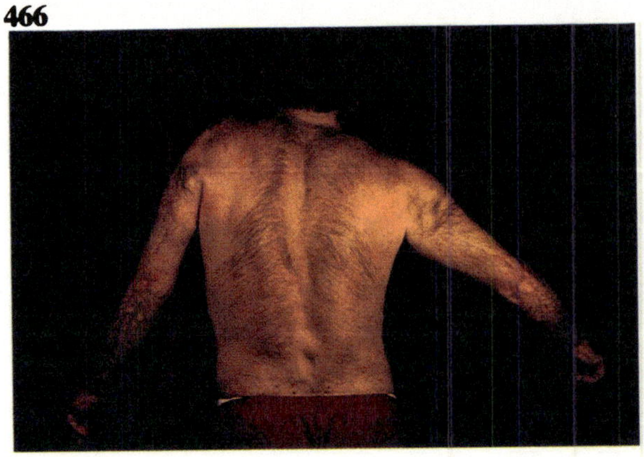

466 Ruptur der Rotatorenmanschette. Der Patient kann seinen Arm nicht ohne Mitbewegung der Schulter abduzieren. Der normale skapulohumerale Bewegungsablauf hat sich umgekehrt. Die passive Beweglichkeit ist nicht eingeschränkt.

Unterschiedliche Rupturen im Bereich der Rotatorenmanschette.

467

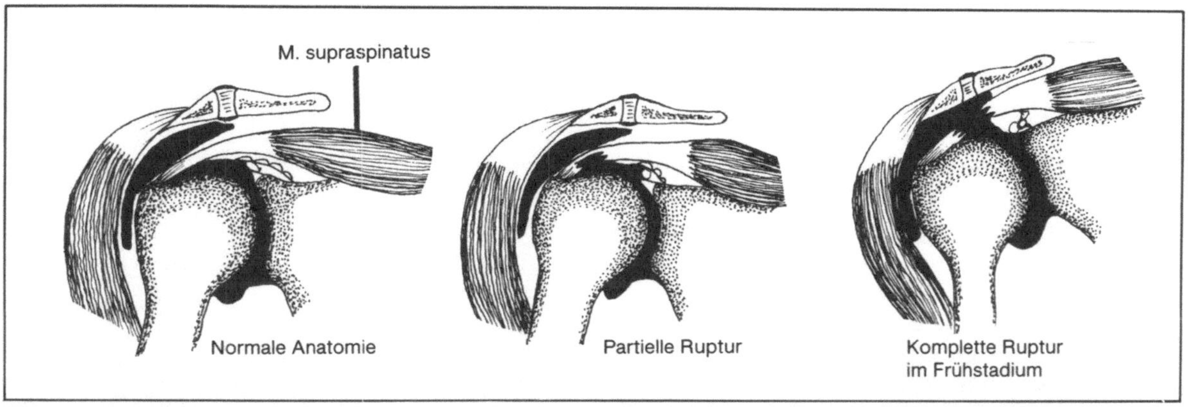

468

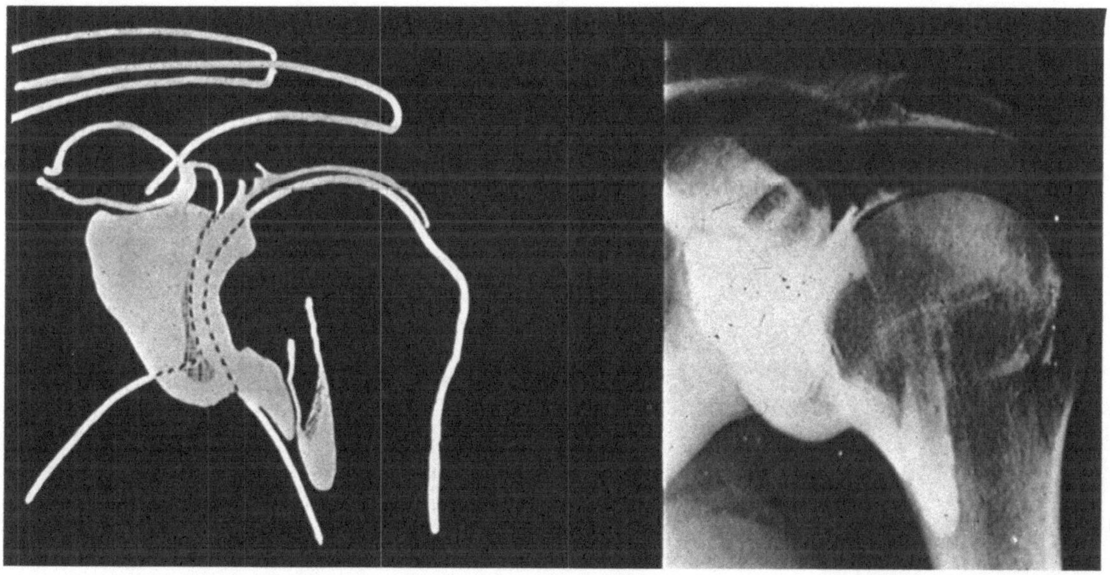

468 Normale Arthrographie des Schultergelenkes. Kontrastmittel im Glenohumeralgelenk: Die Begrenzung des Gelenkknorpels vom Humeruskopf, der Bursa subcoracoidea, des unteren Gelenkrezessus und der Sehnenscheide der Sehne des langen Kopfs des Bizeps ist sichtbar.

469

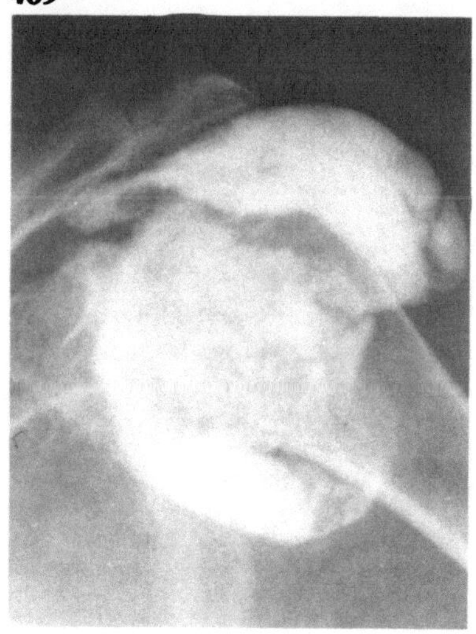

469 Komplette Ruptur der Rotatorenmanschette. In dieser Arthrographie der Schulter entweicht das Kontrastmittel in die subakromiale Bursa und begrenzt Gelenk und Bursa.

470

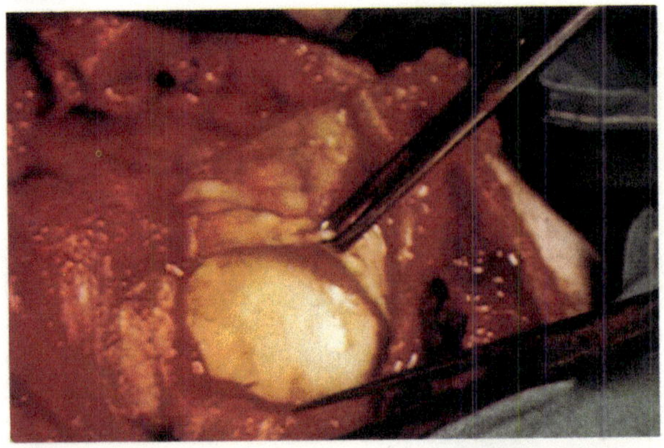

470 Akute erhebliche Ruptur der Rotatorenmanschette, intraoperatives Bild. Die Muskulatur wurde zurückgezogen, um den darunterliegenden freien Humeruskopf zu zeigen.

471

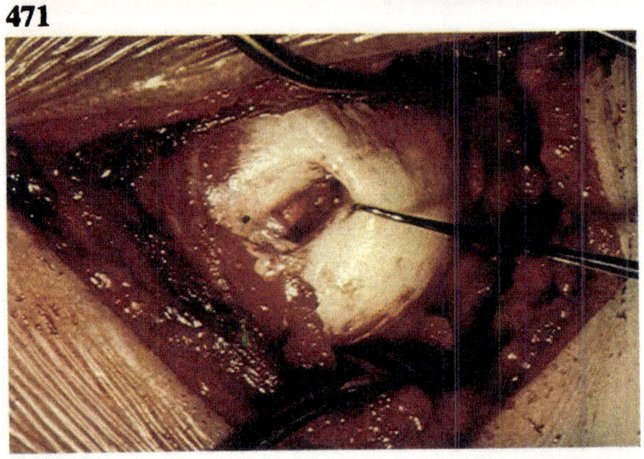

471 Ruptur der Rotatorenmanschette bei chronischen degenerativen Veränderungen. Beim Heilungsprozeß hat sich ein derber fibröser Ring mit einer schmalen Lücke zwischen der subakromialen Bursa und dem Schultergelenk gebildet. Die normale Beweglichkeit ist zurückgekehrt, aber der schmerzhafte Bogen bei Abduktion blieb bestehen.

472

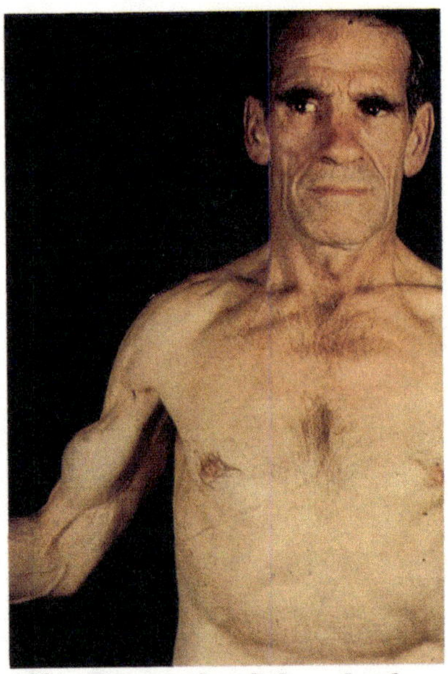

472 Ruptur der Sehne des langen Bizepskopfes. Dieses Ereignis kann plötzlich oder vom Patienten unbemerkt eintreten.

473

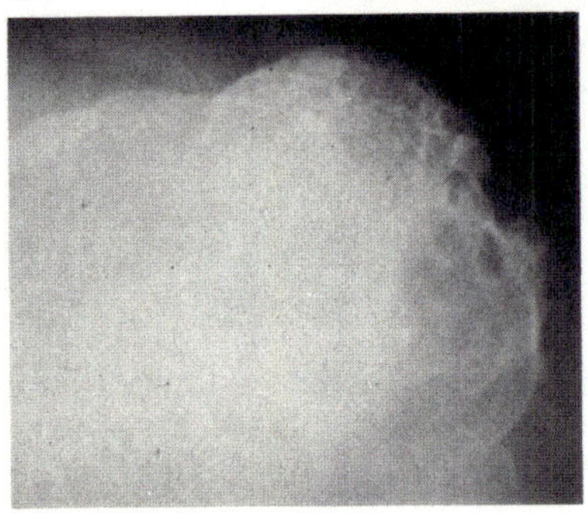

473 Röntgenaufnahme der Schulter des Patienten: Hier die tangentiale Ansicht des Sulcus für die lange Bizepssehne zwischen Tuberculum majus und minus. Zu erkennen sind die deutliche Osteophyten- und Pseudozystenbildung als typisches Bild einer degenerativen Gelenkveränderung.

474

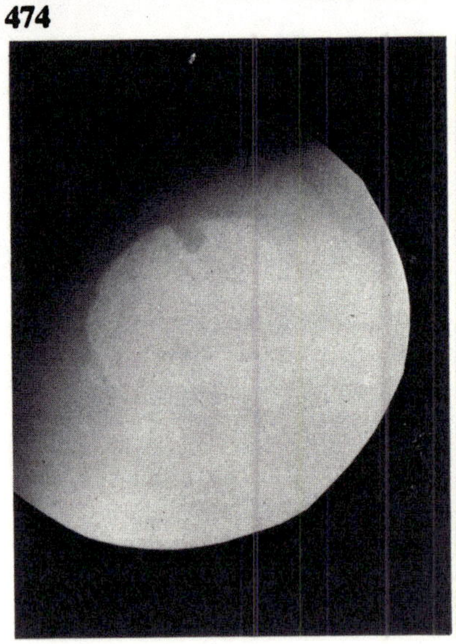

474 Normaler Sulcus bicipitalis zum Vergleich.

475

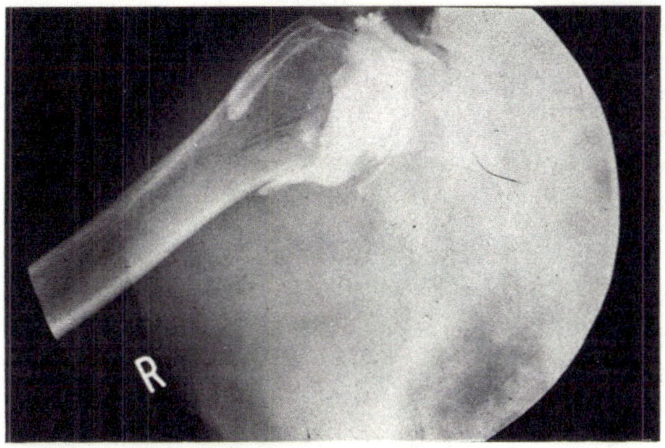

475 „Frozen shoulder“. Eine akut schmerzhafte und zunehmend einsteifende Schulter wird als sogenannte „frozen shoulder“ bezeichnet. Dargestellt ist die Arthrographie einer „frozen shoulder“. Im Vergleich zu einer normalen Arthrographie fällt folgendes auf: Der Gelenkspalt ist deutlich verringert, das Gelenk nimmt nur 6 bis 8 ml Kontrastmittel auf im Gegensatz zu 25 bis 30 ml bei einer normalen Schulter. Die Reduzierung des Gelenkspaltes wird ferner verdeutlicht durch die Obliteration des Recessus inferior.

476

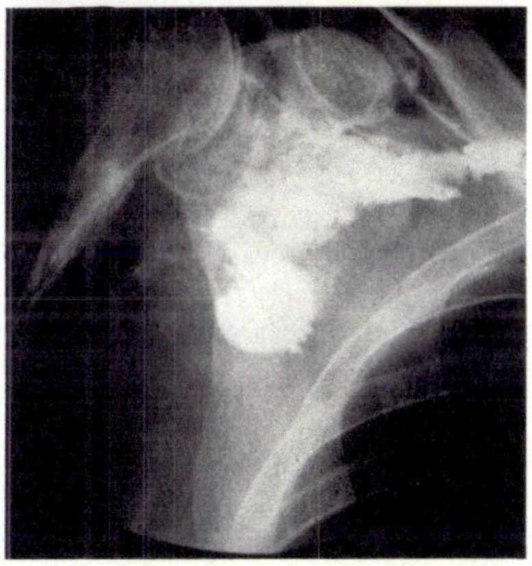

476 Röntgenaufnahme des gleichen Patienten, die nach dem Brisement der Schulter ausgeführt wurde. Sie zeigt, daß die Gelenkkapsel rupturiert ist und das Kontrastmittel jetzt frei in die Weichteile der subskapularen Region abfließt.

477

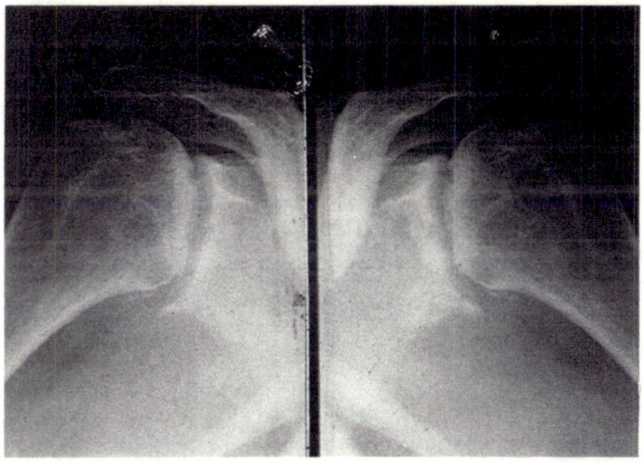

477 Rheumatoide Arthritis. Das Glenohumeralgelenk ist nur selten von einer Arthrose befallen. Eine rheumatische Erkrankung ist die bei weitem häufigste Ursache.

478

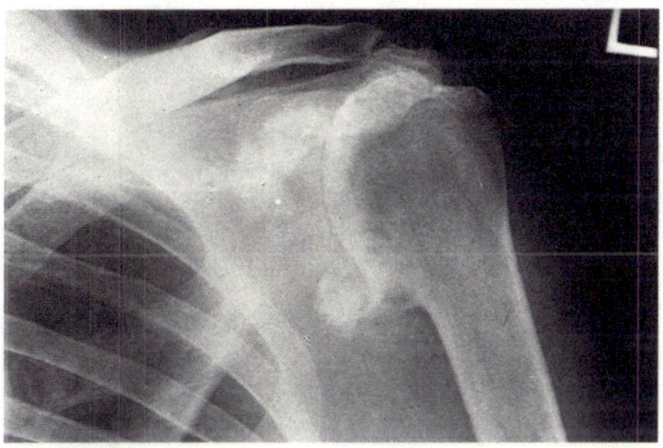

478 Synoviale Osteochondromatose des Glenohumeralgelenkes.

479

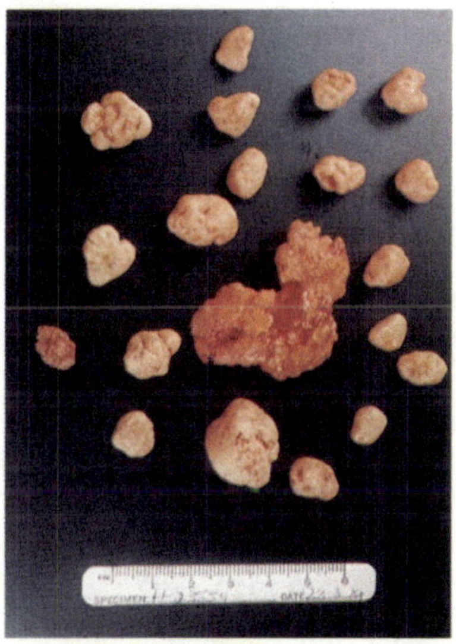

479 Osteochondromatose. Gelenkkörper, die bei der Operation entfernt wurden.

480

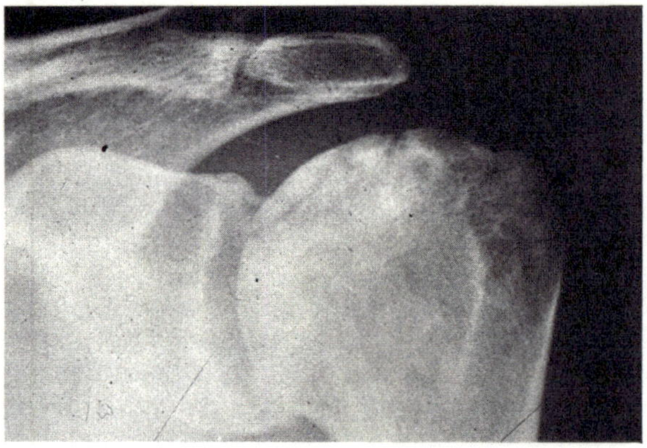

480 **Caissonkrankheit** (Druckosteonekrose). Schulter eines Bergarbeiters. Diese berufsbedingte Erkrankung ist ungewöhnlich. Wenn sie jedoch auftritt, sind die Schultern häufig betroffen. Ein rautenförmiger Knocheninfarkt, der von einer vaskulären Nekrose bei Gasembolie herrührt, ist im superomedialen Anteil des Humeruskopfes zu sehen.

481

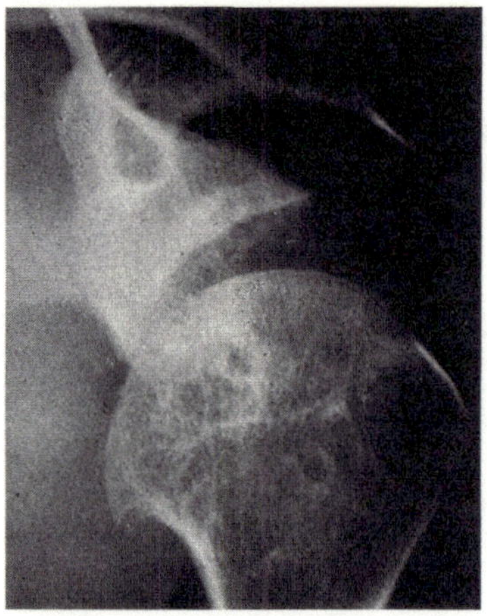

481 **Hämophile Arthropathie.** Schulter eines Patienten, der an dieser anderen seltenen Ursache einer Arthrose des Glenohumeralgelenkes leidet.

482

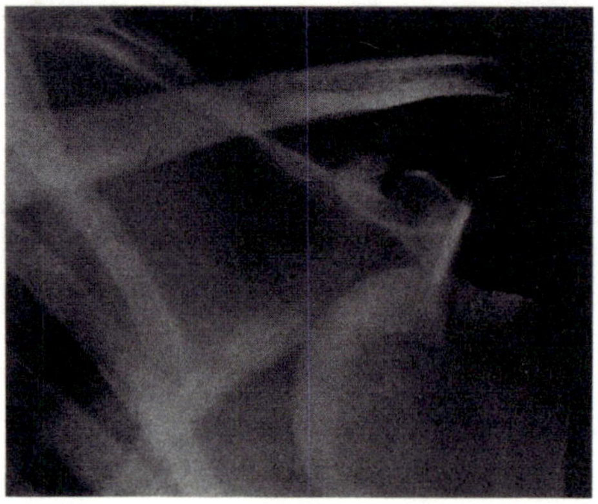

Schulterinstabilität

482 **Die wiederholte Luxation der Schulter nach vorne** ist recht häufig. Eigentliche Ursache ist die Lösung der Kapsel an der Vorderseite des Schultergelenkes bei der ersten ursprünglichen Dislokation. Sie ist meist mit einer Impressionsfraktur im hinteren Anteil des Humeruskopfes kombiniert.

483

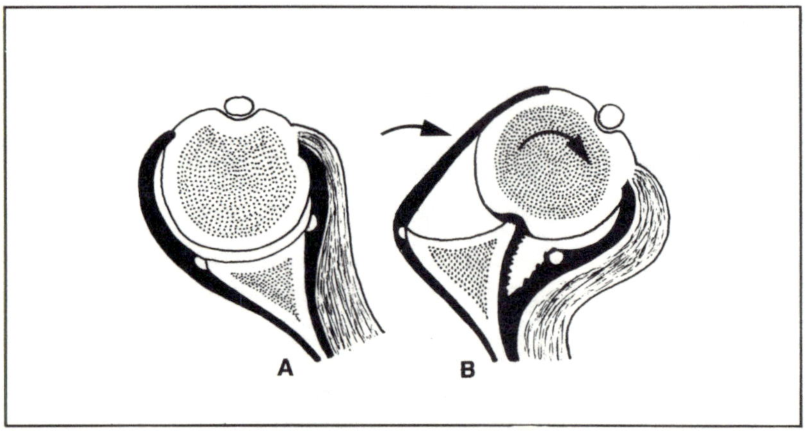

483 Gezeigt ist hier, wie sich der Humeruskopf herausdreht und die Kapsel, das Labrum glenoidale sowie das Periost vom Skapulahals löst.

484

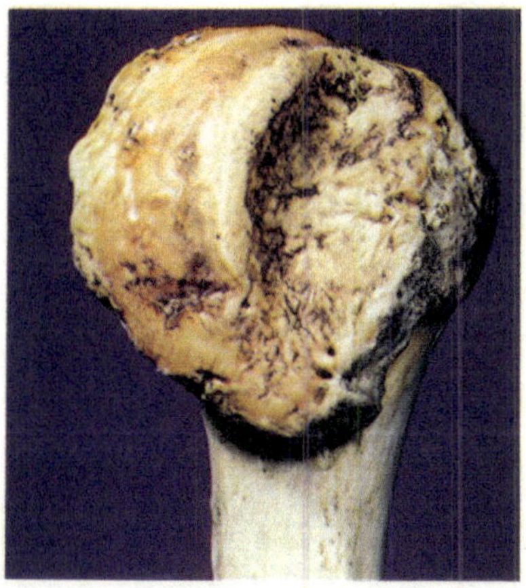

484 **Hill-Sachs-Läsion** (Malgaigne-Furchung). Das Präparat von dieser wiederholt dislozierten Schulter zeigt die Impressionsfraktur im hinteren Anteil des Humeruskopfes.

485

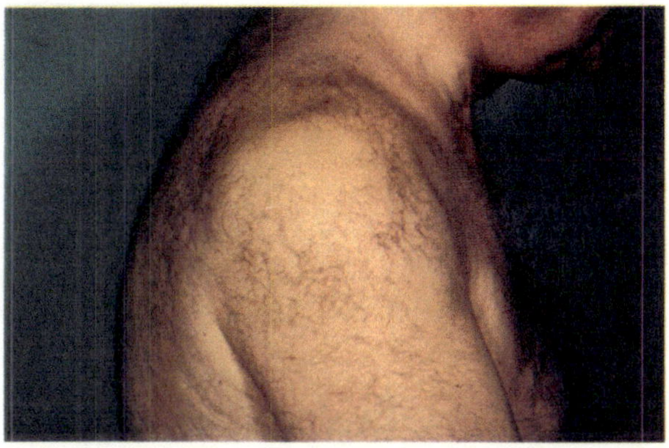

485 Hintere Luxation des Schultergelenkes. Das klinische Bild kann leicht täuschen. Die sorgfältige Inspektion zeigt eine Vorwölbung an der Rückseite der Schulter, die dem Humeruskopf entspricht.

486

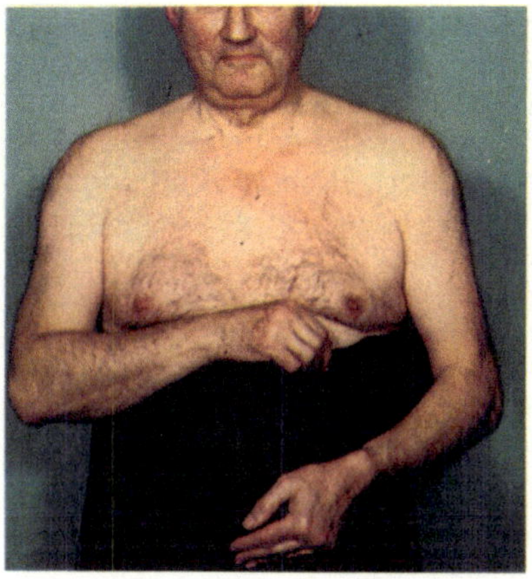

486 Die fixierte Innenrotationsstellung der Schulter ist das einzige, bedeutendste diagnostische Zeichen.

487

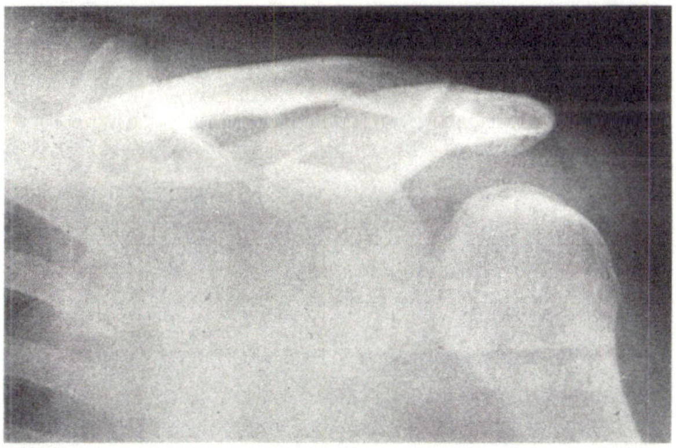

487 Die Standard-ap-Aufnahme kann sehr täuschen.

488

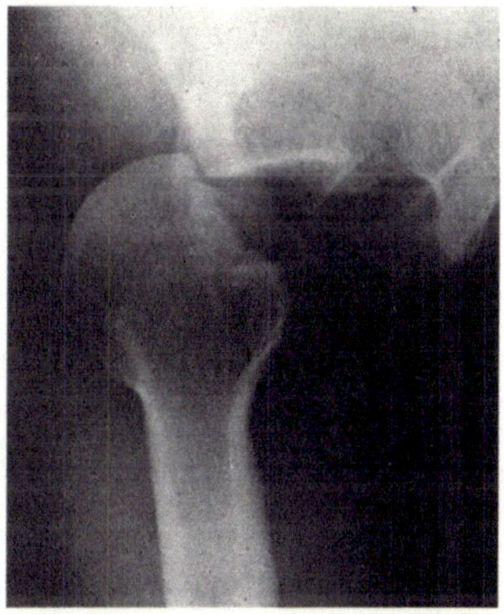

488 Die seitliche Aufnahme der gleichen Schulter zeigt die Luxation nach hinten.

489

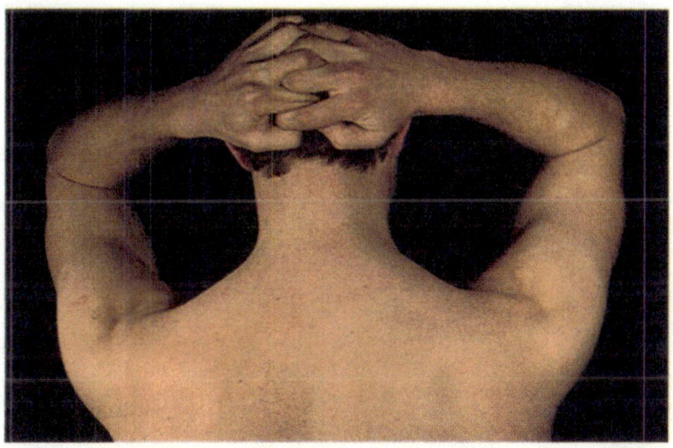

490

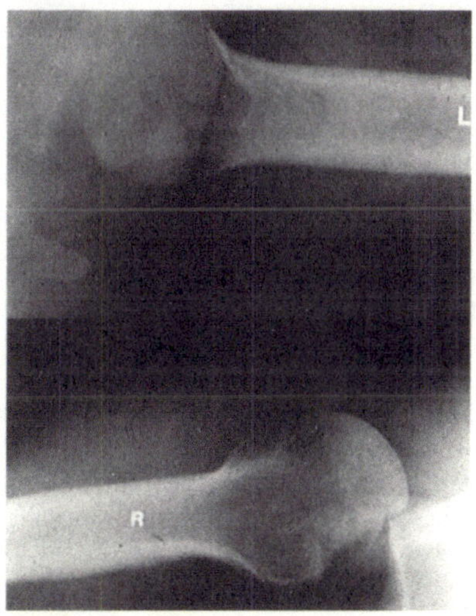

489 und 490 Habituelle, bilaterale, hintere Luxation der Schulter.

491

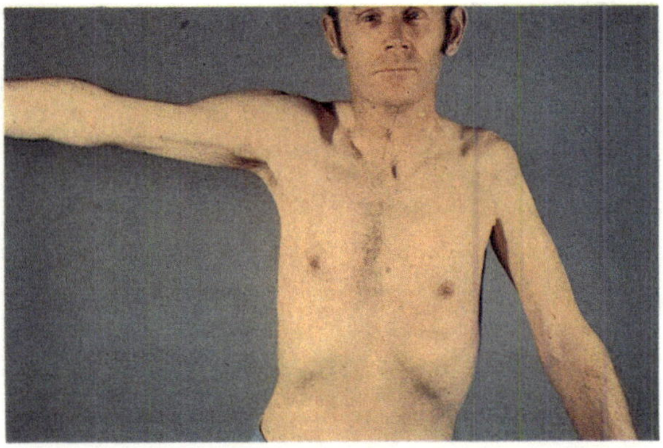

491 Neurale Muskelatrophie (paralytische Neuritis des Armes oder Lähmung des Schultergürtels). Ursache ist wahrscheinlich eine akute Viruserkrankung, die zu unterschiedlichen peripheren Nervenschäden führt. Dieser Patient hat einen atrophierten und komplett gelähmten M. deltoideus (siehe **176**).

492

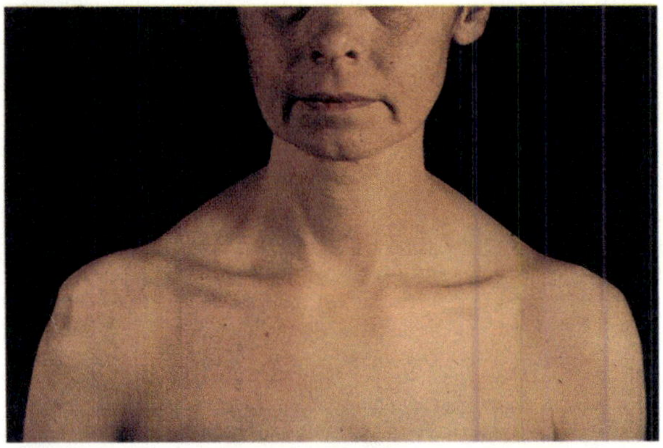

492 Paralyse des M. deltoideus nach Luxationsfraktur des rechten Schultergelenkes. Die am rechten Schulterrand sichtbare Aushöhlung ist Folge einer Subluxation des Humeruskopfes nach distal.

493

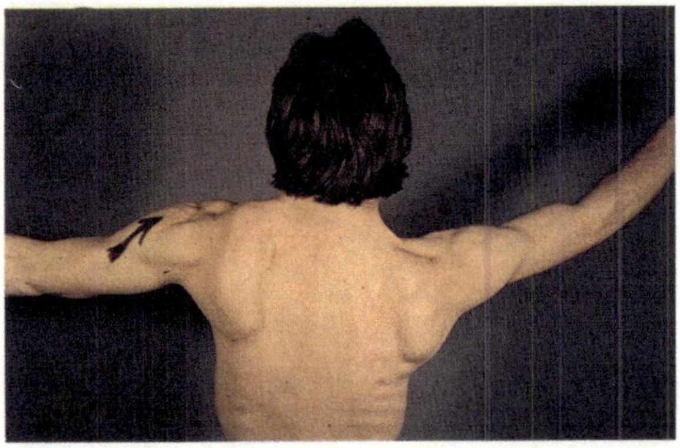

493 Fazio-skapulare Muskeldystrophie (vgl. auch **184–6**): Allmählich zunehmende Lähmung der Muskeln, die an der Scapula angreifen. Auf der linken Seite wurde die Erkrankung nicht behandelt, und die ursprünglichen klinischen Zeichen sind geblieben: Atrophie der Muskulatur des Schultergürtels, Flügelstellung der Scapula, Verlust von Bewegungsausmaß und Kraft bei Abduktion der Schulter. Vergleiche dazu die rechte Seite, wo operativ die Scapula mit dem Brustkorb vereinigt wurde: Die Stabilität der Scapula und die Beweglichkeit der rechten Schulter verbesserten sich.

494

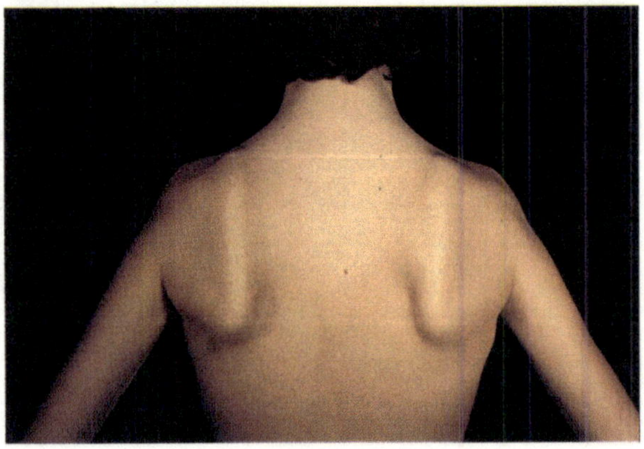

494 Kontraktur des M. deltoideus nach intramuskulären Injektionen. Diese Patientin erhielt eine Serie intramuskulärer Antibiotika-Injektionen. Das Ergebnis war eine teilweise Zerstörung der Muskulatur und ihr Ersatz durch fibröses Gewebe. Beim Versuch, ihre Arme an den Körper anzulegen, erlaubt der verkürzte und verwachsene Deltamuskel keine normale Adduktion in den Glenohumeralgelenken, und die Schulterblätter müssen sich frühzeitig mitbewegen (rotieren). Sie stehen dann ab, wie bei der Flügelstellung nach Lähmung des M. serratus anterior.

495

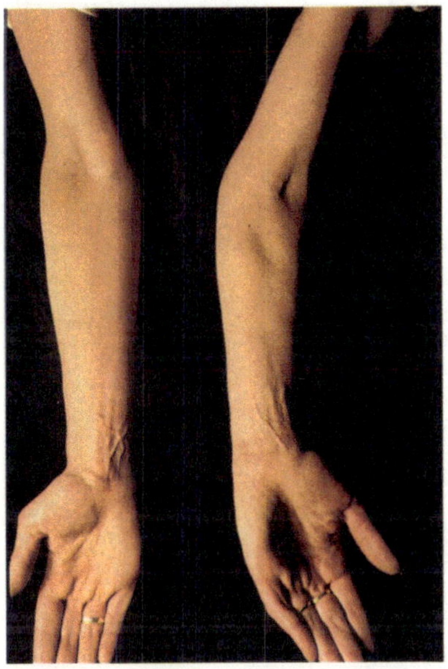

495 Cubitus valgus. Diese Deformität ist Folge einer Verletzung. Es kann zu einer sofortigen Fehlstellung durch Fehlverheilung einer Fraktur oder einer allmählichen Achsenabweichung nach Schädigung und vorzeitigem Schluß der distalen Wachstumsfuge kommen. Dies ist die klassische, aber nicht die häufigste Ursache einer sich langsam entwickelnden Ulnarislähmung, weil der Ulnarisnerv hinter dem medialen Epicondylus einen längeren Weg hat.

496

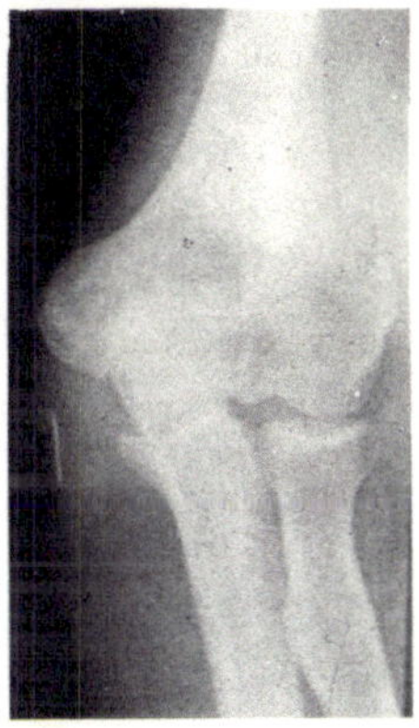

497

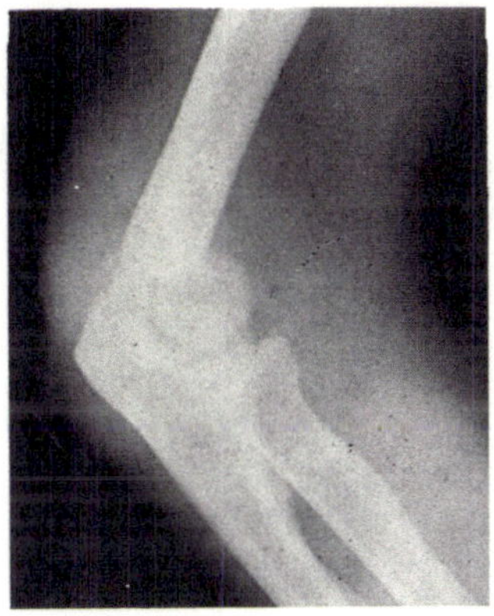

496 und 497 Cubitus valgus nach einer fehlverheilten Fraktur des lateralen Humeruskondylus.

498

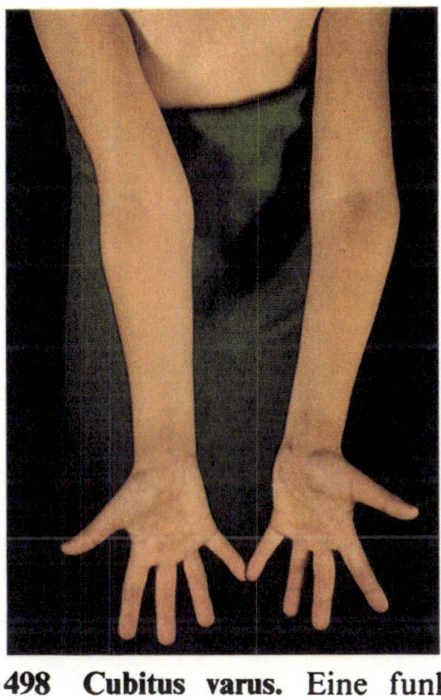

498 Cubitus varus. Eine funktionelle Beeinträchtigung besteht kaum, jedoch wird der Arzt aus ästhetischen Gründen aufgesucht.

499

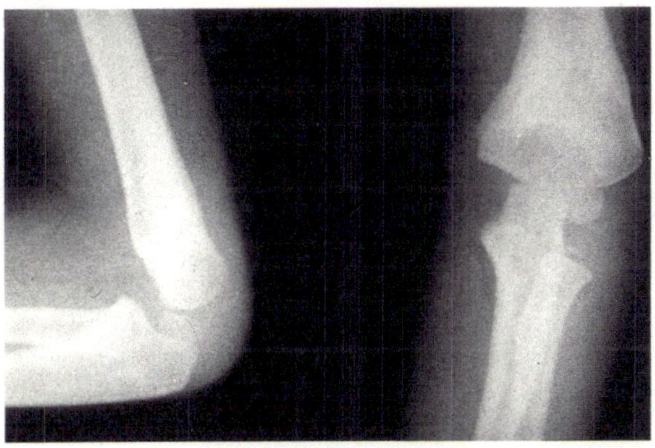

499 Die Röntgenaufnahme zeigt einen Cubitus varus nach einer fehlverheilten suprakondylären Fraktur.

500 und 501 Processus supracondylaris. Es handelt sich hier um eine seltene, aber interessante Ursache für eine neurovaskuläre Kompression am Arm mit einer Symptomatik, die dem Karpaltunnel-Syndrom ähnelt. Der suprakondyläre Sporn ist ein anatomischer Atavismus.

500

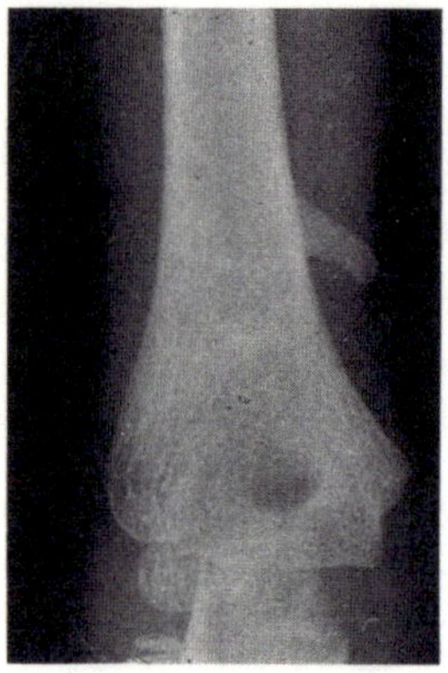

501

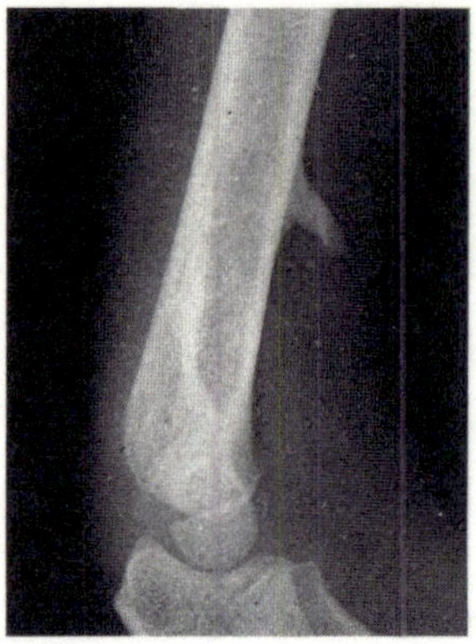

502 Die Arteriographie der A. brachialis zeigt die hohe Teilung dieses Gefäßes mit verminderter Füllung des ulnaren Astes als Folge der Kompression.

502

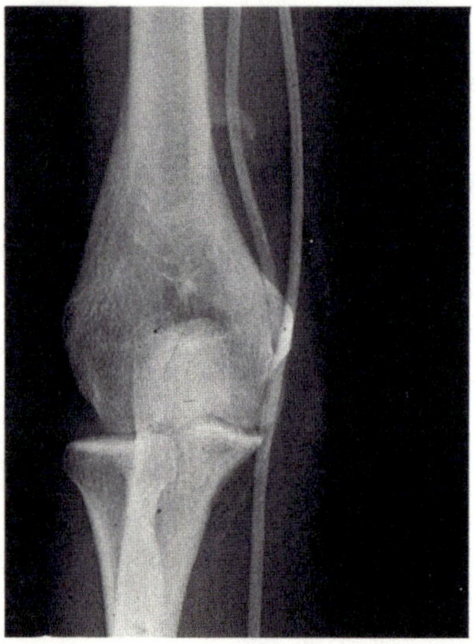

503 Intraoperatives Bild: Von der Spitze des Sporns zieht ein Ligament (Struthers) nach links unten und überquert dabei den N. medianus und die ulnaren Gefäße.

503

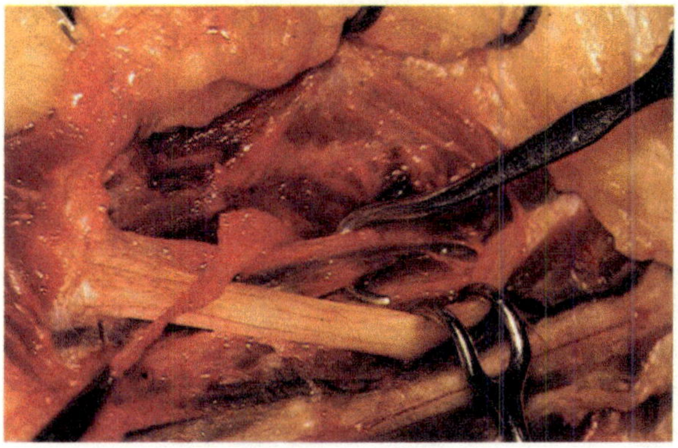

Langsam zunehmende Ulnaris-Lähmung (504–512)

504 Der N. ulnaris wird medial und hinten gegen den Bogen eines fibrösen Tunnels gedrückt, der die beiden Ursprungsköpfe des M. flexor carpi ulnaris überbrückt. Am Ort der Konstriktion findet sich eine Einziehung des Nerven und gleich proximal davon eine Schwellung: das Neurom. Diese Schwellung ist besser als Gliom aufgrund einer intraneuralen Fibrose zu bezeichnen.

504

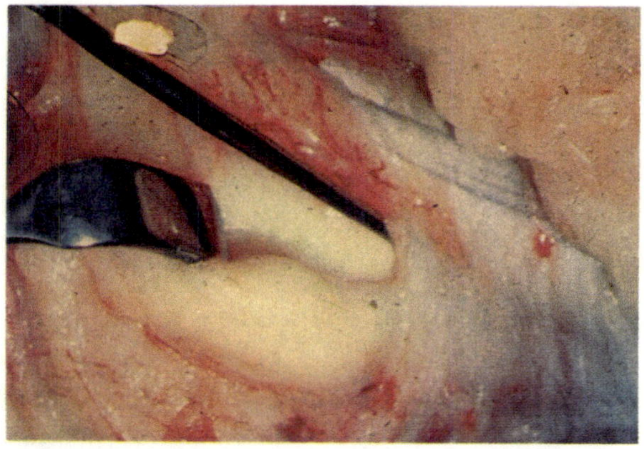

505 Der ulnare Tunnel ist hier durchtrennt, und der Nerv liegt frei. Der ischämische Bezirk des komprimierten Nerven ist deutlich sichtbar.

505

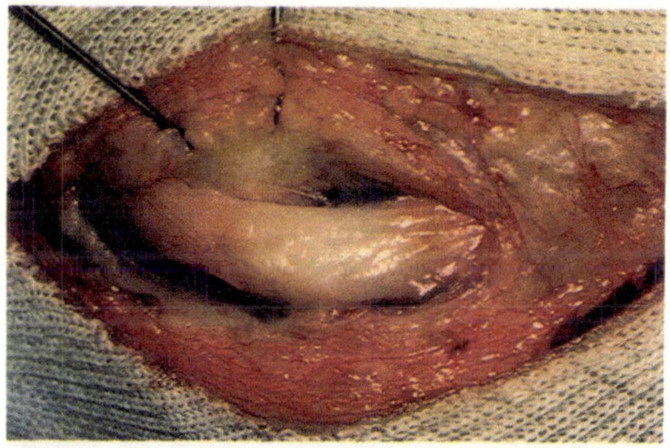

506 Tangentiale Röntgenaufnahme, um die normale Ulnarisrinne (Sulcus ulnaris) hinter dem medialen Humeruskondylus darzustellen.

506

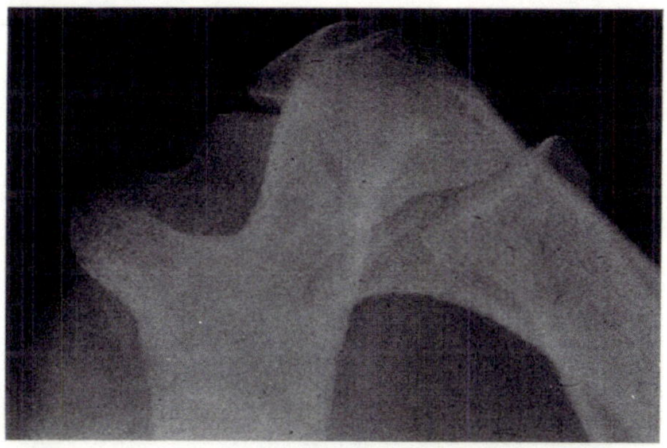

507 Röntgenaufnahme eines Patienten, der an einer langsam zunehmenden Ulnarislähmung leidet. Ursache ist die Einengung des Sulcus ulnaris durch Osteophyten.

507

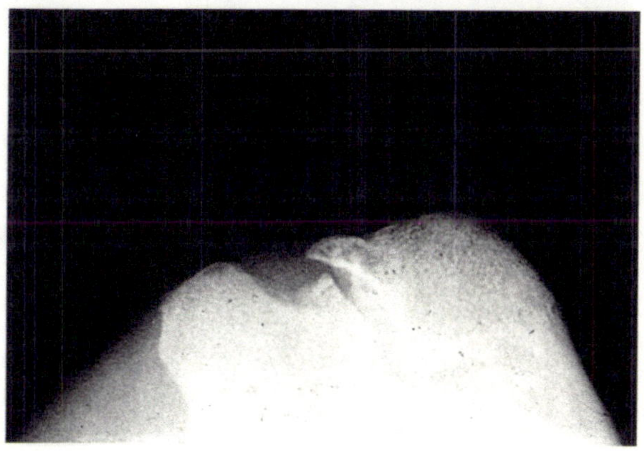

508

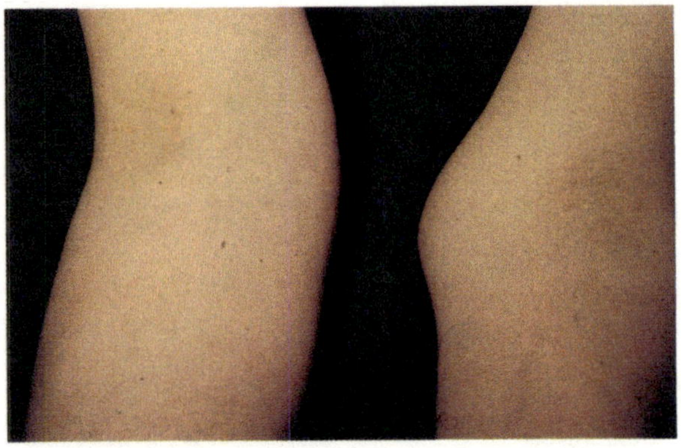

509

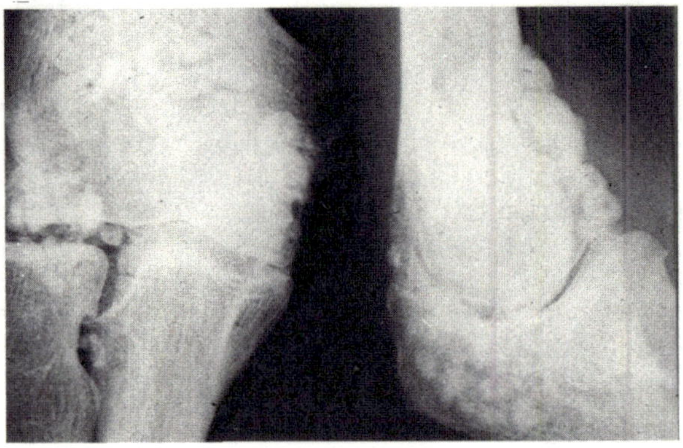

508 und 509 Synoviale Chondromatose. Sichtbar ist eine deutliche Weichteilschwellung über dem medialen Anteil des linken Ellenbogengelenkes. Die Röntgenaufnahmen zeigen die vielen Gelenkkörper.

510

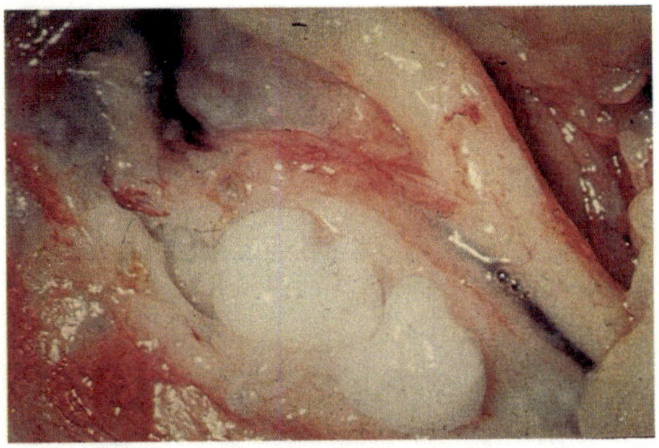

510 Nach Inzision der Synovialmembran, die an den N. ulnaris angrenzt, quellen die freien Körper (Chondrome) hervor.

511

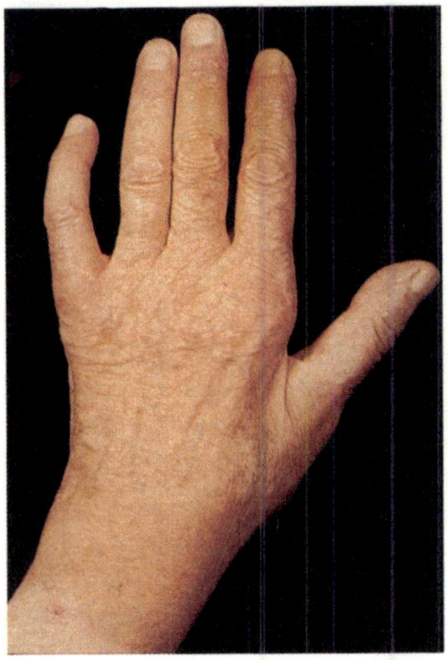

511 Atrophie der Intrinsicmuskulatur der Hand bei einem Patienten mit langsam fortschreitender Ulnarislähmung.

512

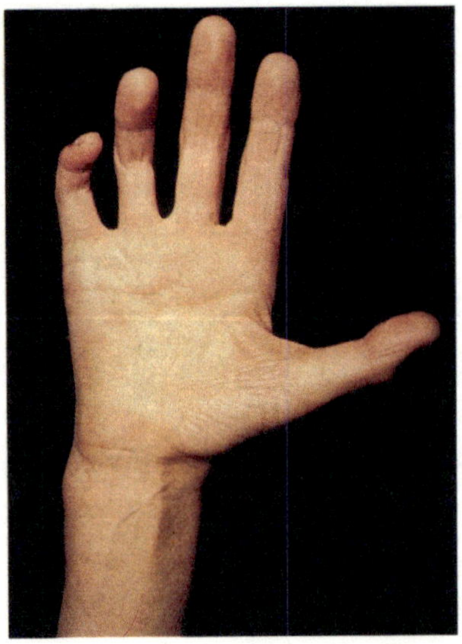

512 Ulnare Krallenhand nach einer fortgeschrittenen Ulnarislähmung durch Kompression des N. ulnaris am Ellenbogen. Paradoxerweise ist die Deformität der Hand größer, wenn die Schädigung weiter distal liegt. Eine Krallenhand als Folge einer unteren Verletzung des N. ulnaris wird in Abb. **584** gezeigt.

513

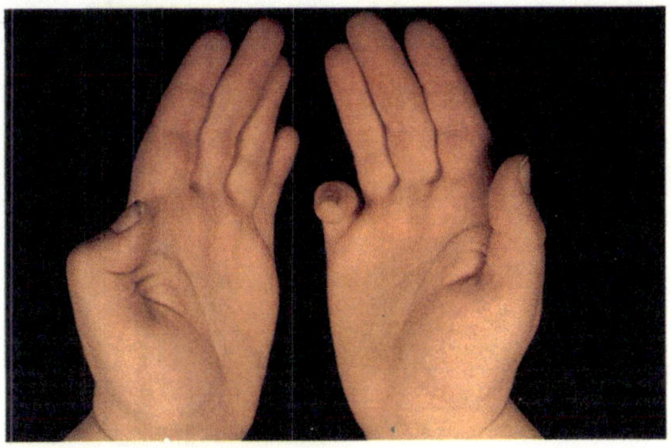

513 Kamptodaktylie. Im Gegensatz zu Kontrakturen der anderen Finger ist sie von Geburt an vorhanden. Das proximale Interphalangealgelenk des Kleinfingers ist immer alleine betroffen.

514

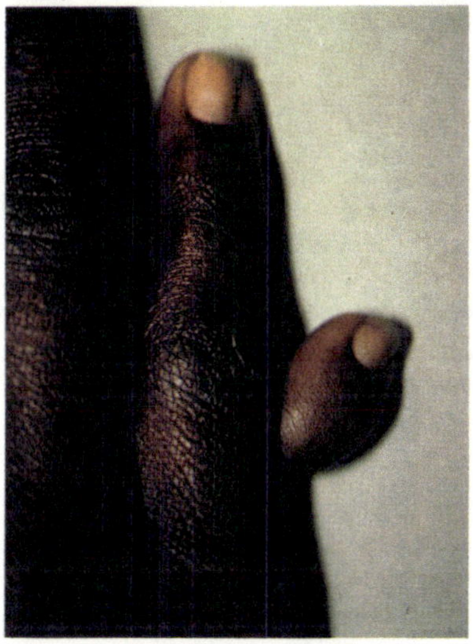

514 Überzähliger Finger.

515

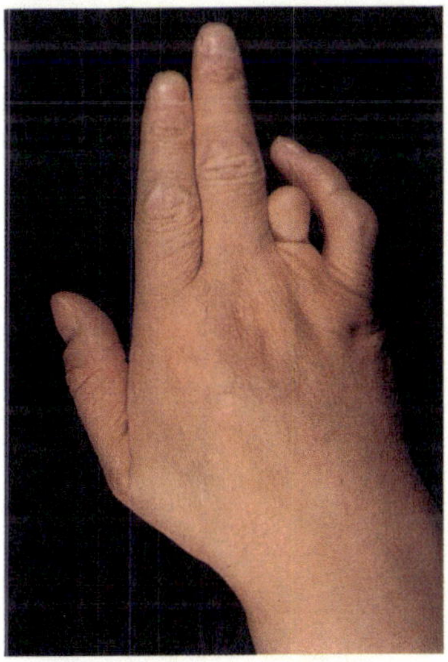

516

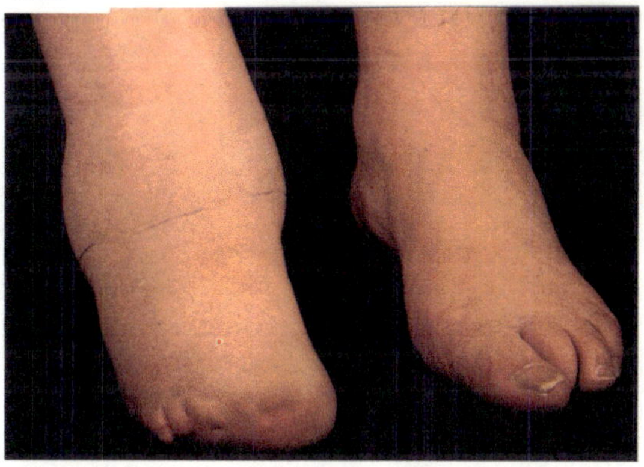

515 und 516 Kongenitale Amputation von Fingern und Zehen. Ihr Vorkommen an Hand und Fuß des gleichen Patienten zeigt, daß es sich hier eher um eine Entwicklungsstörung als um eine intrauterine Schädigung handelt.

517

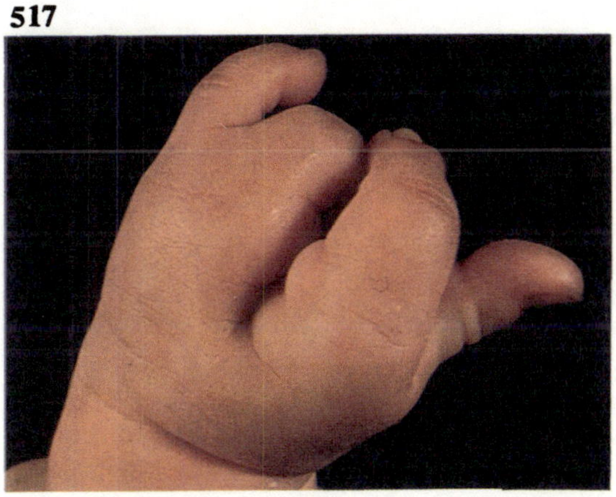

517 Angeborene Spalthand („Hummerschere“).

518

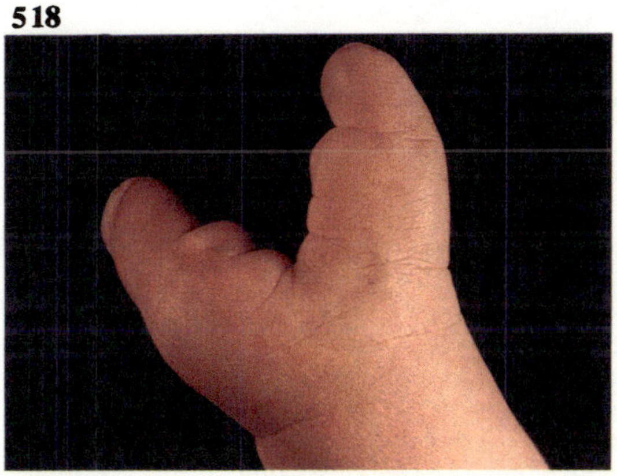

518 Oft ist die Beweglichkeit und damit die Funktion der Schere gut.

519

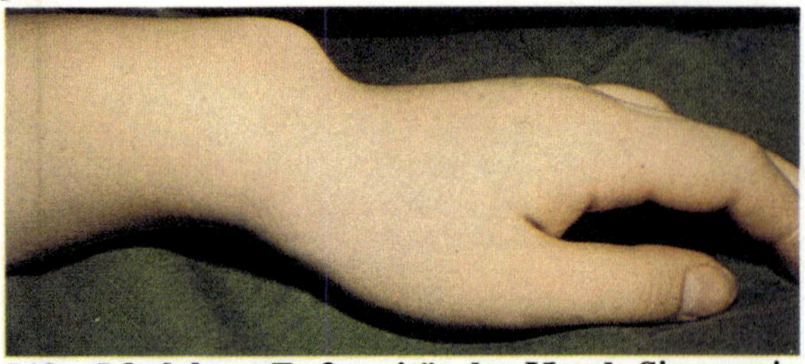

519 **Madelung-Deformität der Hand.** Sie manifestiert sich gewöhnlich um das 10. Lebensjahr und nimmt zu, bis das Wachstum abgeschlossen ist. Sie kann angeboren sein, ist aber oft Folge einer Verletzung der distalen Epiphysenfuge des Radius.

520

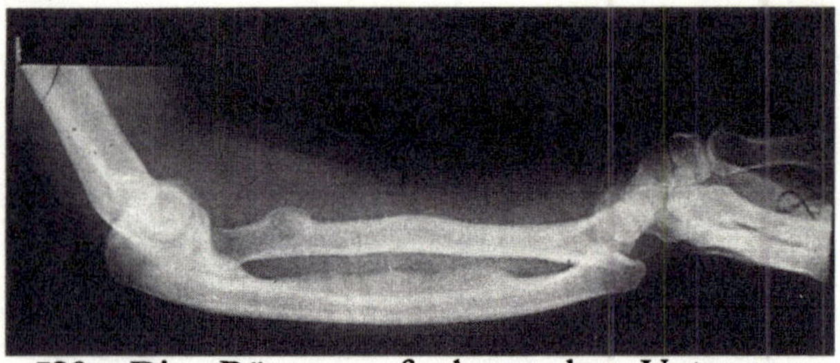

520 Die Röntgenaufnahme des Unterarmes zeigt die relativ lange Ulna bei der Madelung-Deformität.

521

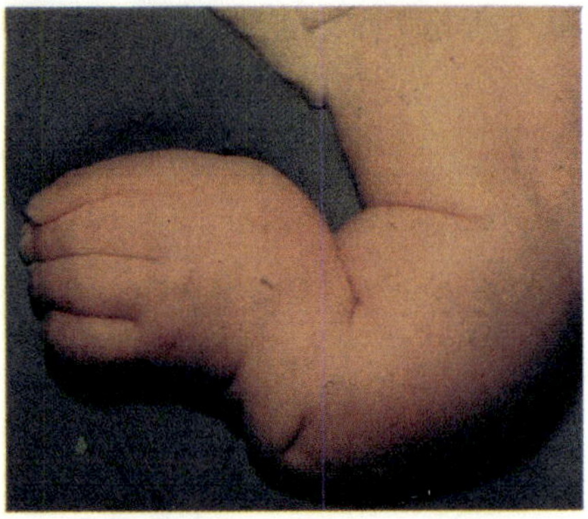

522

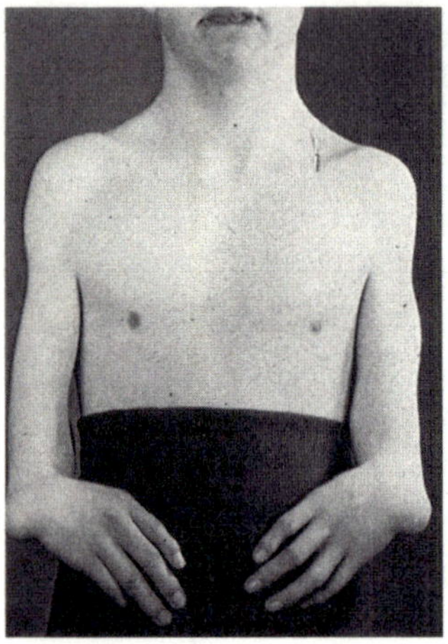

523

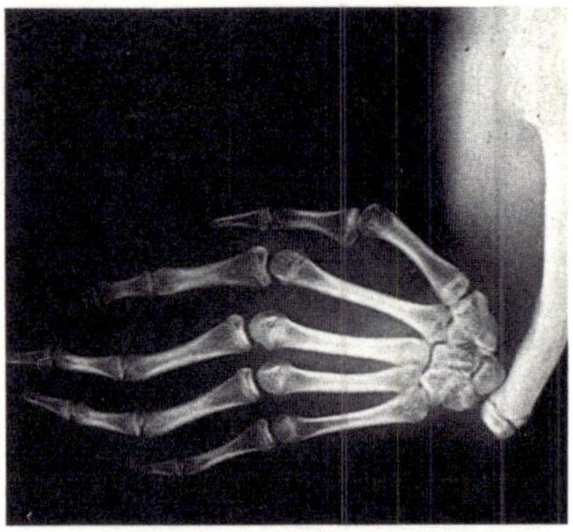

523 **Radiale Klumphand,** bei der ausnahmsweise der Daumenstrahl vorhanden ist.

521 **Radiale Klumphand.** Die gesamte präaxiale (radiale) Seite des Unterarmes ist unzureichend entwickelt oder fehlt. Der Daumen fehlt meist.

522 **Bilaterale radiale Klumphand.** Deutlich sichtbar ist die erhebliche Unterentwicklung des Unterarmes zwischen Ellenbogen und Hand.

524

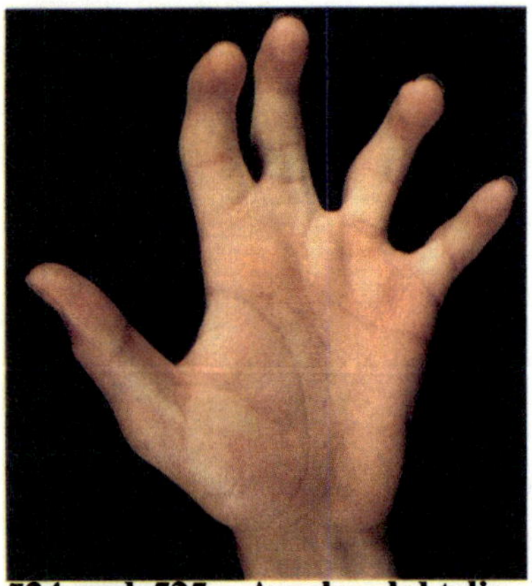

525

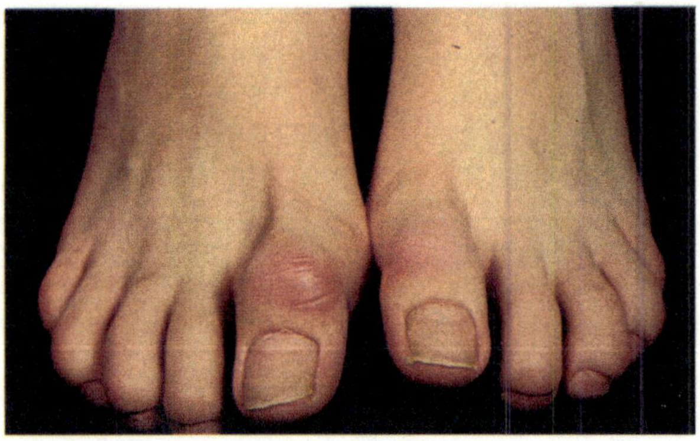

524 und 525 Arachnodaktylie. Die langen und schlanken Finger können auf allgemeine systemische Störungen hinweisen, die mit dieser Krankheit verbunden sind.

Die Füße des gleichen Patienten. Die Arachnodaktylie ist wahrscheinlich mit dem Marfan-Syndrom verwandt. Diese Erkrankung wird autosomal dominant vererbt. Ektopie der Augenlinse, Aortenaneurysma und Skoliose sind einige begleitende Auffälligkeiten.

526

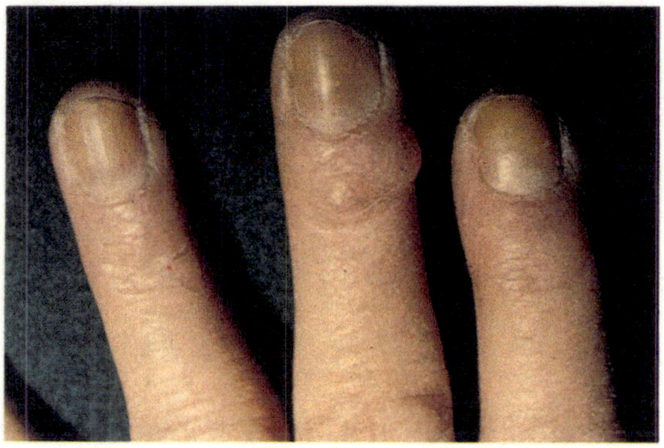

527

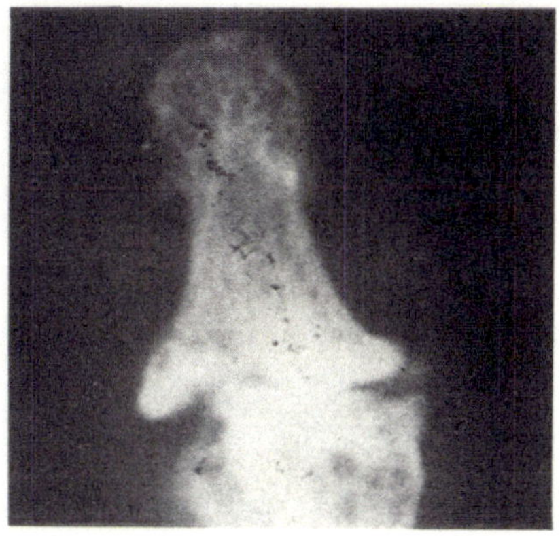

526 und 527 Zysten an der Dorsalseite des Fingerendgelenkes sind Folge einer Hypertrophie und einer vom erkrankten Gelenk ausgehenden Protrusion der Synovialis. Dieses Bild kennzeichnet eher eine generalisierte Arthrosis deformans als eine rheumatoide Arthritis.

528–531 Rheumatoide Arthritis (PCP) des Handgelenkes und der Finger: Diese Gelenke sind bei einer rheumatischen Erkrankung oft zuerst klinisch befallen. Üblicherweise sind die Metakarpophalangealgelenke betroffen. Die Röntgenaufnahmen zeigen eine destruktive Arthropathie. Die Seitansicht der Hände zeigt, daß die Beugesehnen der Kleinfinger spontan rupturiert sind.

528

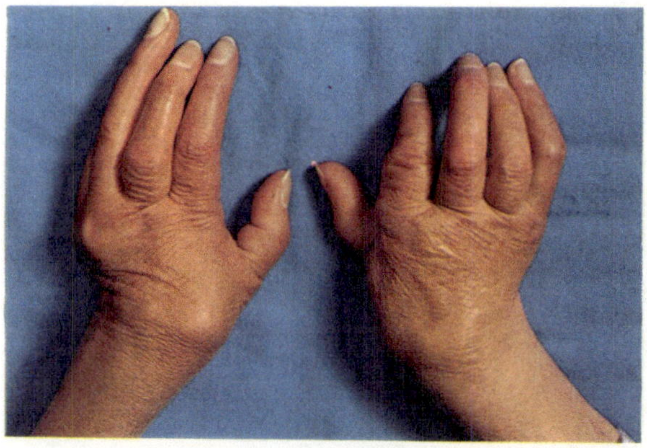

529

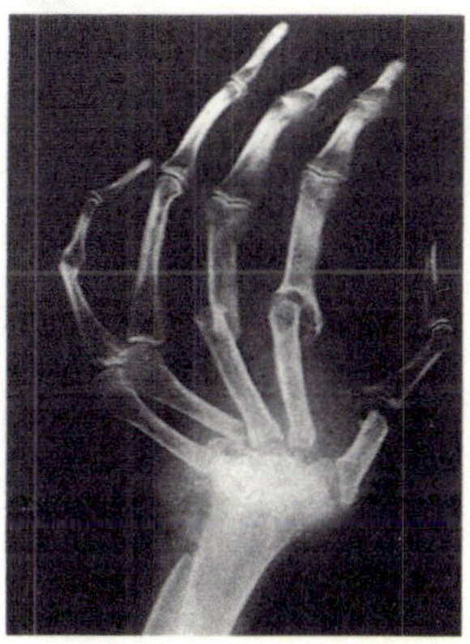

530

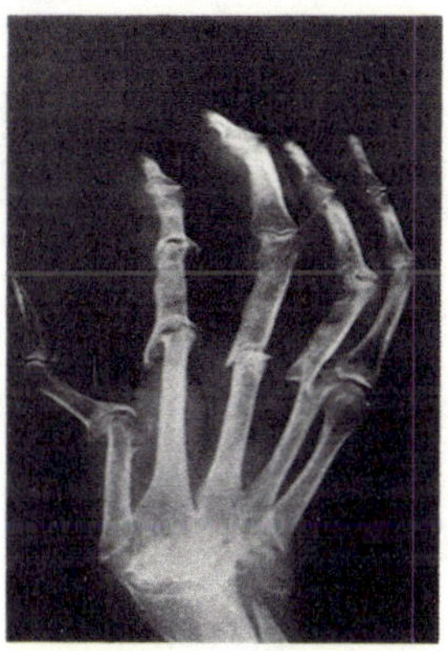

531

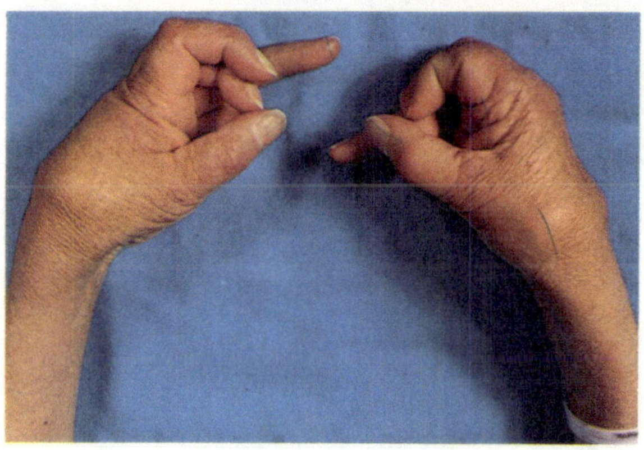

532

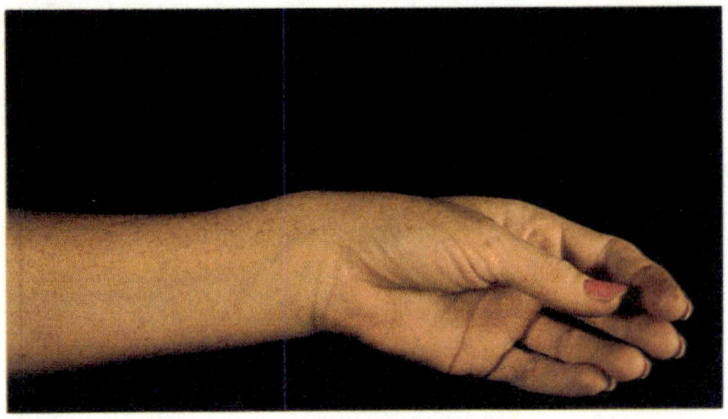

532 De Quervain-Krankheit: Die Tendovaginitis stenosans tritt üblicherweise im Sehnenfach auf, durch das die lange Daumensehne zieht. Es wird vom Retinaculum über den Extensoren gebildet. Die Schwellung auf der Radialseite des Handgelenkes ist im Profil dargestellt.

533

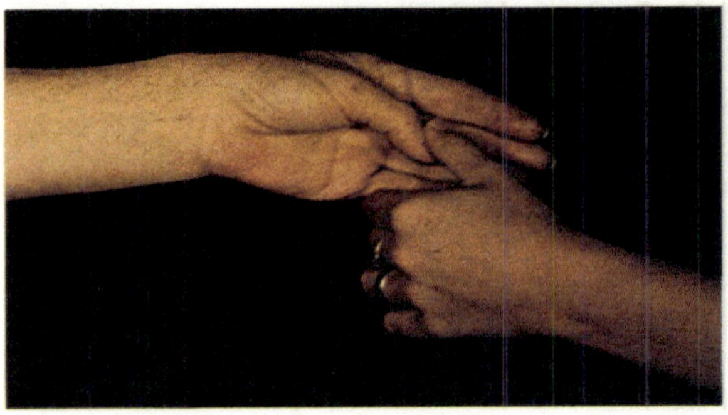

533 Die passive Ulnaradduktion des Daumens verschärft den Schmerz erheblich.

534

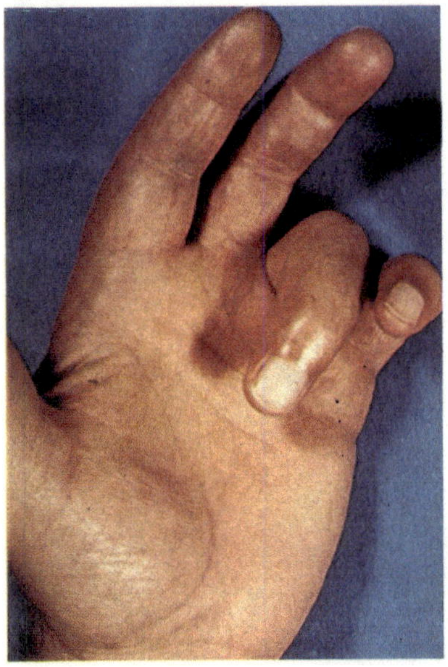

534 Schnellender Finger: Die stenosierende Tendosynovitis am Eingang zur fibrösen Beugesehnenscheide führt dazu, daß sich ein fibröses Knötchen in den langen Beugesehnen bildet. Dieses schnappt durch den Eingang der Scheide und verursacht das Schnellen des Fingers. Das Symptom ist die frühe Manifestation einer rheumatischen Erkrankung oder berufsbedingt.

535

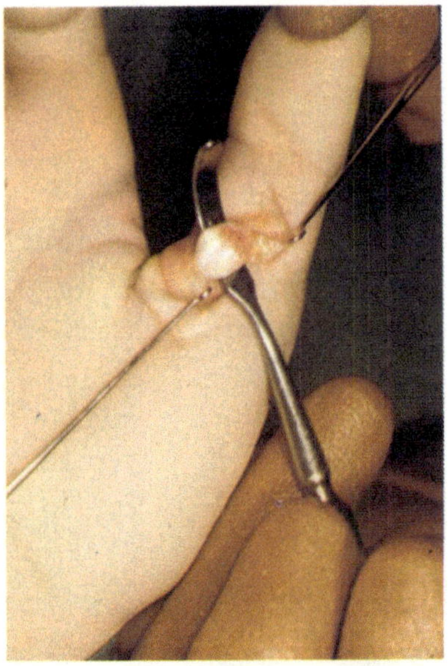

535 Schnellender Daumen: Die Sehne des M. flexor pollicis longus ist am Eingang der fibrösen Beugesehnenscheide (Ringband) dargestellt. Er findet sich entweder beim Neugeborenen aufgrund der fötalen Position des Daumens, der in die Hand gefaltet ist, als frühzeitige Manifestation einer rheumatischen Erkrankung oder berufsbedingt.

536

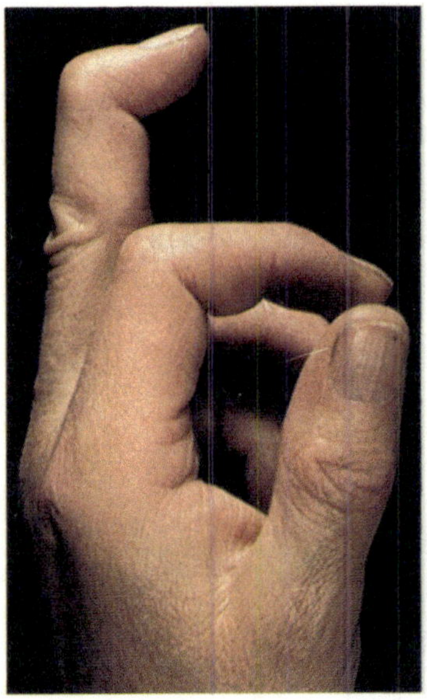

536 Mallet-Finger: Es handelt sich hier um den Ausriß am Ansatz der Extensorsehne, manchmal mit einem kleinen Knochenfragment. Ursache kann eine Trivialverletzung sein.

537

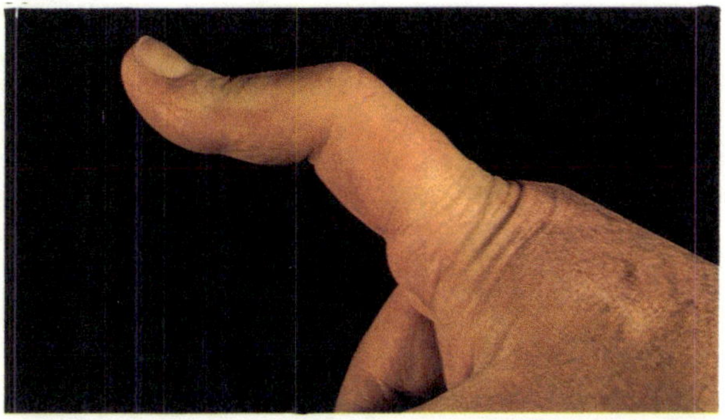

537 Knopfloch-Deformität: Die Ruptur im zentralen Anteil der Extensorsehne über dem proximalen Interphalangealgelenk erlaubt es dem Köpfchen der proximalen Phalanx, wie bei einem Knopfloch durch den Schlitz zu schlüpfen. Die lateralen Züge des Streckapparates dislozieren zur Seite und halten die Fehlstellung aufrecht.

538

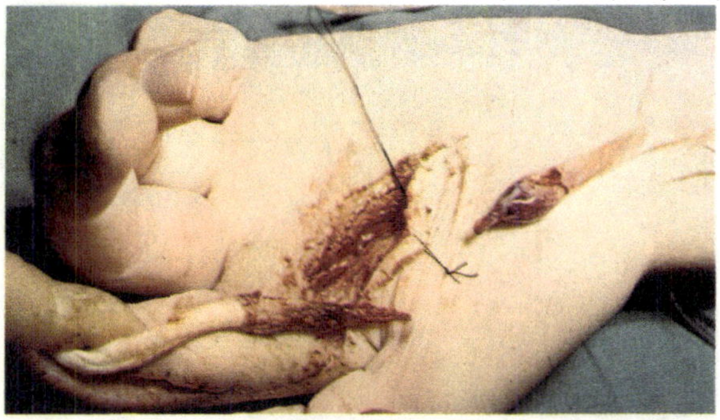

538 Ruptur der Sehne des M. flexor digitorum profundus des Zeigefingers: Die Ruptur der Beugesehnen im Bereich des Handgelenkes kommt bei rheumatoider Arthritis vor, allerdings weit weniger häufig als eine Ruptur der Strecksehnen. Die vermehrte Vaskularisierung der erkrankten Sehne, die der Ruptur vorausging, ist deutlich zu sehen.

539

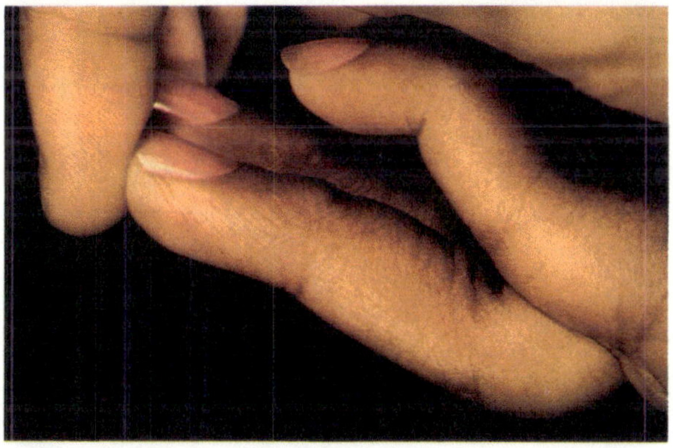

539 Schwanenhals-Deformität: Sie ist Folge einer Lösung der volaren Platte am proximalen Interphalangealgelenk, manchmal verbunden mit einem Ausriß der oberflächlichen Beugesehne.

540

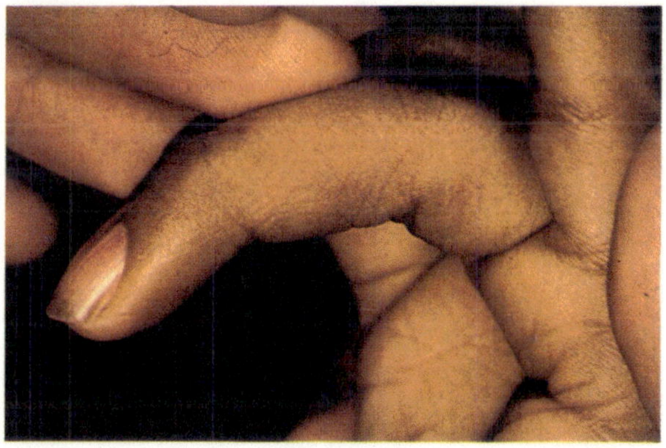

540 Diese Deformität läßt sich sofort durch die passive Beugung im proximalen Interphalangealgelenk korrigieren.

541

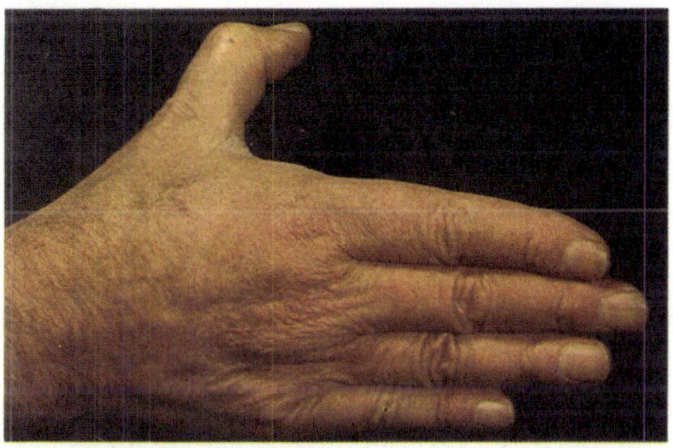

541 Ruptur der Sehne des M. extensor pollicis longus (M. e. p. l.)

542

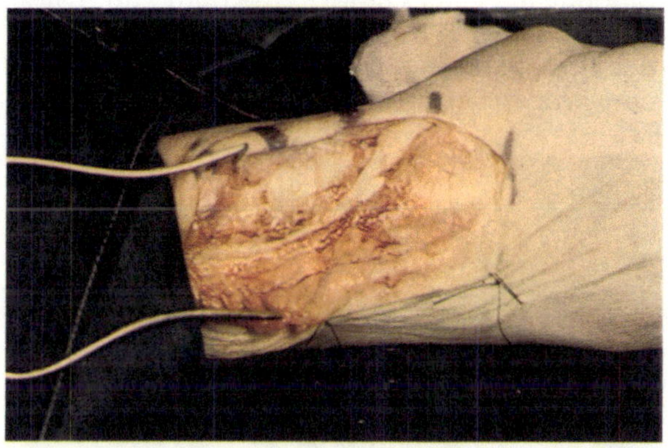

542 Die rupturierte Sehne des M. e. p. l. intraoperativ. Die Ruptur kann spontan bei einer rheumatoiden Arthritis auftreten oder nach einer Radiusbasisfraktur als Folge der Reibung über ein Knochenfragment an der Dorsalseite des Radius.

543

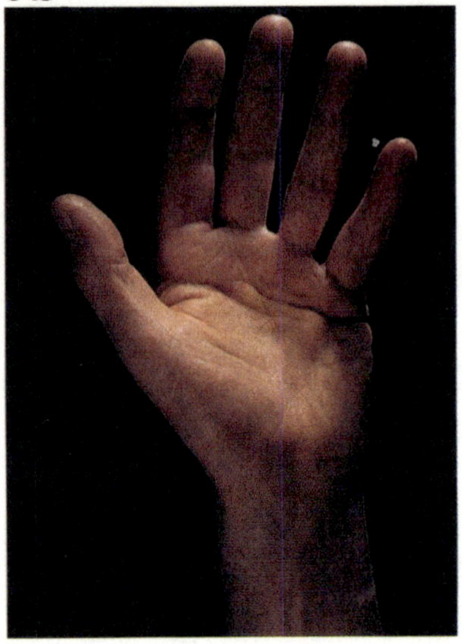

543 und 544 Dupuytren-Kontraktur. Die Verdickung und Kontraktur der Palmarfaszie unter Einbeziehung der Haut, über die proximalen Fingergelenke hinziehend, verursacht eine fixierte Kontraktur. Im Frühstadium ist nur ein Finger, oftmals der kleine Finger, betroffen. Die Erkrankung ist bei Männern zehnmal häufiger und wird wahrscheinlich geschlechtsgebunden autosomal dominant vererbt. Die fortschreitende Kontraktur aller Finger ist möglich.

544

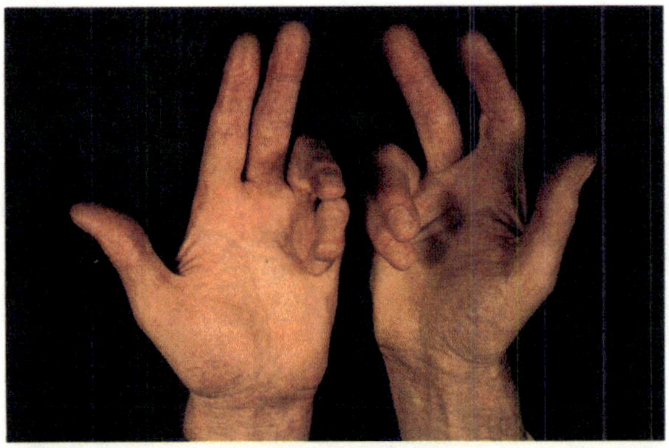

545

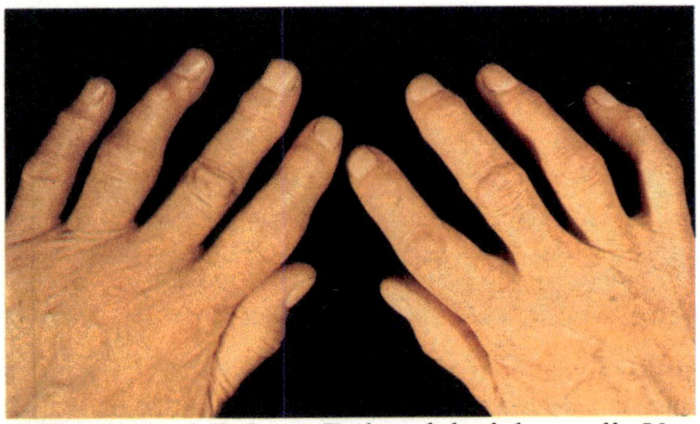

545 Garrod-Polster. Es handelt sich um die Verdickung des Subkutangewebes auf der Dorsalseite der proximalen Interphalangealgelenke in Verbindung mit einer Dupuytren-Kontraktur. Dieser Patient hat auch Heberden-Knötchen im Bereich der Endphalangen der Finger: Ein Hinweis auf eine primäre Arthrosis deformans.

546

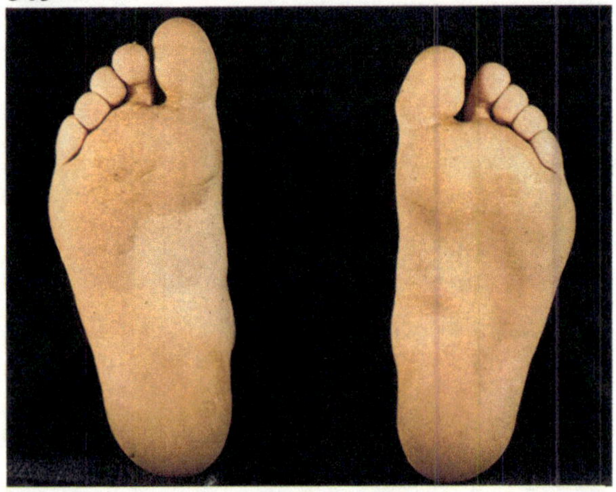

546 Morbus Ledderhose. Eine mit der Dupuytren-Kontraktur vergleichbare fibröse knötchenförmige Verdickung findet sich gelegentlich auch in der Plantarfaszie.

547

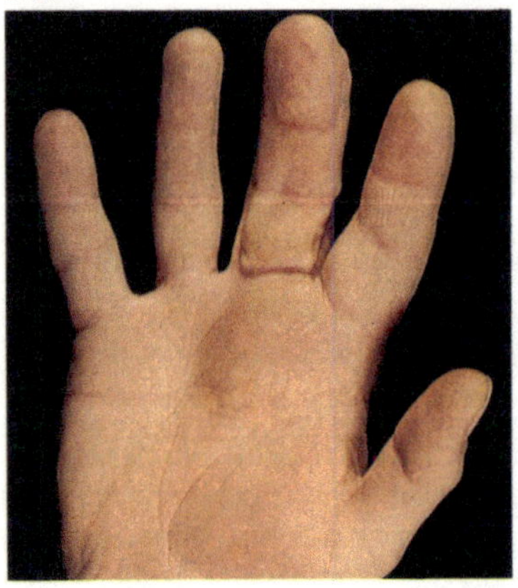

548

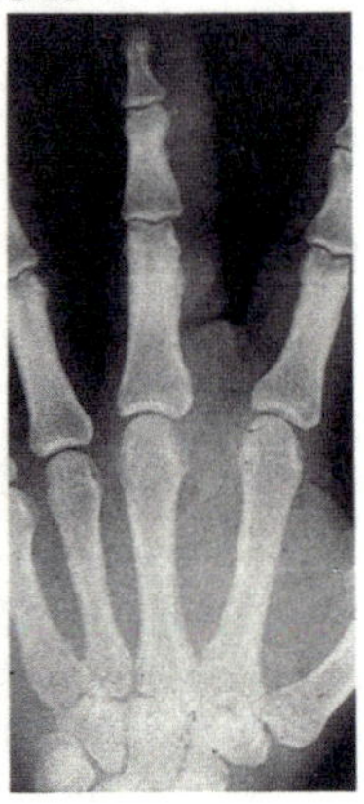

547 und 548 Lipofibromatose der Hand. Es handelt sich um einen seltenen und lokal invasiven Tumor mit Ähnlichkeit zur Dupuytren-Kontraktur. Auf der Röntgenaufnahme sind noduläre Weichteilschatten im Bereich des Mittelfingers sichtbar.

Volkmann-Kontraktur (Ischämische Muskelkontraktur)

549 und 550 Bei Streckung im Handgelenk werden die Finger durch die verkürzten Beugemuskeln in Flexionsstellung gezwungen. Wird das Handgelenk gebeugt, können die Finger gestreckt werden.

549

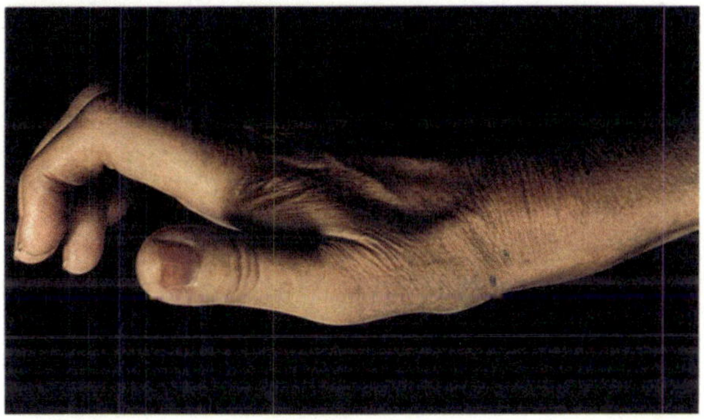

550

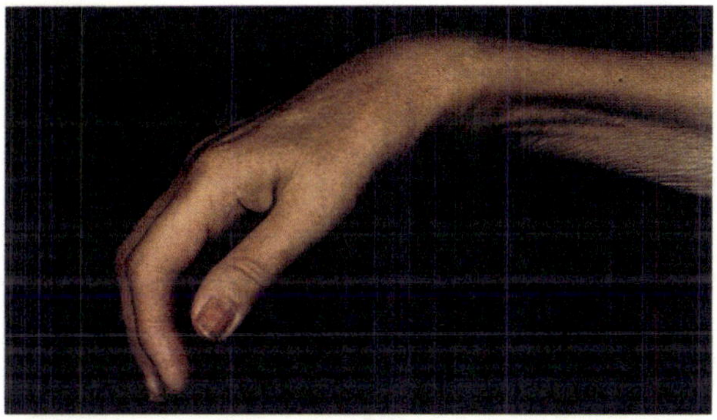

551 Ischämie der Muskeln und Nerven des Unterarmes: Die Finger sind gebeugt und die Intrinsicmuskeln der Hand deutlich atrophiert.

551

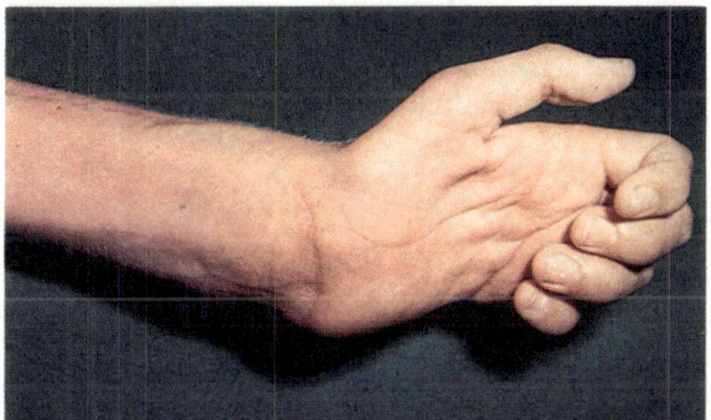

552 Intraoperatives Bild der Unterarmmuskulatur: Ein Teil der Muskulatur ist durch Narbengewebe ersetzt.

552

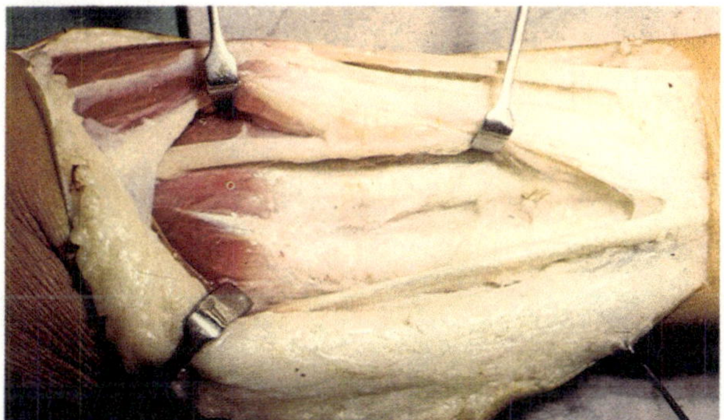

553

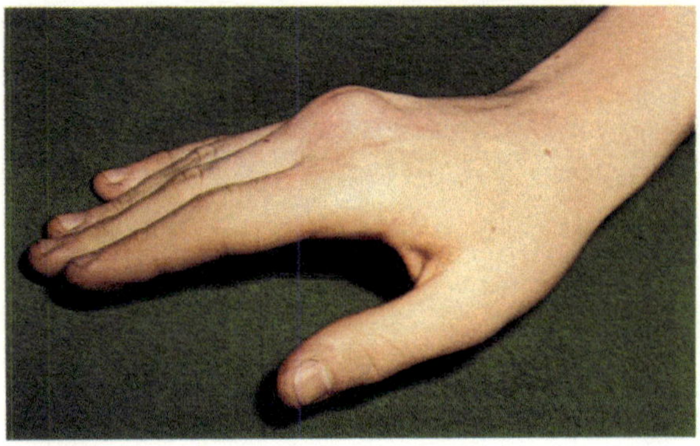

554

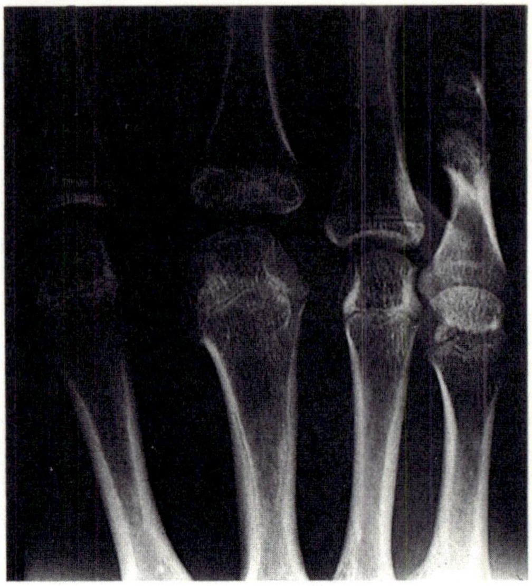

553 und 554 Enchondrom der Hand. Es handelt sich hier um eine isolierte Vergrößerung des Halses des mittleren Metakarpalknochen. Die Ausweitung von Hals und Schaft des Os metacarpale sind Folge eines einfachen Knorpeltumors.

555

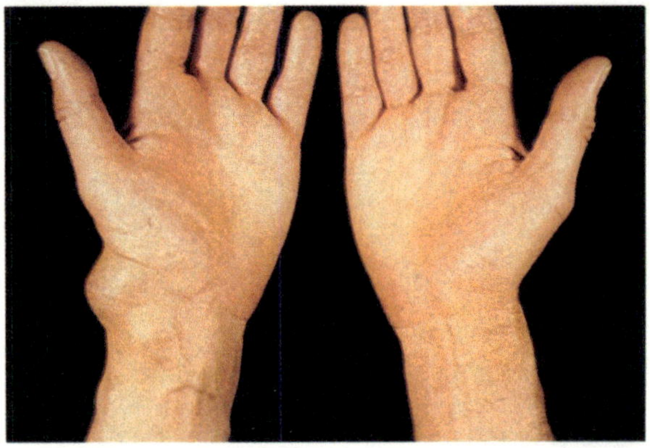

556

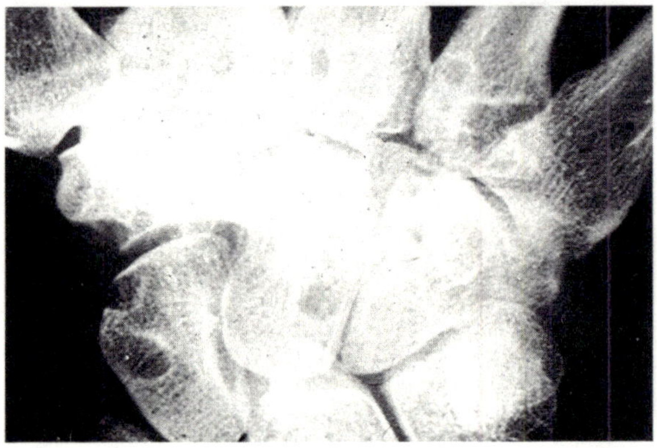

555 und 556 Pigmentierte villonoduläre Synovitis des Handgelenkes. Das Handgelenk ist geschwollen, einige kugelförmige Tumore finden sich an der Radialseite.

Das Gewebe ist von fester, doch weicher Konsistenz. Die Röntgenaufnahme zeigt, daß die PVNS multiple lytische Erosionen an den Knochen verursachen kann, die an die erkrankte Synovialmembran angrenzen.

557

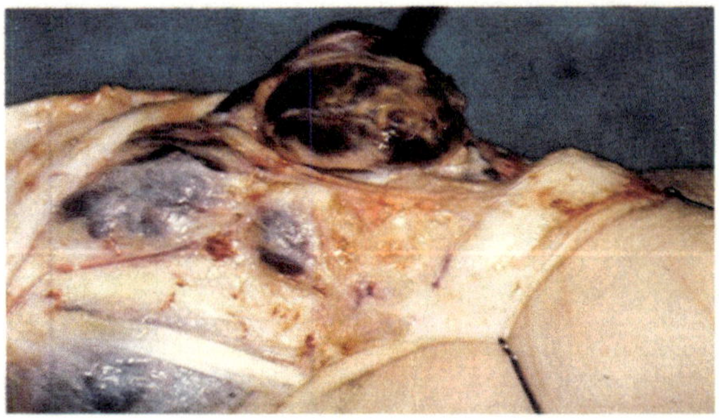

557 Bei der Operation wird sichtbar, daß nicht nur die Synovialmembran des Handgelenkes befallen sind, sondern außerdem die benachbarten Sehnenscheiden der Extensoren.

558

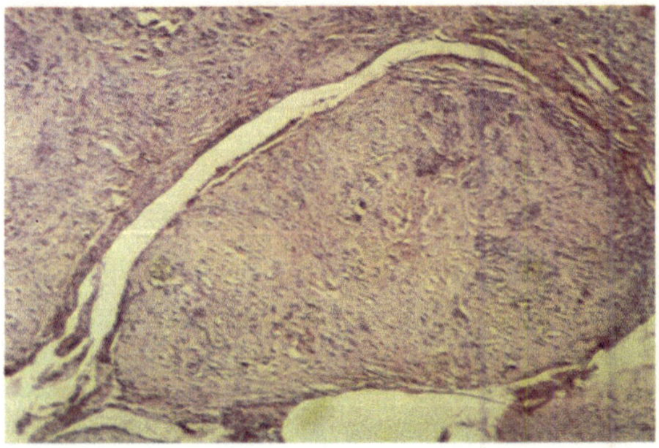

558 Operativ entferntes Präparat. Die blaugefärbten Gebiete enthalten Eisenpigment *(× 100).*

559

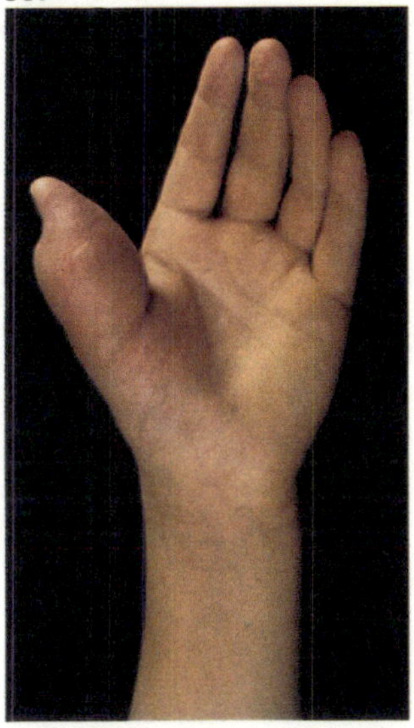

560

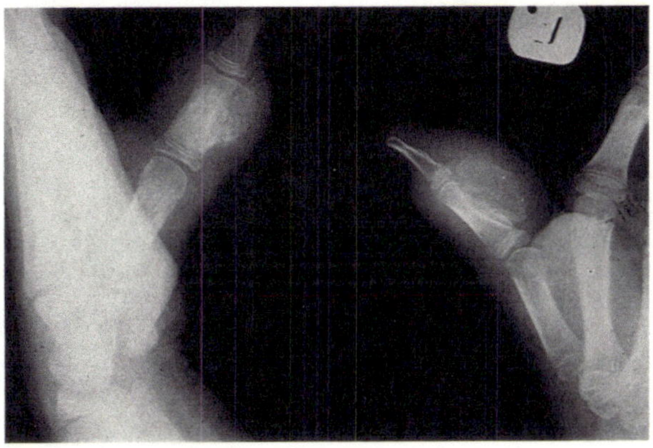

559 und 560 Dermoidzyste. Festes Weichteilgewebe vergrößerte fast den gesamten linken Daumen. Zeichen einer aktiven Entzündung bestanden nicht, ebenso war kein Trauma erinnerlich. Auf der Röntgenaufnahme war eine kalkdichte Masse sichtbar, die die proximale Phalanx erodiert zu haben schien. Die Diagnose einer Dermoidzyste wurde nach Exzision des Gewebes gesichert.

561

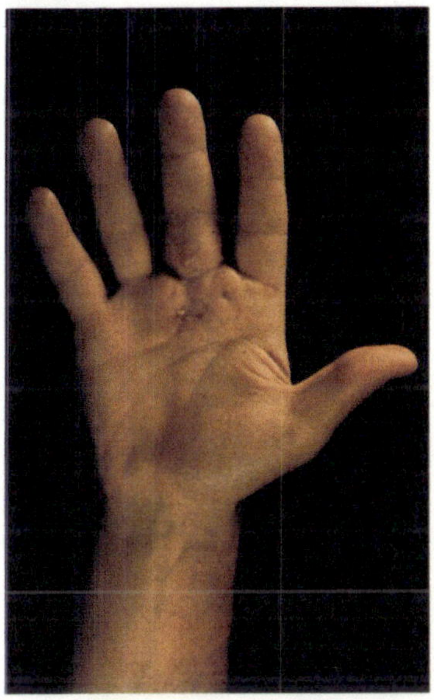

562

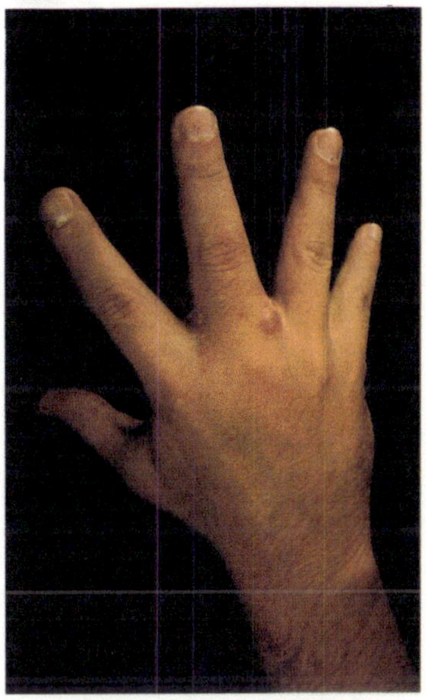

563

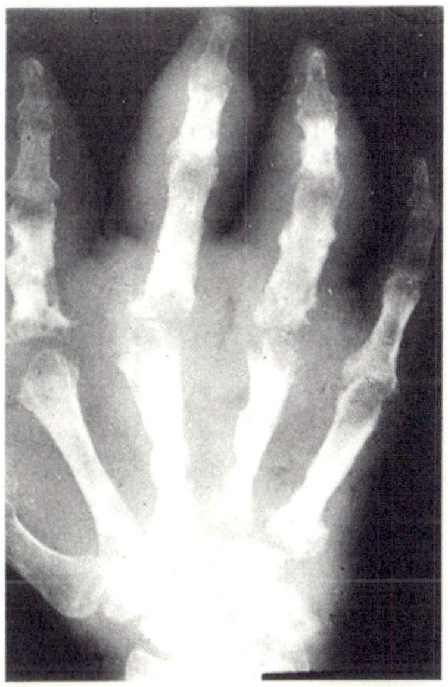

561–563 Madurahand: Es handelt sich um eine Pilzinfektion, die am Fuß (Mycetoma pedis) häufiger ist, jedoch gelegentlich auch die Hand befällt. Die Hand zeigt die typischen subkutanen Knötchen an der Basis des Mittelfingers. Das Röntgenbild zeigt den fortgeschrittenen Fall einer Madurahand.

564 **Raynaud-Phänomen.** Der durch Kälte hervorgerufene intermittierende Spasmus der kleinen peripheren Arteriolen führt zu einem Erblassen der Finger und Zehen. Die Ursachen sind vielfältig. In schweren Fällen kommen trophische Veränderungen bis hin zur Gangrän vor. Eine Ursache ist die zu lange Benutzung vibrierender Werkzeuge.

564

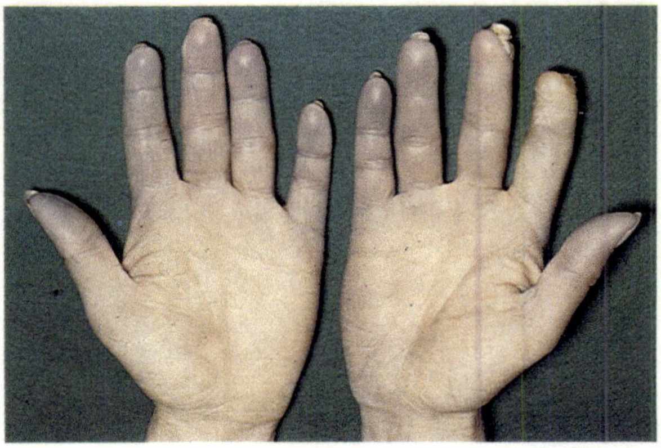

565 Verkalkung des Weichteilgewebes und Atrophie der Endphalangen finden sich sowohl bei der Kryopathie als auch beim chronischen Raynaud-Phänomen.

565

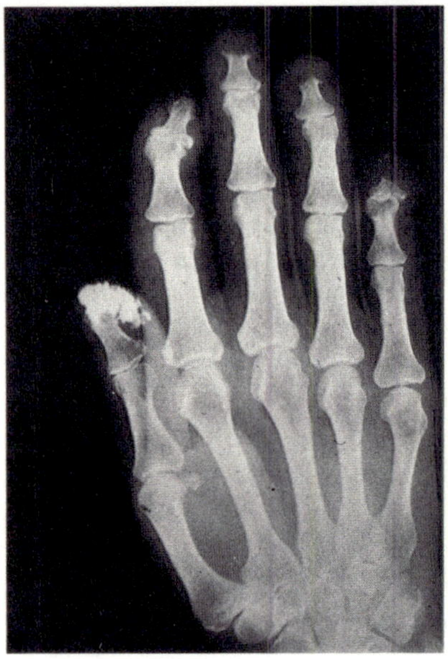

566

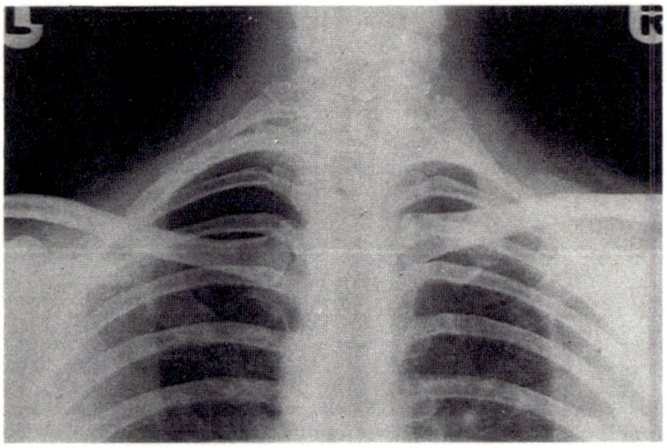

566 **Bilaterale Halsrippen,** die zu einer Irritation der zervikalen sympathischen Fasern führen, lassen sich im Röntgenbild nachweisen.

Periphere Nervenverletzungen mit Beteiligung der Hand

567

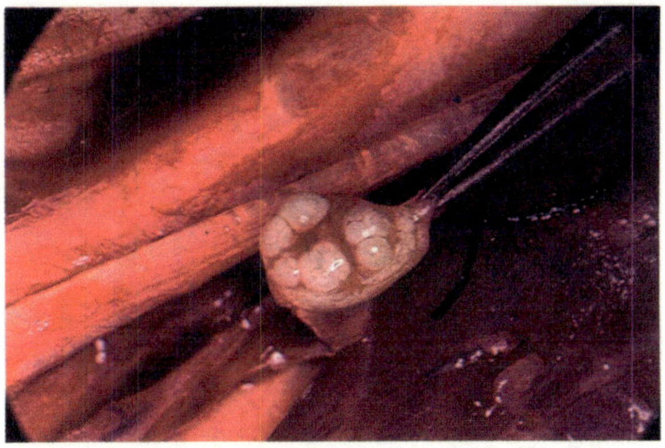

567 **Normale Nervenbündel** im Querschnitt.

568

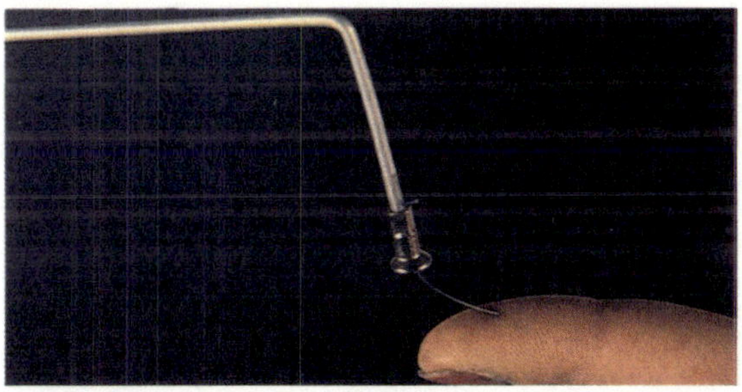

568 **Der Sensibilitätstest** der Haut ist bei Nervenverletzungen der Hand von erheblicher Bedeutung. Ein einfaches Hilfsmittel ist ein dünner Nylonfaden (Kaliber 0), der in einer rechtwinklig gebogenen Fahrradspeiche befestigt ist. Ein Druck, der 1 g eines Frey-Reizhaares entspricht, verformt den Nylonfaden.

569 **Quinizarine-Puder** wird durch Schweiß tiefblau, Areale ohne pseudomotorische Innervation – die in den sensorischen Nerven verläuft – bleiben unverändert. Der Test zeigt den gefühllosen Hautbezirk bei Medianusläsion. (In Deutschland wird Nynhydrin-Puder verwendet).

569

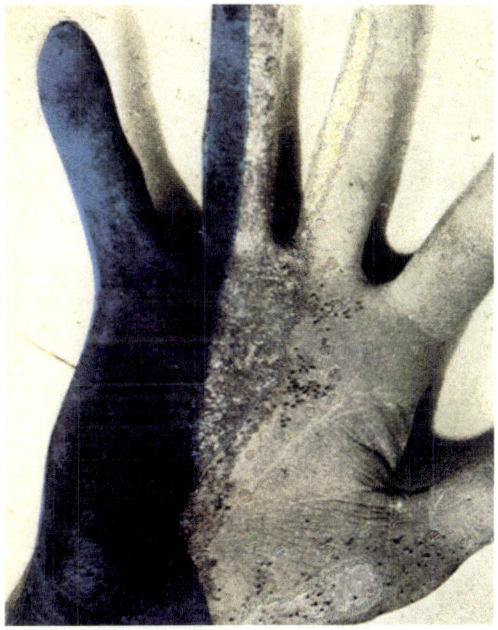

570

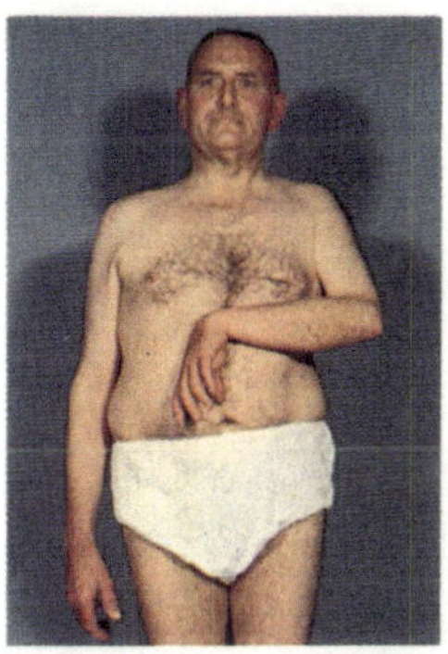

571

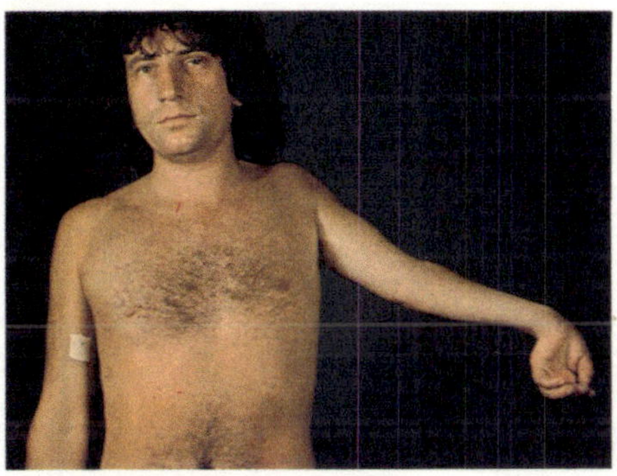

572 **Horner-Syndrom.** Der zervikale Sympathikus überkreuzt die Nervenwurzeln von Th 1 und kann bei einer Unterarmlähmung beschädigt werden. Dies führt zu Ptosis, Miosis und Enophthalmus (Horner-Trias).

572

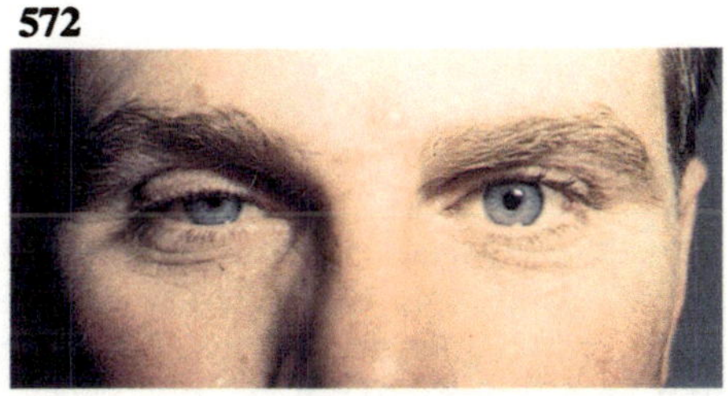

570 **Geburtsschaden: Oberarmtyp (Erbsche Lähmung).** Der Arm ist an den Körper gelegt, der Unterarm völlig proniert. Ursache ist die Lähmung der Schulterabduktoren sowie der Supinatoren des Unterarmes, die vom oberen Zweig des +6exus brachialis C 5/6/(7) versorgt werden. Die nicht betroffenen kräftigeren Muskeln verursachen die Fehlhaltung. Das führt zur charakteristischen Stellung eines „Kellners, der auf ein Trinkgeld wartet".

571 **Geburtsschaden: Unterarmtyp (Klumpke).** Diese weniger häufige Geburtsverletzung des Plexus brachialis (C 8/Th 1) resultiert meist aus einer Verletzung bei der Geburt, wenn der Arm gewaltsam nach oben über den Kopf gezogen wird. Die Abduktion in der Schulter ist möglich, der Unterarm wird in voller Supination mit einer Krallenstellung der Finger gehalten.

573

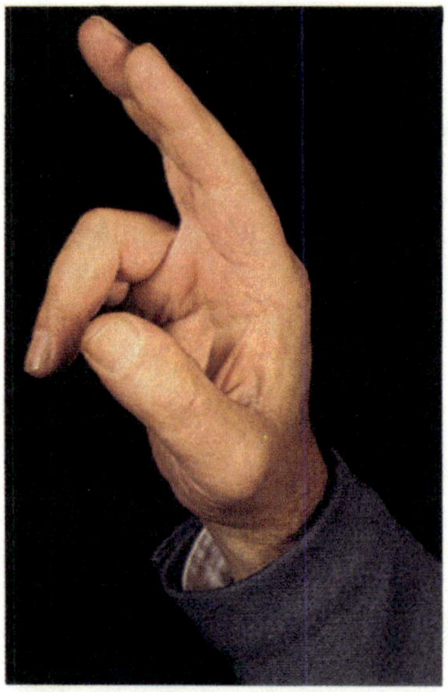

574

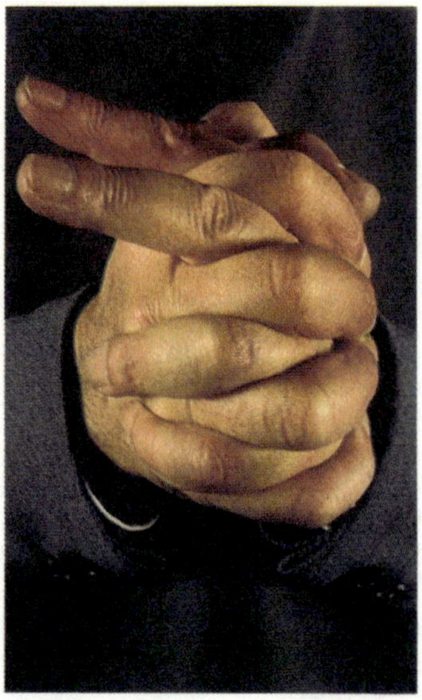

Verletzung des N. medianus

Eine hohe Medianusverletzung führt zu einem Verlust der Beugung im proximalen und distalen Interphalangealgelenk von Zeige- und Mittelfinger. Bei der hohen Paralyse des N. medianus können die beiden langen Flexoren des Zeige- und Mittelfingers beim Greifen nicht im Interphalangealgelenk beugen.

573 **Schwurhand.**

574 **Ochsner-Test:** Die Hände können nicht gefaltet werden.

575

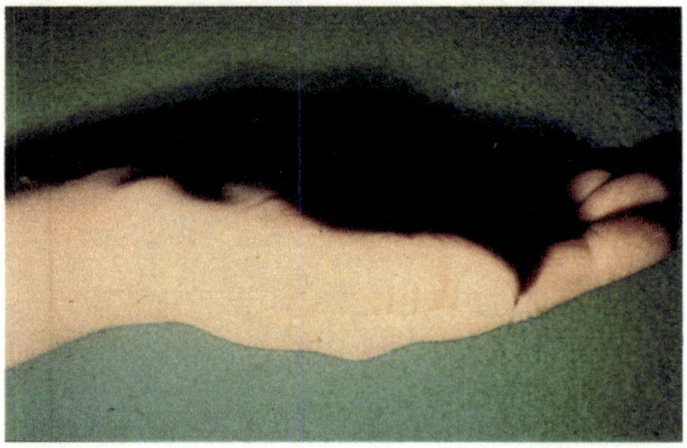

575 **Selektive Atrophie der Thenarmuskeln.** Das Foto wurde speziell ausgeleuchtet, um das Fehlen des Muskelbauches des Abductor pollicis brevis zu zeigen. Dies kann ein wichtiges Zeichen für eine Verletzung des N. medianus sein, z. B. nach einer Kompression im Karpaltunnel.

576

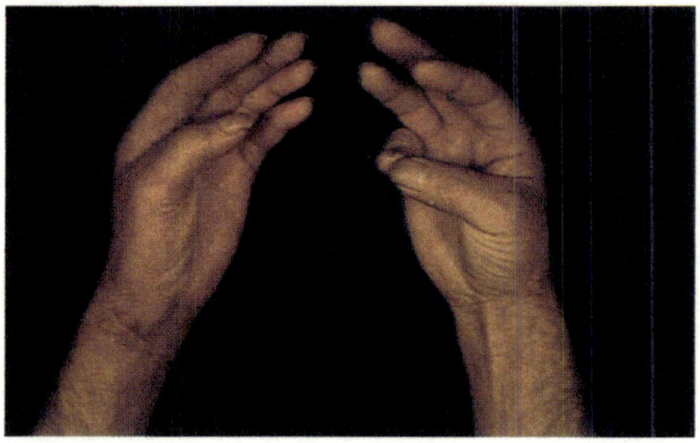

576 **Opposition des Daumens:** Ein frühzeitiges und verläßliches Zeichen einer Schädigung des N. medianus. Der rechte Daumen opponiert voll zum kleinen Finger, während dies auf der linken Seite nicht möglich ist. Wegen der verminderten Rotation ist hier auch ein geringerer Anteil des Daumennagels sichtbar.

577

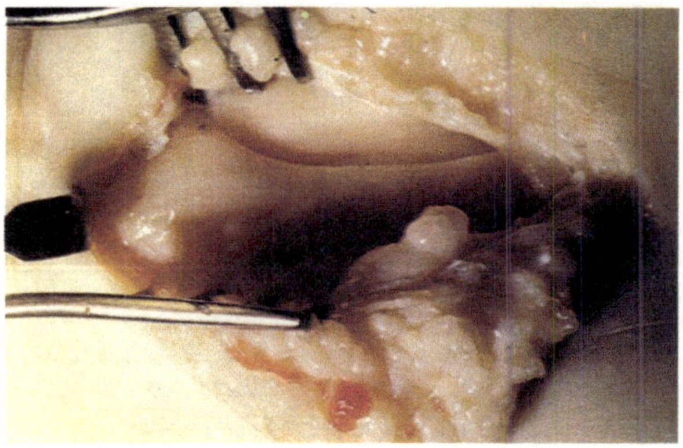

577 **Karpaltunnel-Syndrom.** Die Kompression des N. medianus ist nach Teilung des fibrösen Karpaltunnels deutlich zu sehen. Gleich proximal der Kompression ist der Nerv durch ein Pseudoneurom – es handelt sich um ein Gliom – deutlich verdickt (Folge einer endoneuralen Fibrose). Die Spreizhaken sind in Höhe des Karpalbandes eingesetzt.

578

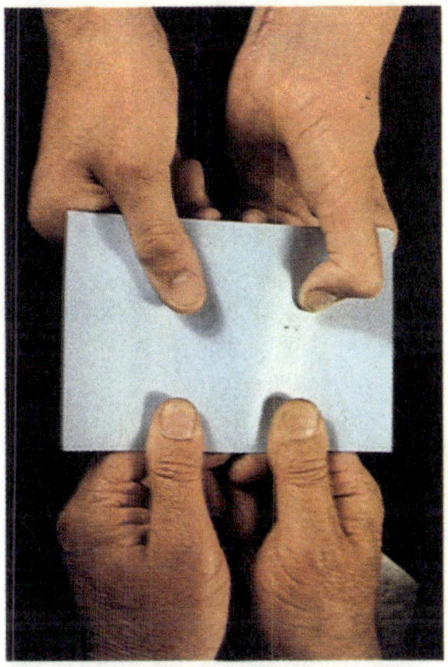

579

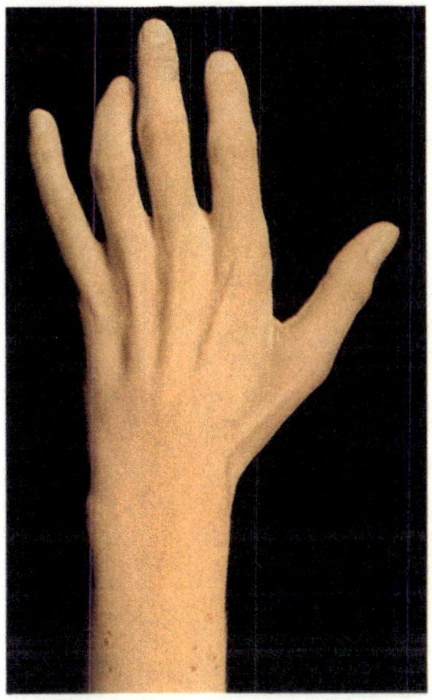

580

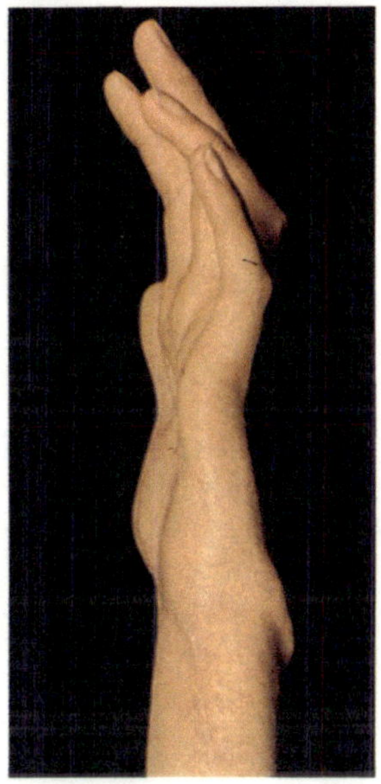

578 Froment-Zeichen: Beim Versuch, ein Blatt mit Daumen und Zeigefinger zu halten, beugt der Patient den linken Daumen; geschwächt sind der M. adductor pollicis und der M. flexor pollicis brevis.

579 und 580 Die Atrophie der Mm. interossei wird durch die Ausmuldung zwischen den Strecksehnen deutlich. Im seitlichen Bild ist die Haltung der Finger und die deutliche Atrophie der hypothenaren Muskeln klar erkennbar.

581

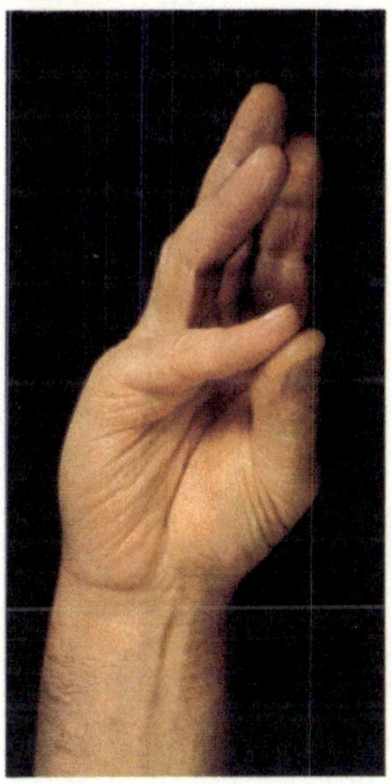

582

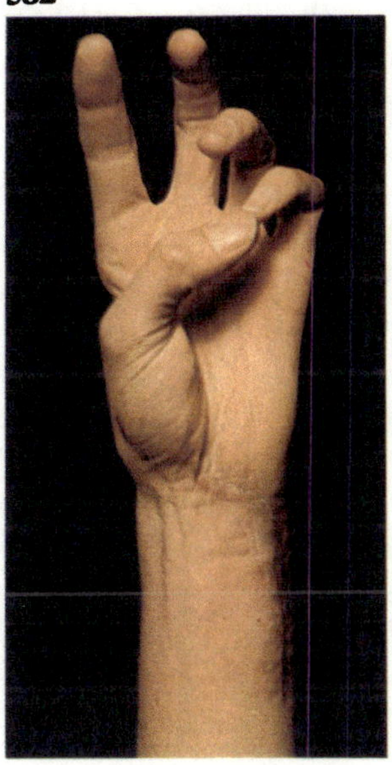

581 Normale Opposition von Kleinfinger und Daumen. Die Finger werden im Metakarpophalangeal-Gelenk gebeugt, die Interphalangealgelenke sind gestreckt.

582 Bei Ulnaris-Lähmung ist eine deutliche Atrophie der Hypothenarmuskeln und des M. adductor pollicis festzustellen. Daher findet sich auch hier eine unvollständige Opposition des Kleinfingers zum Daumen – obwohl dies eher ein Zeichen der Lähmung des N. medianus ist.

583

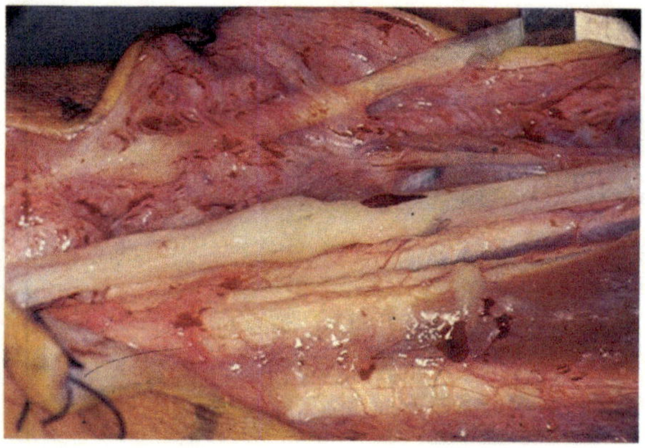

583 „Neurom". Kontinuitätsunterbrechung des N. ulnaris direkt über dem Handgelenk. Der Nerv ist zerstört, doch das Perineurium bleibt intakt. Am Ort der Verletzung ist der Nerv verdünnt, gleich proximal davon ist er durch ein traumatisches Neurom oder Neurinom verdickt.

584

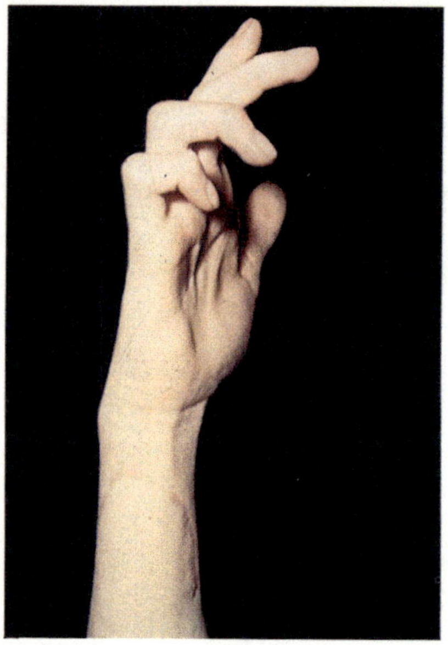

584 Krallenhand nach einer distalen Verletzung des N. ulnaris. Bemerkenswert ist die Überstrekkung in den MP-Gelenken und die deutliche Beugung in den Interphalangealgelenken als Folge der Lähmung der Intrinsicmuskeln. Für die langen Beuger und Strecker gibt es daher kein Gegengewicht. Mittel- und Zeigefinger sind weniger betroffen, weil ihre Lumbricalmuskeln durch den N. medianus versorgt werden. Die Störung des Muskelgleichgewichtes ist daher bei diesen beiden Fingern weniger ausgeprägt.

585

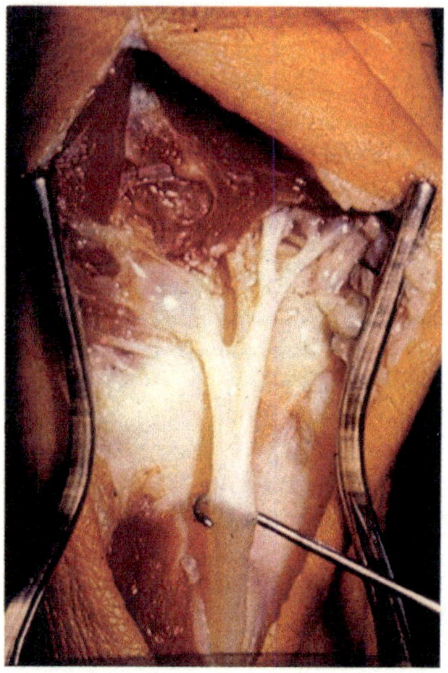

585 Ein Ganglion drückt hier – an der Verzweigungsstelle zu Beginn der Handfläche – selektiv auf den tiefen Ast des N. ulnaris.

586

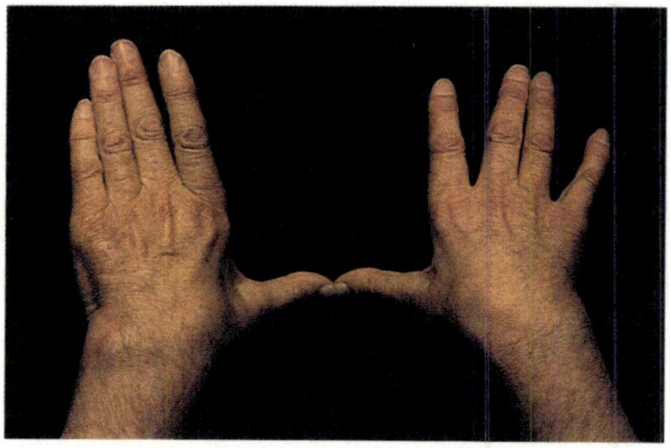

586 Selektive Atrophie des ersten dorsalen M. interosseus und des M. adductor pollicis der linken Hand.

587

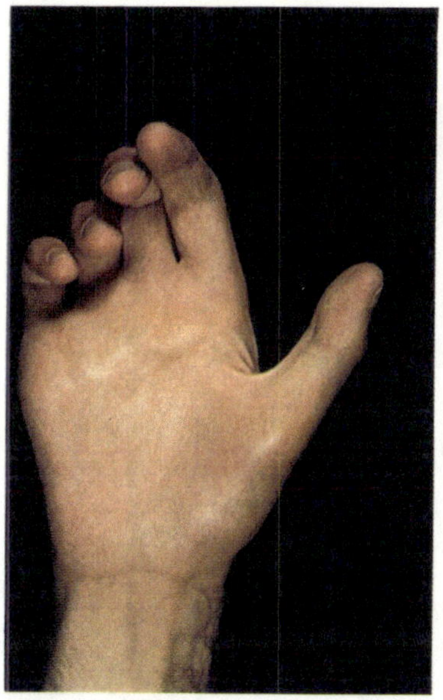

588

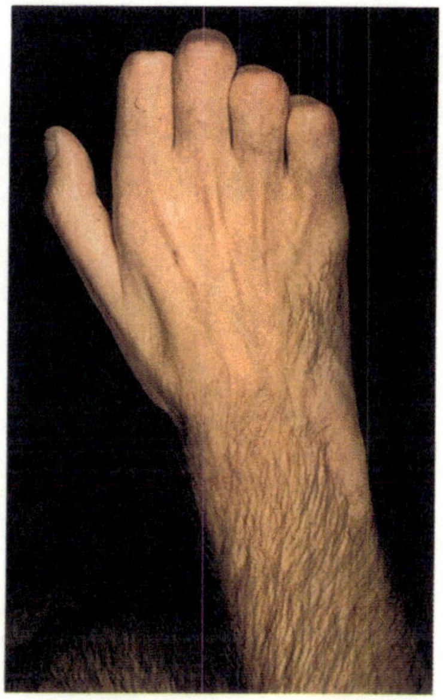

587 und 588 Die kombinierte distale Verletzung des N. medianus und N. ulnaris führt zur schwersten Form der Krallenhand. Die fixierte Krallenstellung der Finger sowie die dünne und atrophische Haut sind deutlich sichtbar. Die gesamte Intrinsicmuskulatur ist erheblich atrophiert.

589

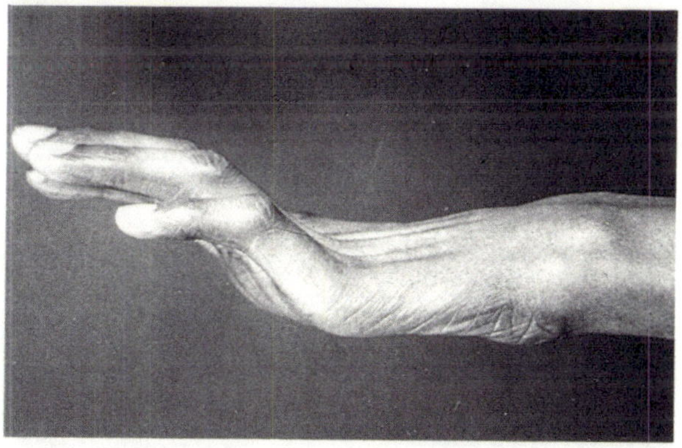

589 Lähmung der Intrinsicmuskulatur nach Poliomyelitis in der Kindheit. Die Hyperextension in den MP-Gelenken und die Beugung in den proximalen IP-Gelenken wird durch die langen Extensoren und Flexoren verursacht, da die muskulären Gegenspieler fehlen.

590

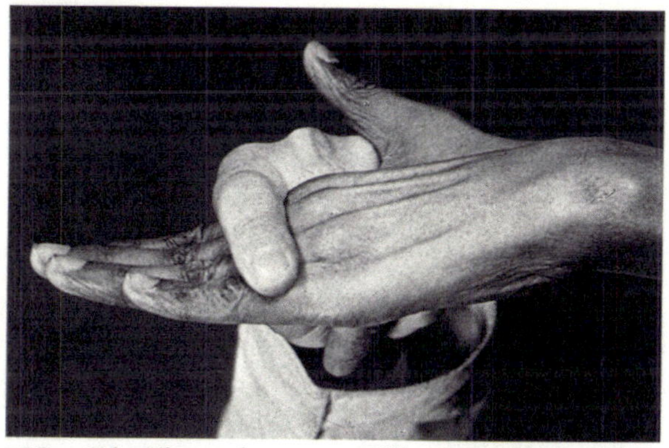

590 Die Finger können völlig gestreckt werden, wenn die gelähmte Intrinsicmuskulatur passiv durch die Hand des Untersuchers ersetzt wird.

591

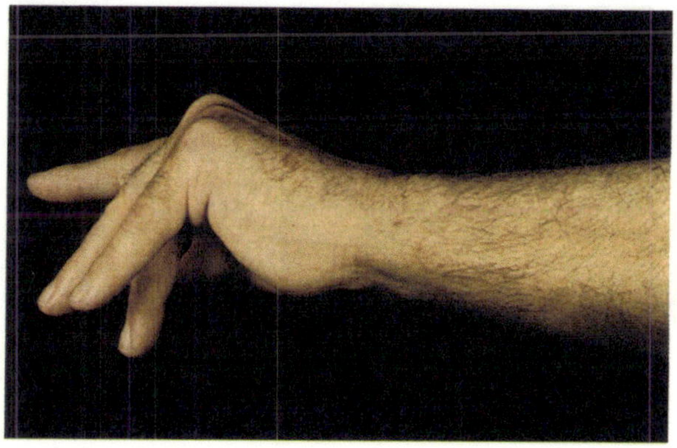

591 Hysterische Kontraktion der Hand. Eine Analyse der Kräfte, die zur Herstellung eines Muskelgleichgewichtes bei dieser Handstellung nötig sind, zeigt, daß es anatomisch unmöglich ist, sie durch irgendeine Form eines Nervenschadens zu erklären. Differentialdiagnostisch zu erwägen wäre eine ischämische Kontraktur der kleinen Handmuskeln. Es besteht eine gewisse Ähnlichkeit zum Trousseau-Zeichen („Pfötchenstellung“). Der Zustand tritt jedoch nur auf einer Seite auf, und es gibt keinen Hinweis für eine Tetanie. Er ist ein Beispiel für eine motorische Hysterie.

592

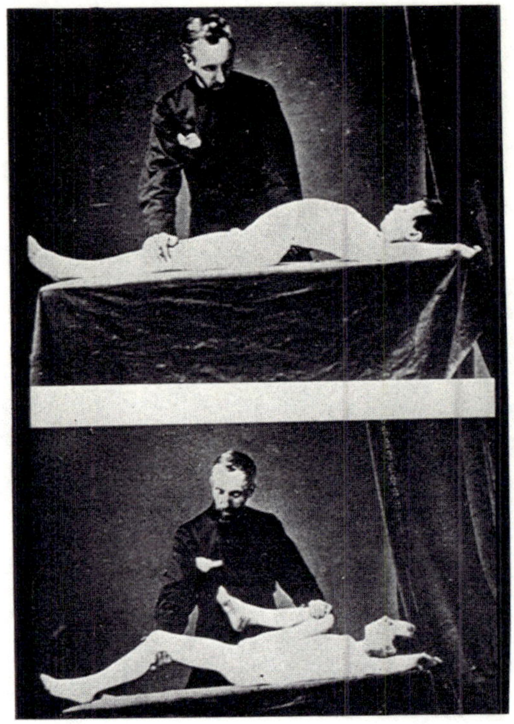

592 Hugh Owen-Thomas zeigt hier seinen Test, um eine versteckte fixierte Beugestellung nachzuweisen.

593

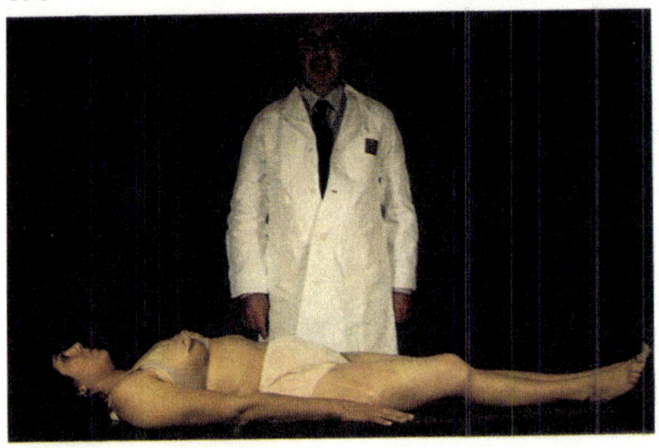

594

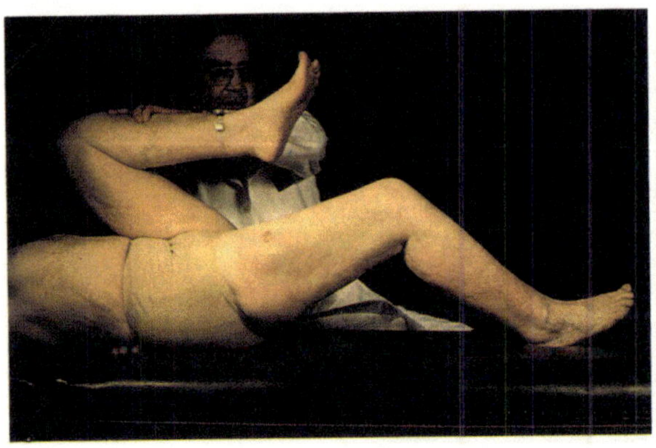

593 und 594 Thomas-Handgriff. Der Patient liegt flach auf einer Liege. Jede fixierte Beugefehlstellung wird durch eine Beckenneigung verdeckt, die zu einer Zunahme der normalen Lendenlordose führt. Wird die Hüfte der Gegenseite gebeugt, um die Lendenlordose aufzuheben (die Hand des Untersuchers liegt unter der Lendenwirbelsäule, um dies nachzuprüfen), wird eine Beugekontraktur der Hüfte deutlich sichtbar.

595

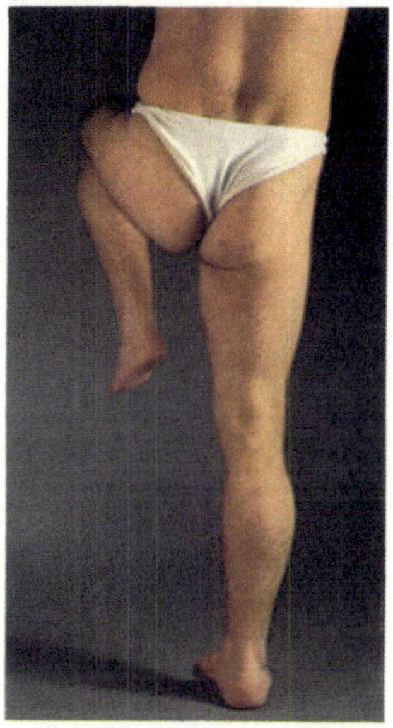

596

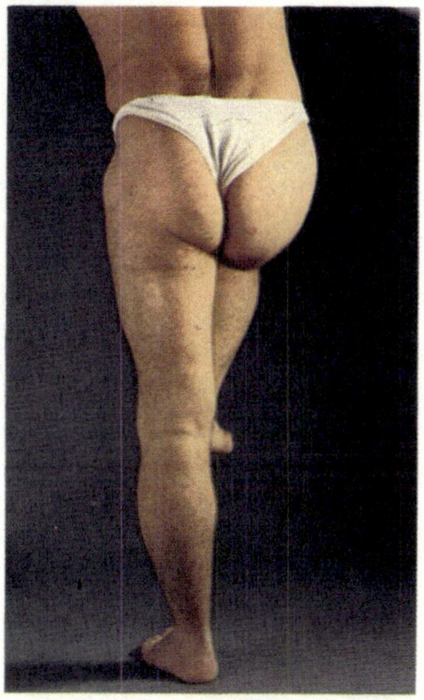

597

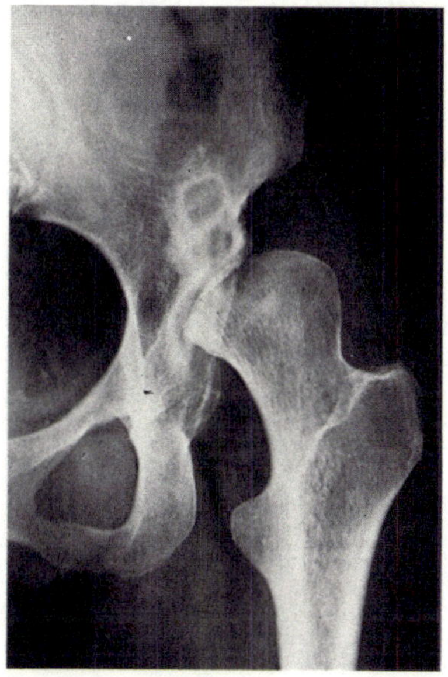

595–597 Trendelenburg-Zeichen. Wenn der Patient auf einem Bein steht, hängt die Stabilität der Hüfte von zwei prinzipiellen Faktoren ab: den wirksamen Muskeln zwischen Becken und Trochanter major und einem stabilen, zentral sitzenden Hüftkopf. Ist dieser Mechanismus aus irgendeinem Grund gestört, ist der Test positiv.

Der Patient steht auf dem gesunden Bein: Der Rumpf neigt sich zur gleichen Seite, das Becken neigt sich zur gleichen Seite und wird dort stabilisiert, die andere Gesäßhälfte wird dadurch angehoben.

Zu beachten ist die Lage der Glutealfalten. Die rechte Hüfte ist stabil: Der Test ist negativ.

Der Patient steht dann auf der betroffenen Seite. Die Stabilisierung ist nicht mehr gewährleistet, und das Gesäß auf der Gegenseite sinkt nach unten; die linke Hüfte ist instabil: Der Test fällt positiv aus. Ursache der Instabilität ist in diesem Falle die Subluxationsstellung der Hüfte, so daß der Abstützpunkt für die pelvi-femorale Muskulatur nicht vorhanden ist.

598

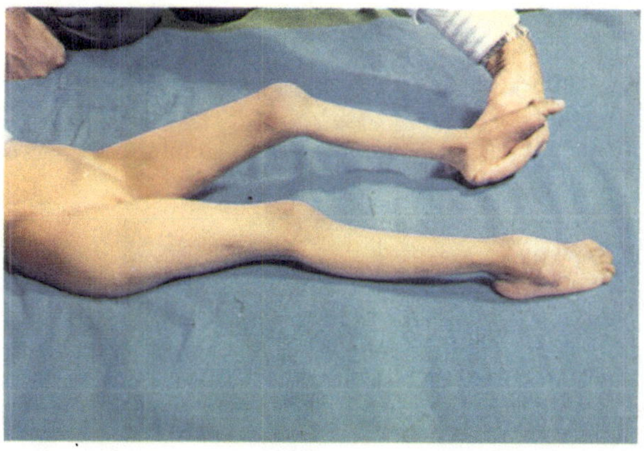

599

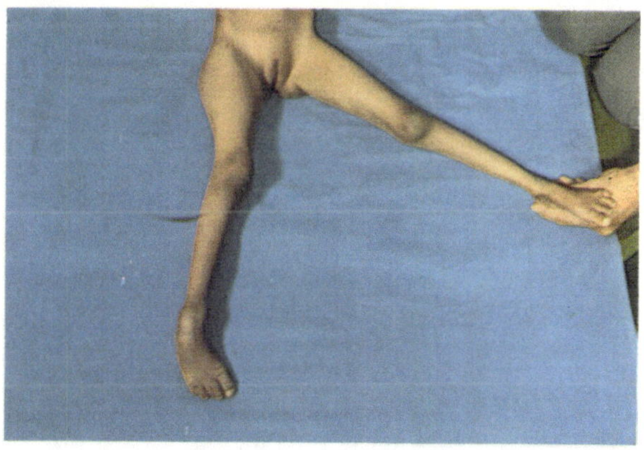

598 und 599 Yount-Test. Dieses Kind hat eine Beugekontraktur im linken Hüft- und Kniegelenk. Ursache ist der kontrakte M. tensor fasciae latae, der über Hüft- und Kniegelenk zieht. Wird die Hüfte abduziert, um den M. tensor fasciae latae zu relaxieren, nimmt die deutliche Beugestellung von Hüft- und Kniegelenk ab.

Beinlängendifferenz

Eine Beinlängendifferenz kann viele Ursachen haben. Im einfachsten Falle handelt es sich um eine Verkürzung in irgendeinem Bereich eines Beines oder um eine Verlängerung auf der anderen Seite.

600

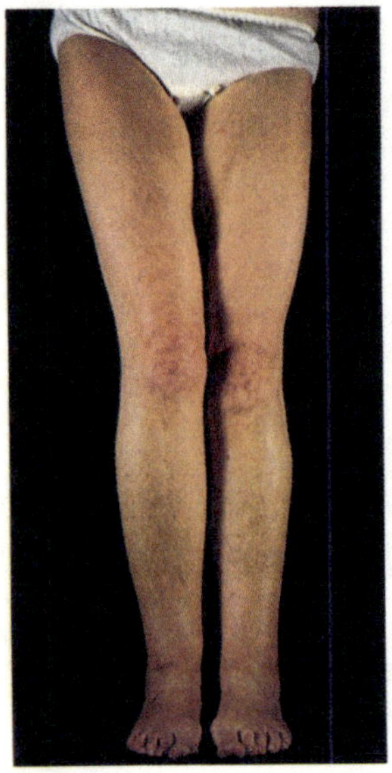

601

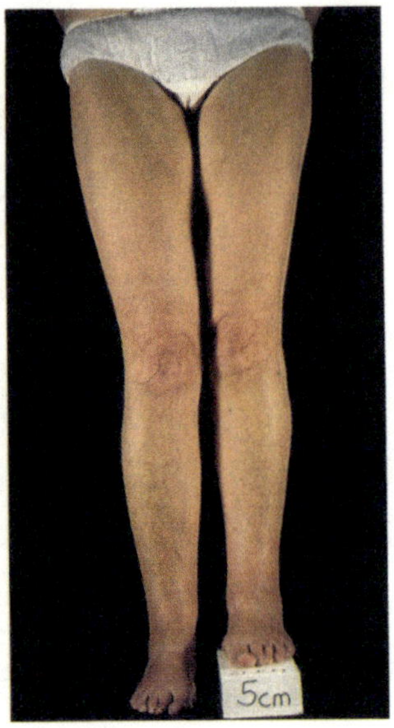

600 und 601 Echte Verkürzung. Steht der Patient aufrecht, ist das Becken wegen der Beinverkürzung links geneigt. Ein Block von 5 cm Höhe unter dem linken Bein begradigt das Becken und zeigt damit die wahre Beinlängendifferenz an.

602

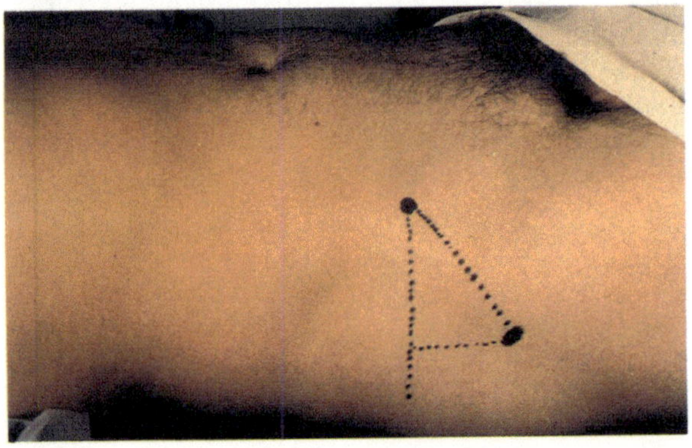

602 Bryant-Dreieck. Eine Verkürzung kann oberhalb oder unterhalb des Trochanter major vorkommen, also z. B. im Bereich von Schenkelhals und Hüftgelenk oder darunter. Die Beziehung zwischen der Spina iliaca anterior superior und der Spitze des Trochanter majors wird dabei durch Linien abgeschätzt, die von der Spina iliaca anterior superior vertikal nach unten und zur Spitze des Trochanter majors gezogen werden. Die Basis des Dreiecks macht eine Aussage über den Schenkelhalswinkel des Femurs. Normalerweise ergibt sich ein mehr oder weniger gleichschenkliges Dreieck. In der Praxis ist es nicht nötig, das Bryant-Dreieck aufzuzeichnen. Seine Gestalt läßt sich leicht palpatorisch abschätzen, wenn der Daumen auf die Spina iliaca anterior superior und die Fingerspitzen auf die Spitze des Trochanter majors gelegt werden. Die beiden Katheten des Dreiecks lassen sich gut vergleichen.

603

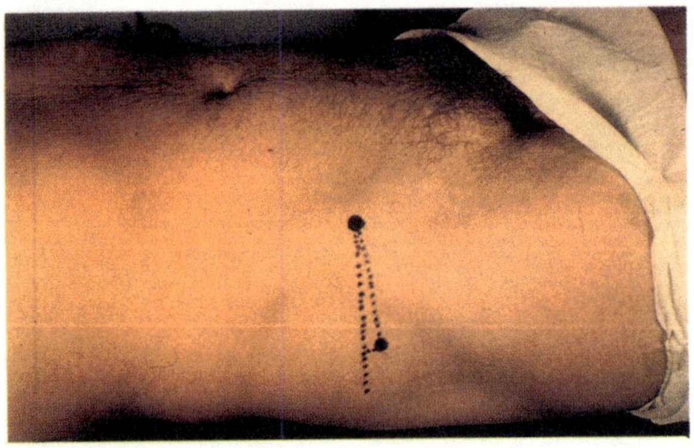

603 Echte Verkürzung. Die Beinverkürzung liegt hier oberhalb des Trochanter, weil die Basis des Dreiecks verkleinert ist und der Trochanter jetzt nahezu vertikal unter der Spina iliaca liegt.

604

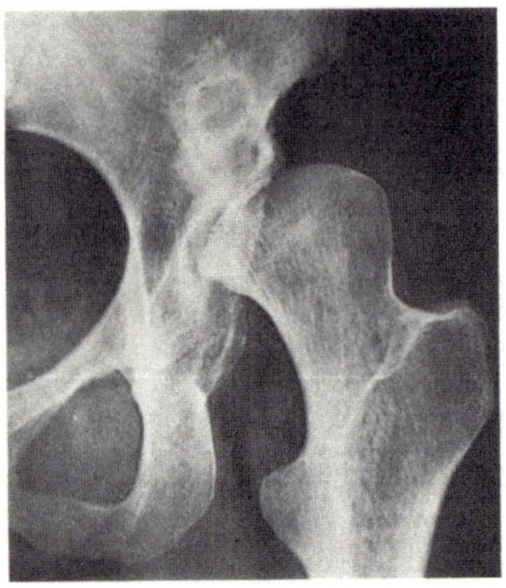

604 Die Röntgenaufnahme zeigt, daß die Verkürzung Folge einer Luxation des Schenkelhalskopfes ist.

605

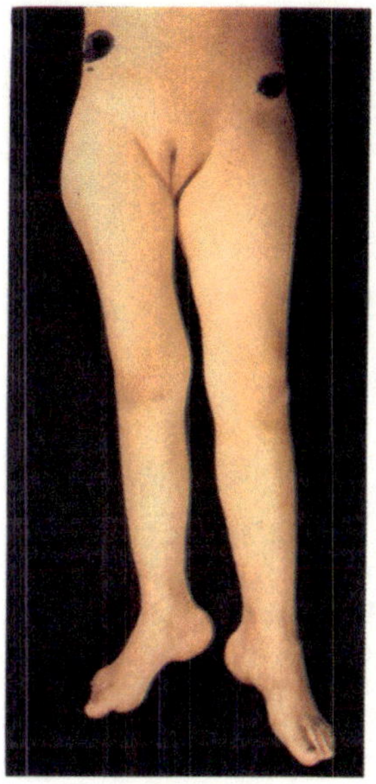

606

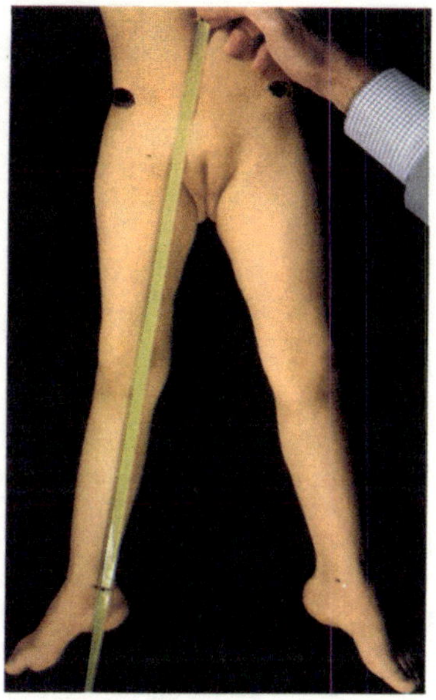

605 und 606 Scheinbare Beinverlängerung. Eine Beinlängendifferenz kann auch nur scheinbar vorhanden sein. Die fixierte Adduktionskontraktur der Hüfte bewirkt eine scheinbare Verkürzung, eine fixierte Abduktion dagegen eine scheinbare Verlängerung. Dieses Kind hat eine Abduktionskontraktur im linken Hüftgelenk. Ursache ist eine Muskelkontraktur nach Poliomyelitis. Das linke Bein scheint verlängert. Wird jedoch das rechte Bein bei der gleichen Abduktionshaltung wie das linke vermessen, sind beide Beine gleichlang.

607

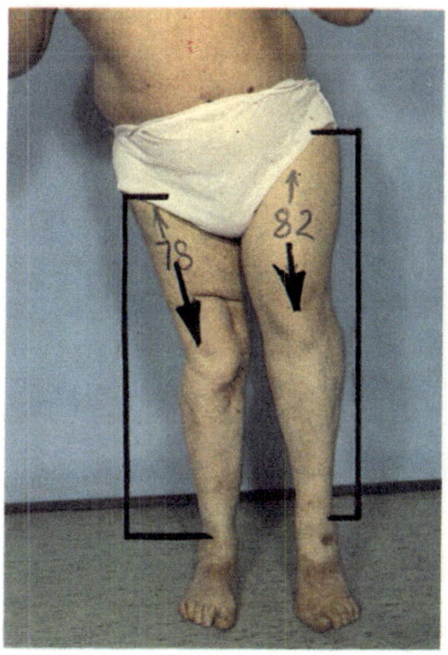

608

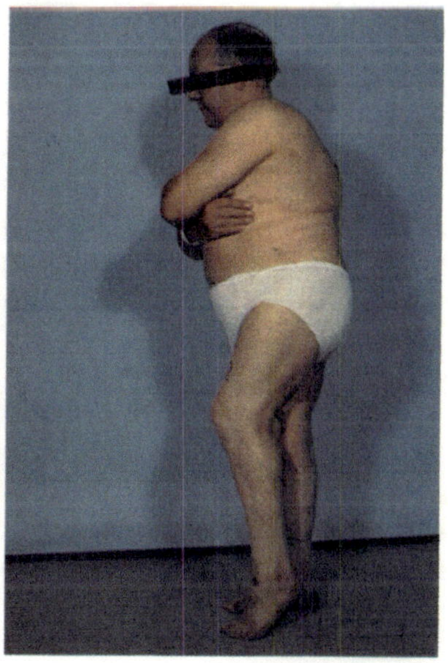

607 und 608 Komplexe Beinlängendifferenz. Die Ursache der Beinlängendifferenz kann komplexer Art sein. Die echte Verkürzung des einen Beines kann durch die offensichtliche Verkürzung auf der Gegenseite – hier durch die Deformierung der Hüfte verursacht – verdeckt oder übertroffen werden. Dieser Patient steht auf der linken Zehenspitze, so daß der linke Unterschenkel verkürzt scheint. Tatsächlich ist aber das rechte Bein kürzer. Die schwere Adduktionskontraktur der linken Hüfte führt zu einer Überkompensation der Längendifferenz.

609

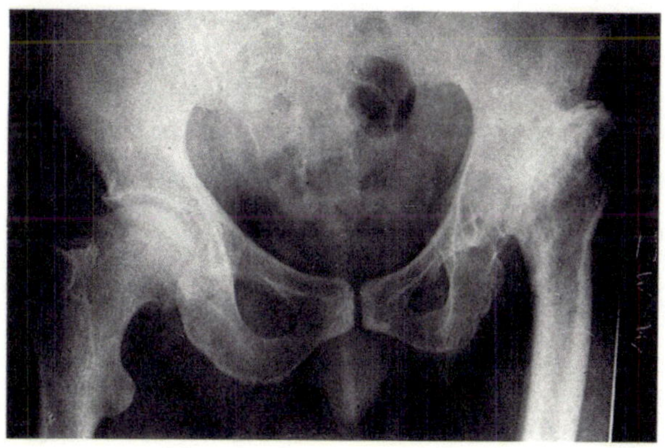

609 Die Röntgenaufnahme der Hüfte zeigt die schwere Adduktionsfehlstellung links. Sie verursacht eine scheinbare Verkürzung des linken Beines, obwohl es tatsächlich das längere ist.

610

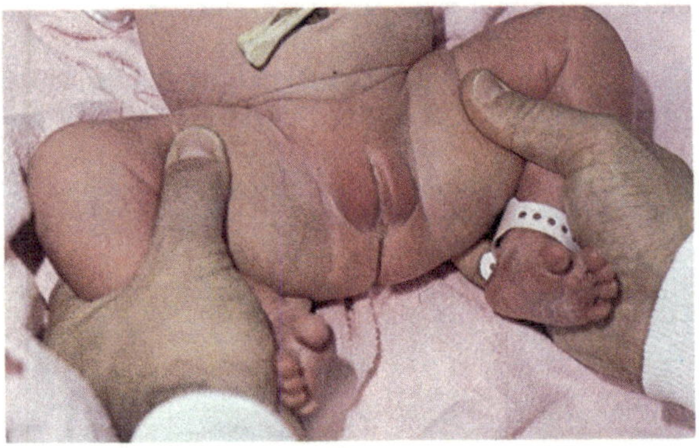

611

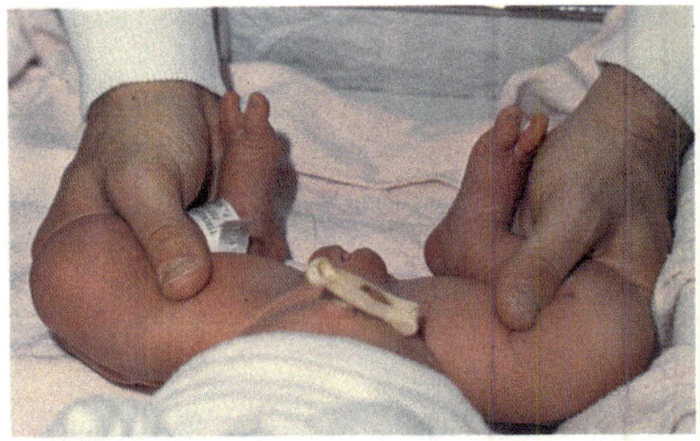

610 Angeborene Hüftluxation. Barlow-Test: Neugeborene Kinder sollten durch einen der zahlreichen Tests auf eine angeborene Luxation der Hüfte untersucht werden. Ein positiver Barlow-Test wird durch den Versuch ausgelöst, den dislozierten Hüftkopf durch Abduktion und Außenrotation zu reponieren.

611 Ortolani-Test: Der Untersucher bemüht sich, eine vermutete hintere Luxation durch Druck der Finger von hinten nach vorne zu reponieren. Die Daumen halten die Hüften dabei in Abduktion. Das Zeichen fällt positiv aus, wenn der Schenkelhalskopf bei voller Abduktion mit einem Schnappen erneut in das Acetabulum gleitet.

612

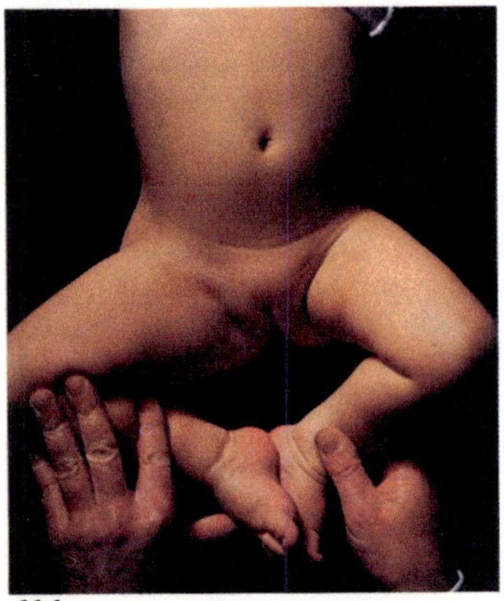

612 und 613 Angeborene Hüftluxation links bei einem etwas älteren Kind. Auffallend ist hier ein offensichtlicher Verlust der vollen Abduktion bei Beugung. Gezeigt wird der erfolglose Versuch, die Hüfte nach Ortolani zu reponieren.

613

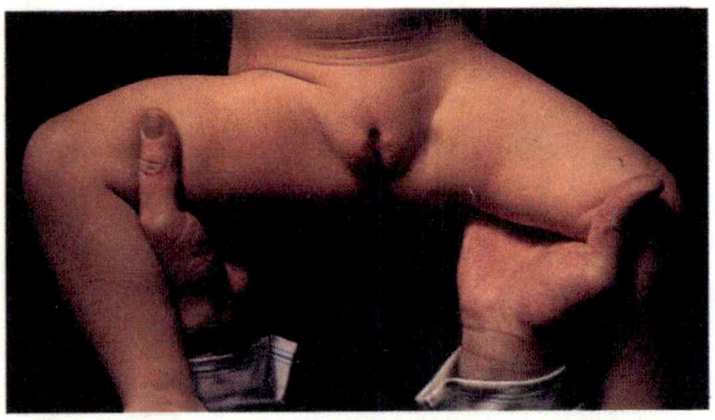

614

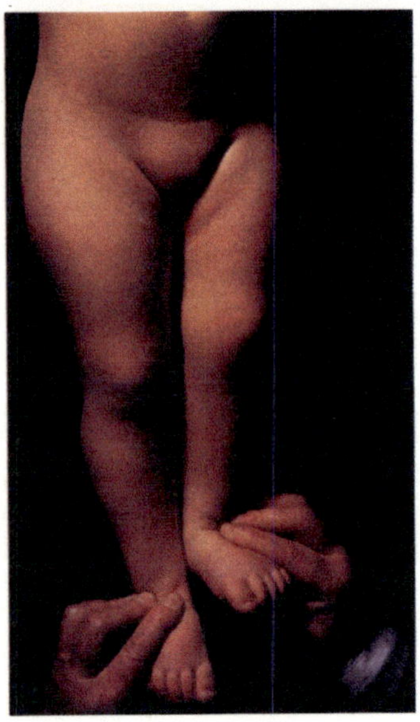

614 und 615 Angeborene Hüftluxation bei einem älteren Kind. Ein teleskopartiger Effekt läßt sich nachweisen: Das linke Bein verkürzt sich, wenn die Hüfte nach oben hinten geschoben wird. Dieser Test sollte besser bei gebeugten Hüftgelenken ausgeführt werden.

615

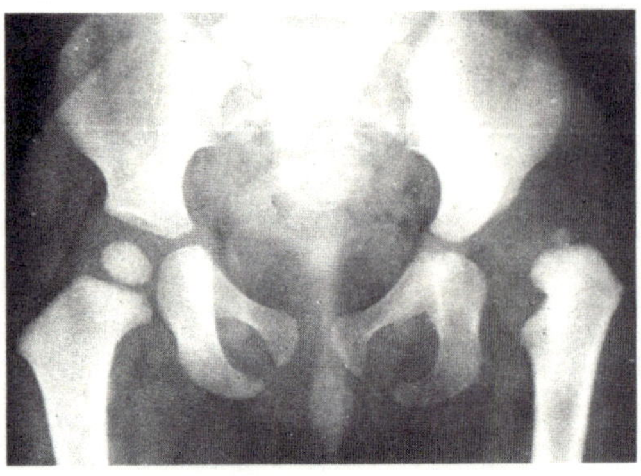

616

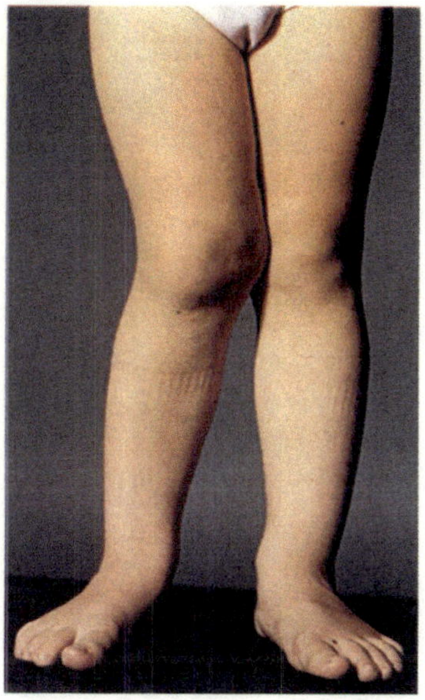

617

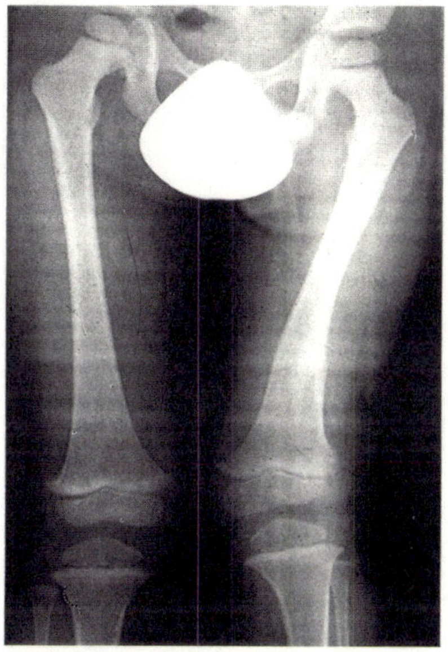

616 und 617 Angeborene Femurverkürzung. Links ist das betroffene Bein zu sehen. Das Kind beugt sein rechtes Knie, um bequem zu stehen, denn das rechte Bein ist relativ zu lang. Der Schweregrad reicht vom nahezu völligen Fehlen des Femur bis zu einer vergleichsweise geringen Verkürzung und Veränderung der Knochentextur – wie auf diesem Röntgenbild gezeigt.

618

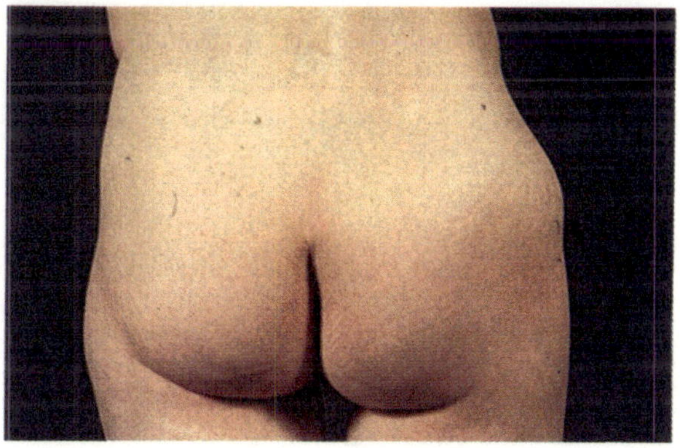

618–620 Coxa vara congenita. Sie gehört wahrscheinlich zum gleichen Spektrum der Erkrankungen, die unter dem Begriff der kongenitalen proximalen Femurdefekte zusammengefaßt werden.

619

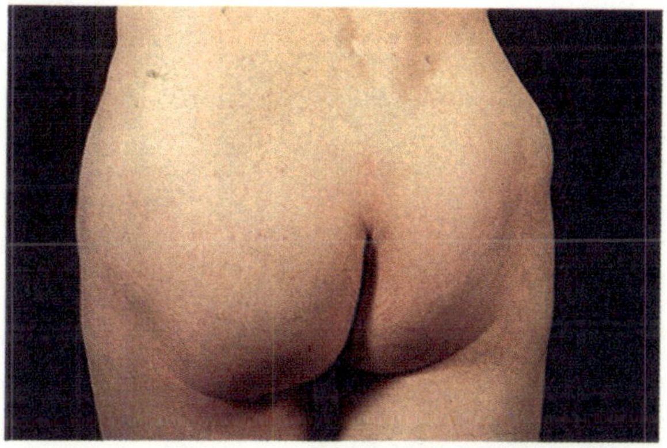

618 und 619 Der positive Trendelenburg-Test zeigt die Instabilität der rechten Hüfte. Die Patientin hat das Gewicht auf das befallene rechte Bein verlagert, das Gesäß sinkt auf der Gegenseite nach unten.

620

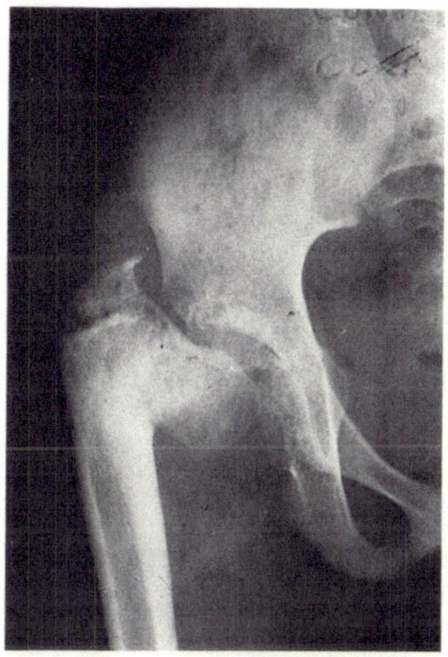

620 Wegen des Hochstandes des Trochanter major arbeitet die pelvi-femorale Muskulatur recht ineffektiv und kann die Hüfte nicht stabilisieren. Daher ist der Trendelenburg-Test positiv.

621

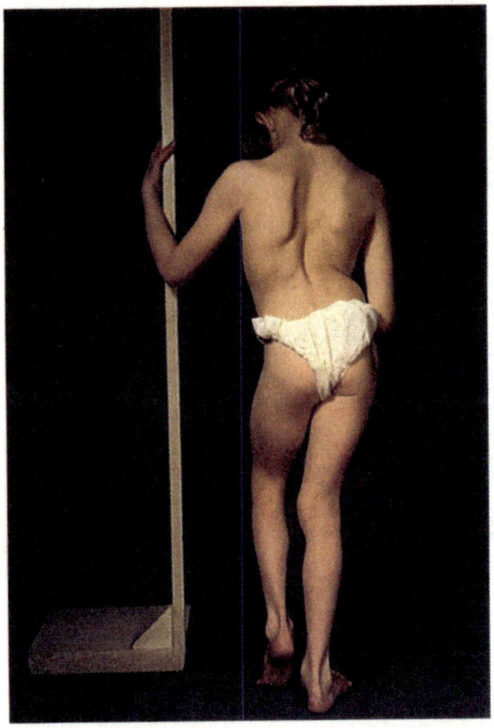

622

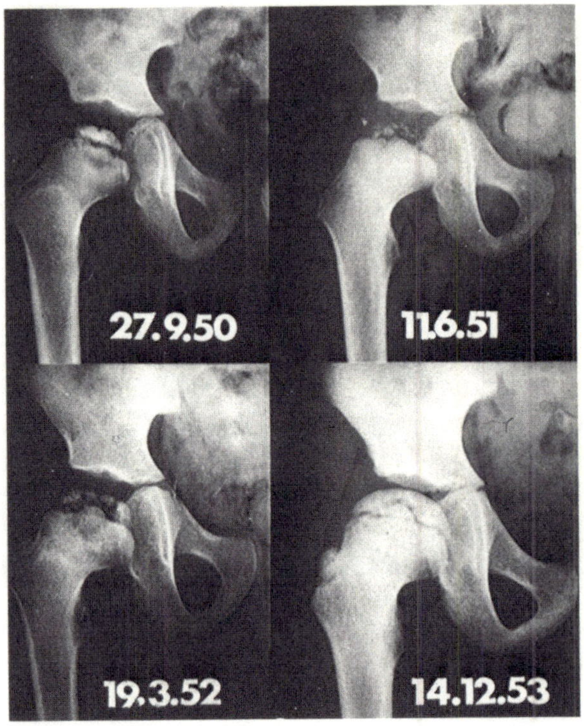

621 Die Perthes-Erkrankung (Coxa plana) der Hüfte tritt häufiger bei Jungen im Alter von etwa 5 Jahren auf. Sie ist vorübergehend und heilt selbst aus, aber die Veränderungen der endgültigen Form des Femurkopfes können zur Hüftgelenksdegeneration im späteren Leben führen.

622 Allmähliche Substitution des avaskulären Knochens über einen Zeitraum von 3 Jahren.

623

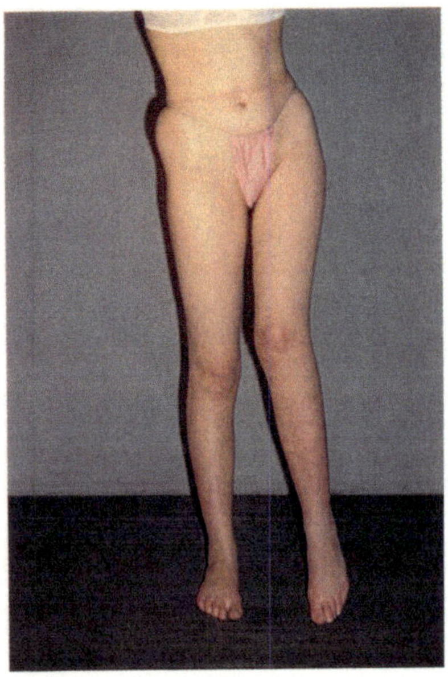

623 und 624 Epiphysiolysis capitis femoris (Coxa vara adolescentium). Das betroffene Bein ist verkürzt, nach außen rotiert und adduziert. Die Beeinträchtigung der normalen Entwicklung der proximalen Femurepiphyse läßt das Femur nach oben hinten und in Außenrotation abgleiten, entweder akut oder allmählich.

624

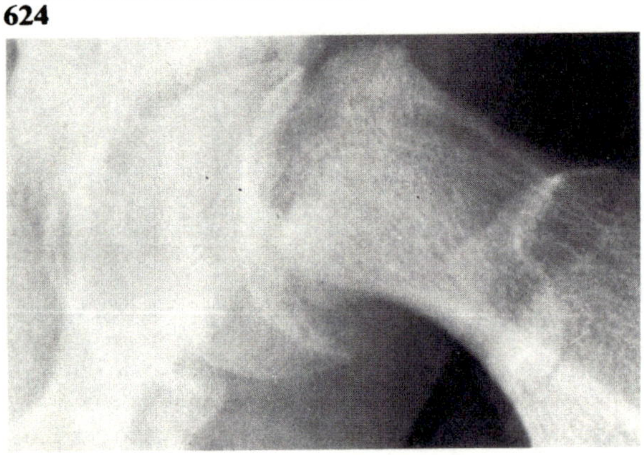

625

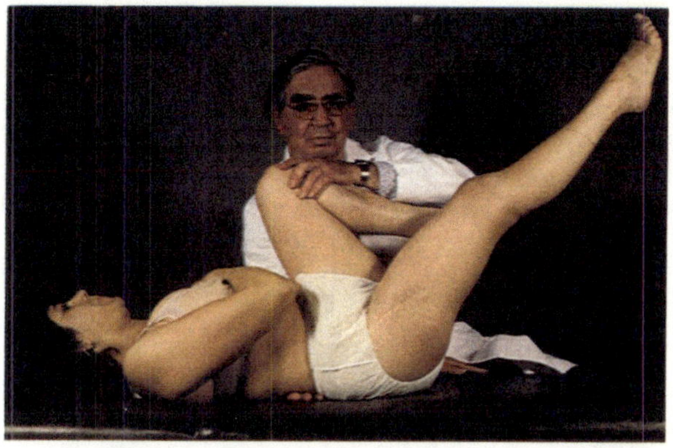

626

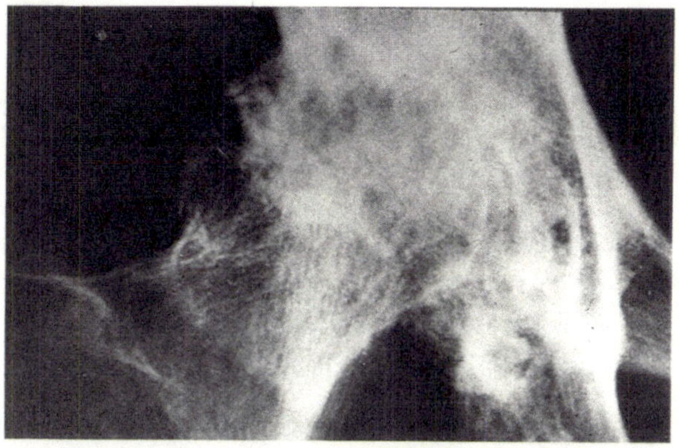

625 und 626 Arthrosis deformans des Hüftgelenkes: Diese Dame mittleren Alters hat Schmerzen in der Leistengegend und im Gesäß mit Ausstrahlungen zum rechten Knie. Sie hinkt. Der Thomas-Handgriff fällt positiv aus und beweist damit die fixierte Beugekontraktur der rechten Hüfte. Das Röntgenbild zeigt, daß sie an einer schweren degenerativen Arthrose in Verbindung mit einer segmentförmigen avaskulären Nekrose des Femurkopfes leidet. Die Ursache ist unbekannt.

627

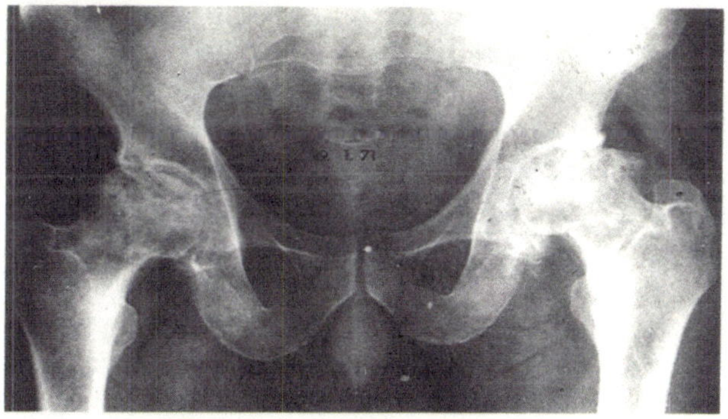

627 Avaskuläre Nekrose. Obwohl die Ätiologie der Arthrosis deformans des Hüftgelenkes bei der Mehrzahl der Patienten nicht genau bekannt ist, gibt es doch eine Anzahl ätiologisch bedeutsamer Faktoren. Das Röntgenbild zeigt eine typische bilaterale Arthrosis deformans mit einer fleckigen avaskulären Nekrose bei einem schweren Alkoholiker.

628

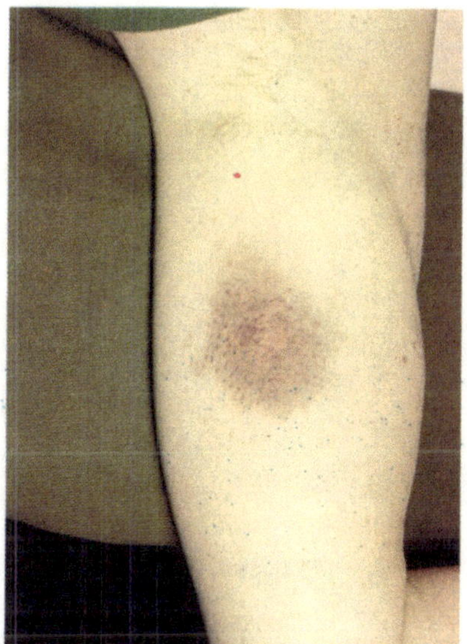

628 und 629 Thrombopenische Purpura: Eine seltene Ursache der Hüftgelenksarthrose. Folge der Purpura sind der deutliche Verlust des Gelenkspaltes und die fleckigen avaskulären Nekrosen im gesamten Femurkopf, verbunden mit einer verschlechterten Blutversorgung.

629

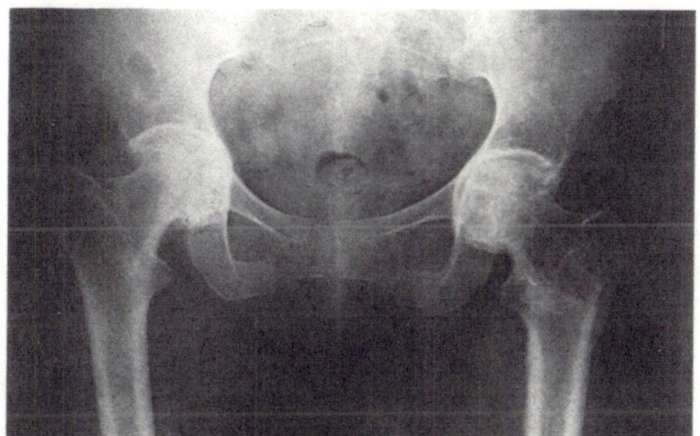

Rotationsfehlstellungen der Unterschenkel werden hauptsächlich durch den Anteversionswinkel des Schenkelhalses verursacht. Beim Fötus zeigt der Schenkelhals im Winkel von fast 90° direkt nach vorne. Zum Zeitpunkt der Geburt beträgt die Anteversion 25–30° und beim Erwachsenen 16–18°. Das Fortbestehen einer übermäßigen Anteversion des Schenkelhalses ist die übliche Ursache einer Rotationsfehlstellung der unteren Extremitäten.

630

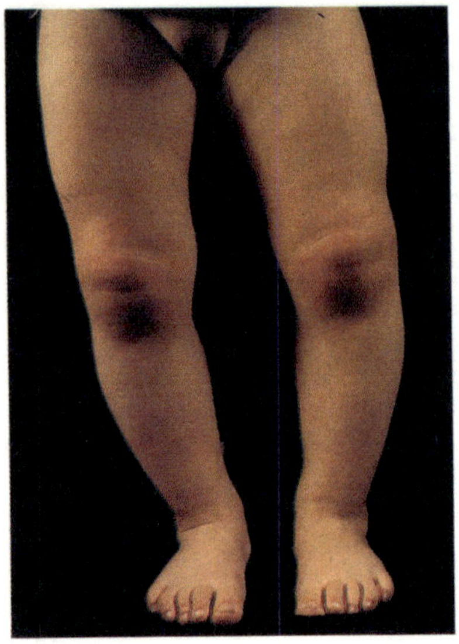

631

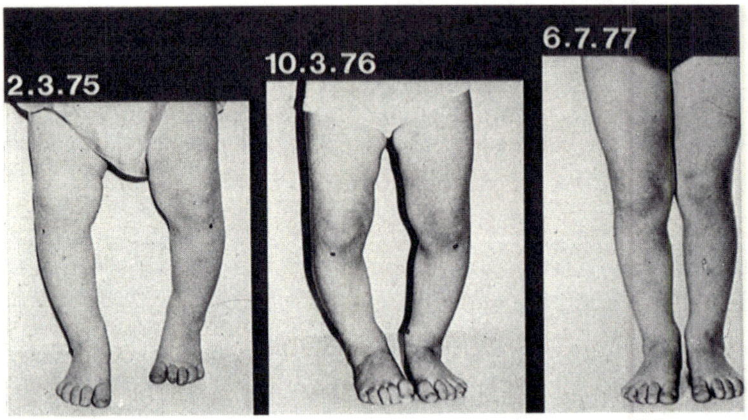

630 und 631 Genu varum. Physiologisch gebogene Beine bei einem 2 Jahre alten Kind. Dabei ist die Symmetrie der Krümmung zu beachten. Ursache ist nahezu immer eine vorübergehende Rotationsabweichung der unteren Gliedmaßen. O-Beine bei Kindern unter 3 Jahren sind gewöhnlich physiologisch und gleichen sich selber aus.

632

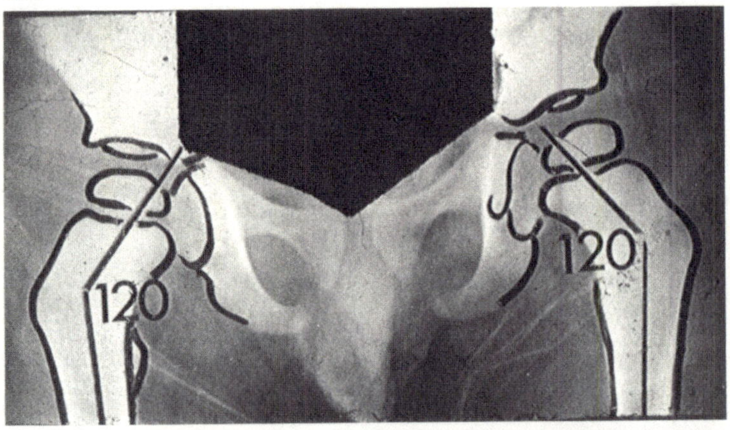

632 Normaler Schenkelhalswinkel am oberen Femurende.

633

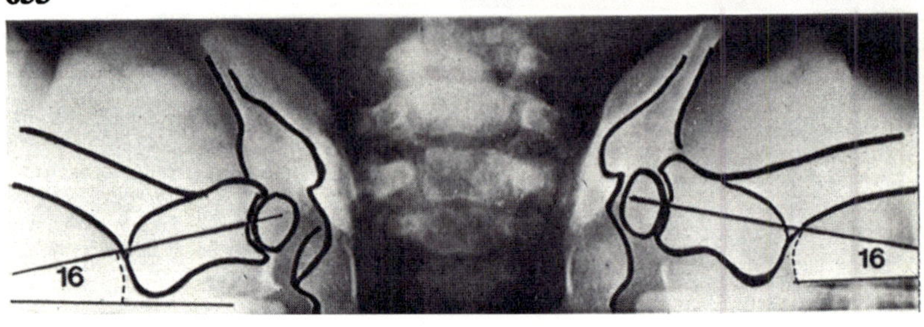

633 Normaler Antetorsionswinkel (Anteversionswinkel) der Schenkelhälse.

634

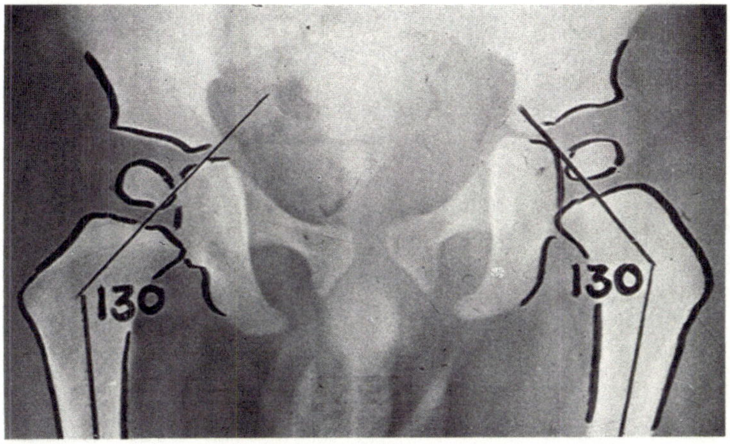

634 und 635 Obwohl die ap-Ansicht einen Schenkelhalswinkel im Normbereich zeigt, ergibt die spezielle Projektion in Seitenansicht, daß der Antetorsionswinkel den Normalwert erheblich überschreitet.

635

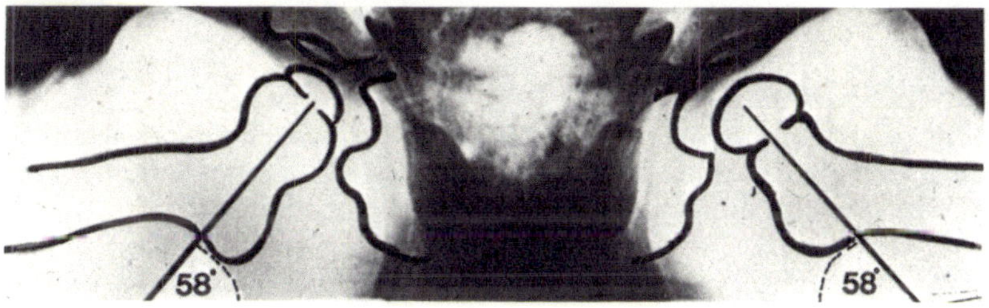

636

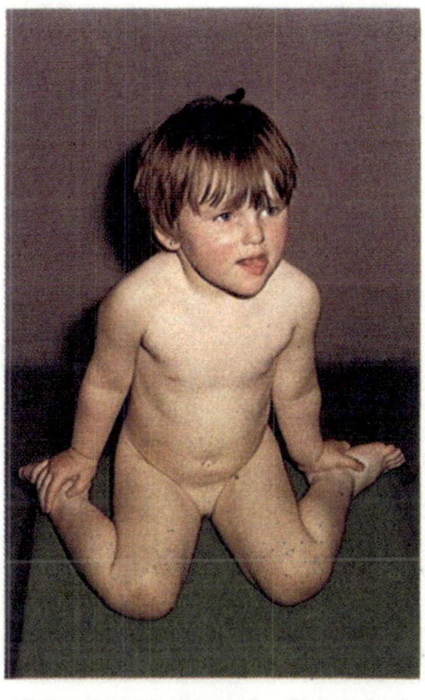

637

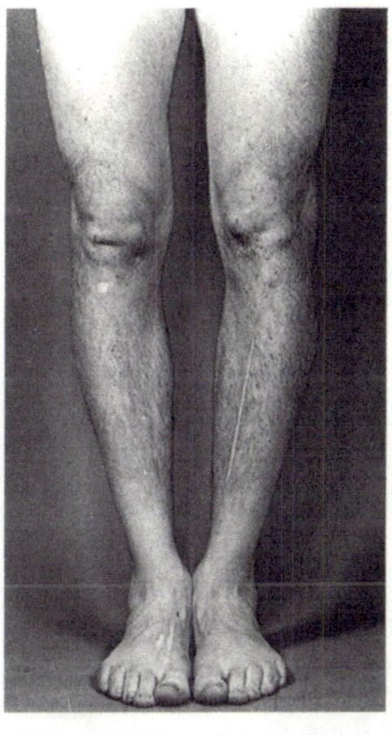

638

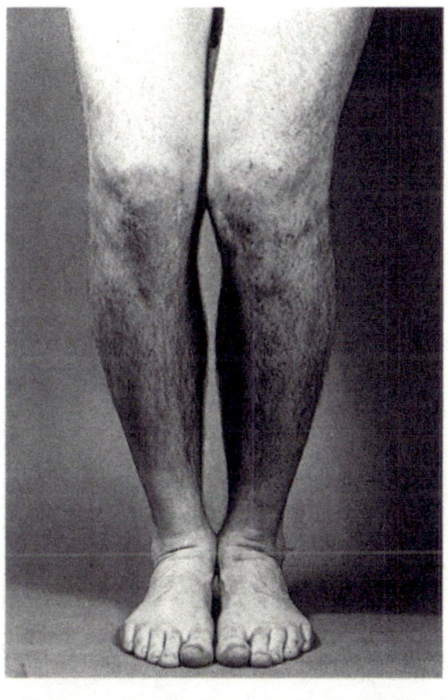

636 Persistierende Schenkelhalsantetorsion. Die Kinder sitzen oft in dieser „Fernsehhaltung", wobei sie sich bequem auf ihren Hüften niederlassen.

637 und 638 Scheinbare O-Beine: Dieser junge Mann hat scheinbar einen symmetrischen O-Schwung seiner Beine. Wenn er seine Hüften leicht einwärts dreht, verschwindet diese scheinbare Ausbiegung. Sie ist Folge einer persistierenden (vermehrten) Schenkelhalsantetorsion.

639

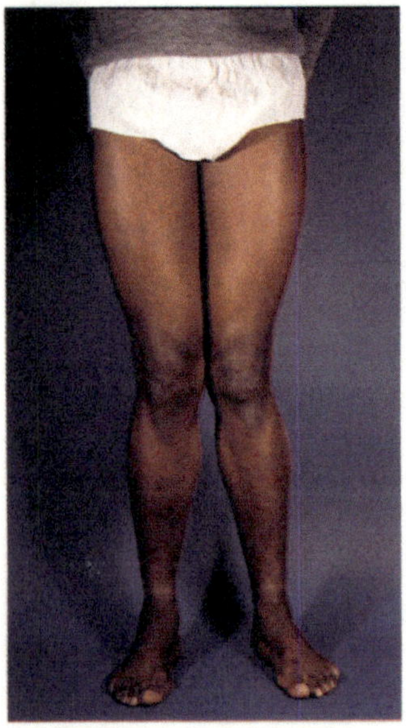

640

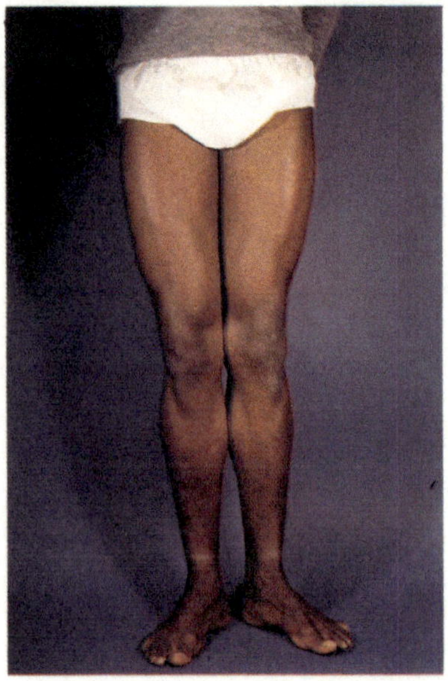

641

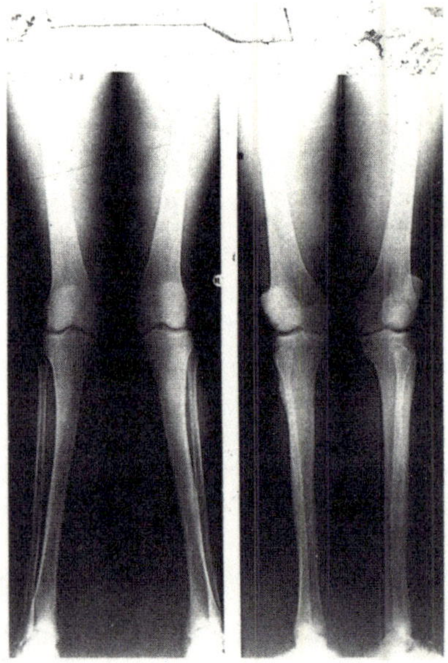

639–641 Scheinbare X-Beine. Die Achsenfehlstellung bei diesem jungen Mann verschwindet, wenn er einfach seine Hüftgelenke nach außen dreht. Zu beachten ist die Lage der Patella. Seine X-Beine sind Folge einer unphysiologischen Schenkelhalsantetorsion. In seinem Fall ist sie vermindert.

642

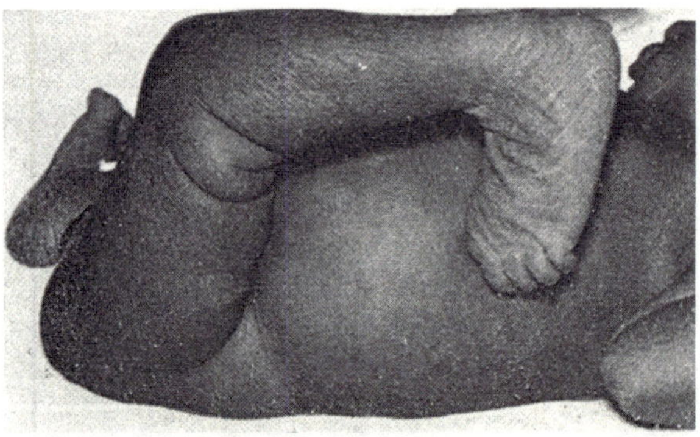

642 Kongenitales Genu recurvatum: Diese Deformität ist Folge der anormalen intrauterinen Lage eines von der Anlage her normalen Gliedes. Die Behandlungsaussichten sind daher sehr gut.

643

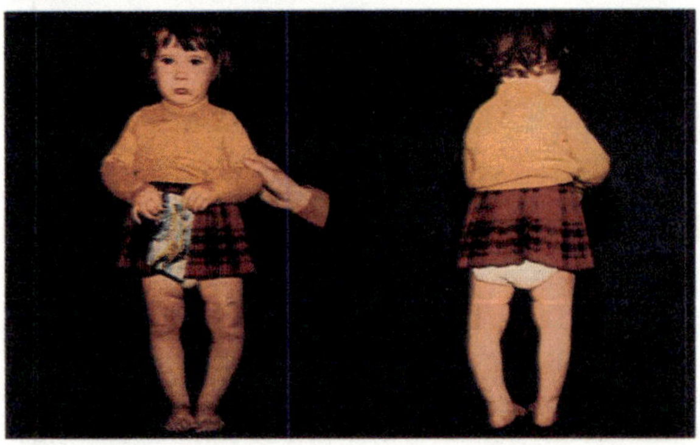

644

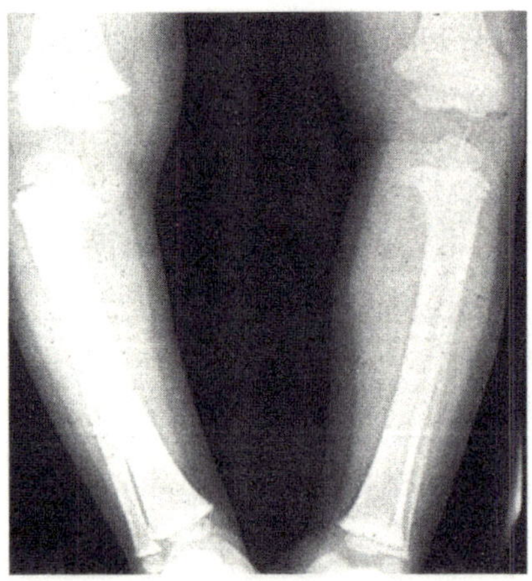

643 und 644 Tibia vara. Nur sehr wenige Kinder haben O-Beine, die persistieren. Es handelt sich hierbei meist um Kinder, die sehr früh mit dem Laufen begannen. Die Biegung ist üblicherweise nicht symmetrisch. Ein Bein ist offensichtlich mehr betroffen als das andere.

Die kennzeichnenden schnabelförmigen Ausziehungen an der Medialseite der proximalen Tibiawachstumsfugen sind deutlich sichtbar.

645

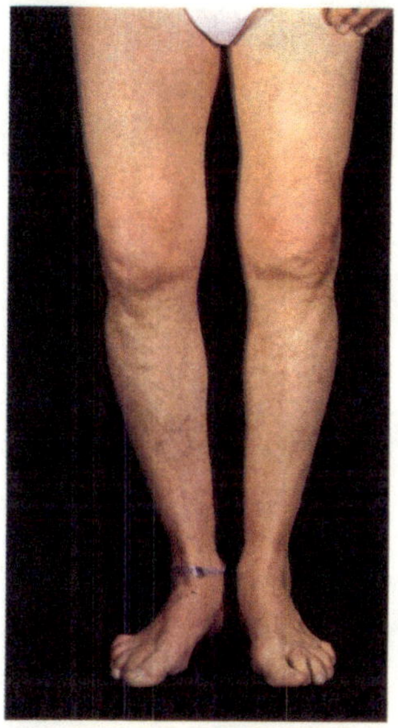

645 und 646 Genu varum beim Erwachsenen. Dieser Mann entwickelte ein Genu varum im mittleren Lebensalter. Die Erkrankung ist einseitig. Der Patient hatte vor 20 Jahren eine Fußballverletzung, die zu Arthrosis deformans besonders im medialen Bereich des rechten Kniegelenks führte – mit großer Sicherheit die Folge einer alten Meniskusverletzung.

646

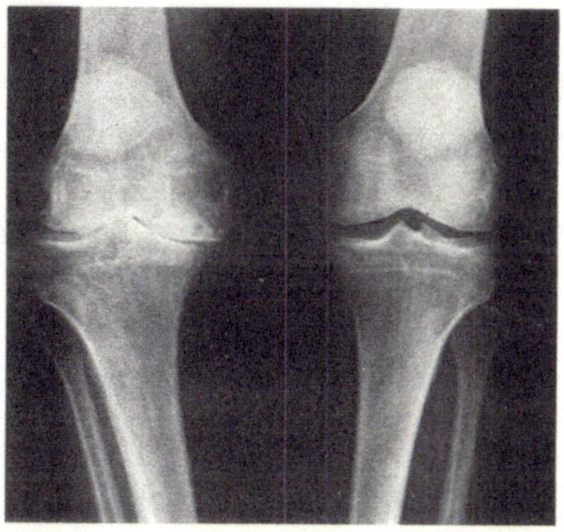

647

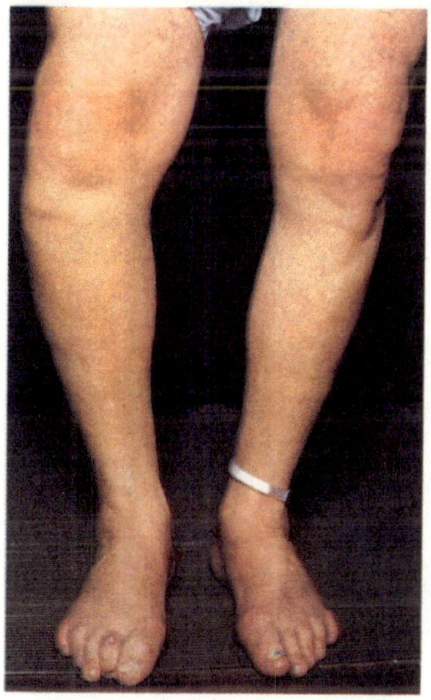

647 und 648 Posttraumatisches Genu varum als Folge einer größeren Verletzung vor einem Jahr. Die Achsenabweichung ist Folge einer fehlverheilten Fraktur am proximalen Ende von Tibia und Fibula.

648

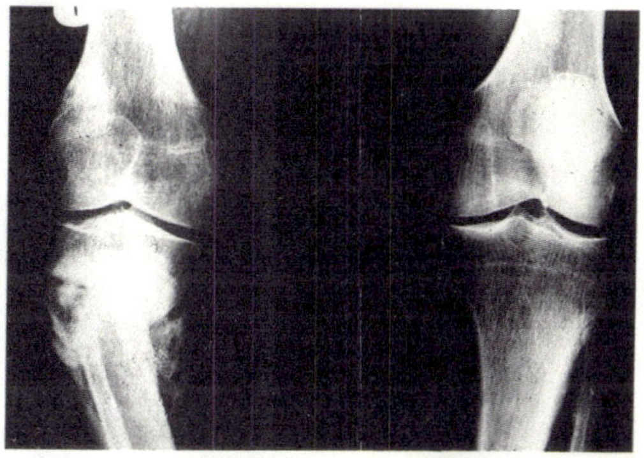

649

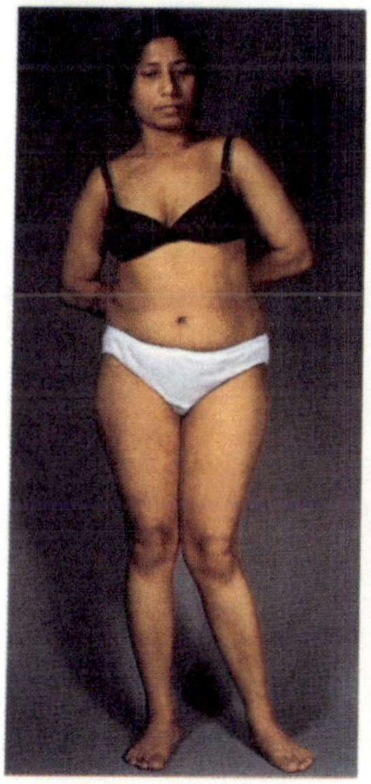

650

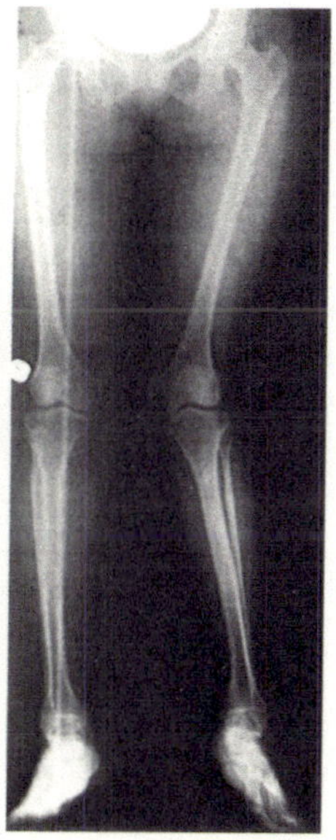

649 und 650 Einseitiges Genu valgum. In der Anamnese findet sich kein Hinweis auf ein Trauma, aber der vorzeitige Schluß an der Lateralseite der proximalen Tibiawachstumsfuge ist mit großer Wahrscheinlichkeit Folge einer übersehenen Verletzung.

651–654 Instabiles Kniegelenk. Hier ist eine heute seltene Komplikation nach einer Tuberkulosebehandlung der Hüfte auf einer Abduktionsschiene dargestellt. Es besteht eine allgemeine Bänderschwäche, ein frühzeitiger Epiphysenschluß ist möglich.

651 Vorderes Schubladenphänomen als Zeichen einer Lockerung des vorderen Kreuzbandes.

651

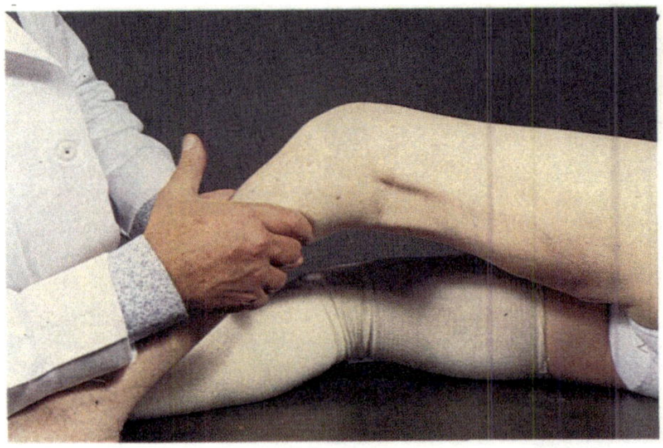

652 Die Lockerung des hinteren Kreuzbandes wird durch ein positives hinteres Schubladenphänomen nachgewiesen.

652

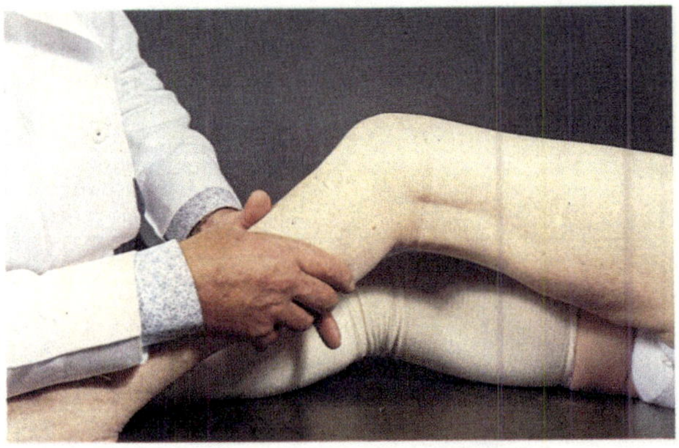

653 Es besteht ferner eine Lockerung des Seitenbandes der Gelenkkapsel, so daß das gestreckte Knie passiv in Varusstellung gebracht werden kann.

653

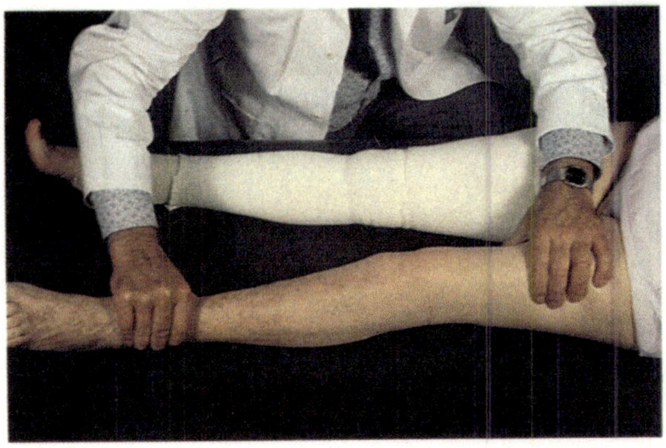

654 Bei der Dehnung oder Ruptur des medialen Seitenbandes sowie der Gelenkkapsel kann das Knie passiv in eine Valgusstellung aufgeklappt werden.

654

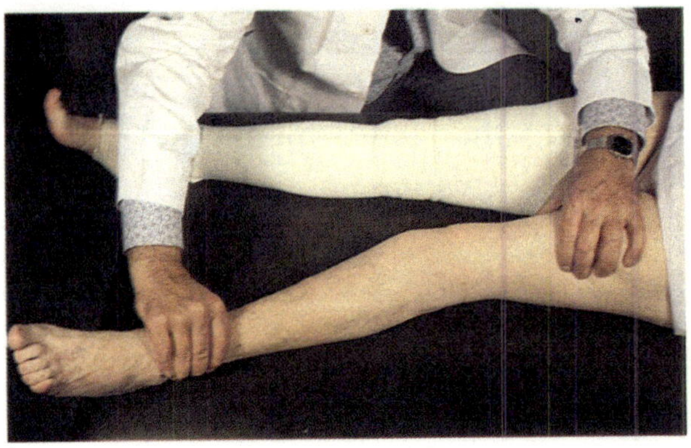

655

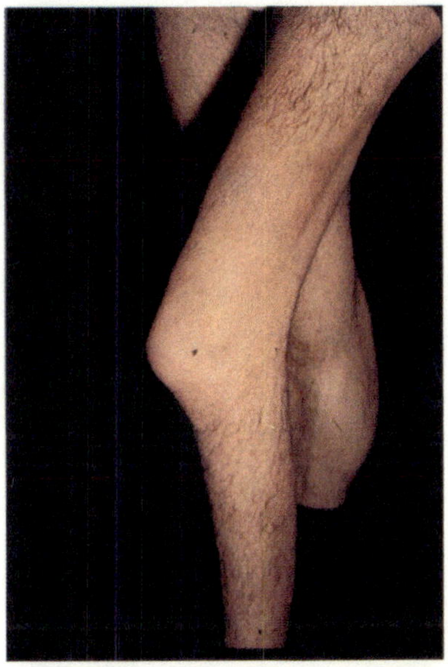

655 Die sogenannte „Dreifachdeformität" des Kniegelenks ist Folge einer Störung des muskulären Gleichgewichtes, z. B. nach einer Poliomyelitis in der Kindheit. Die drei Deformitäten sind: hintere Subluxationsstellung, Außenrotation und Valgusfehlstellung.

656

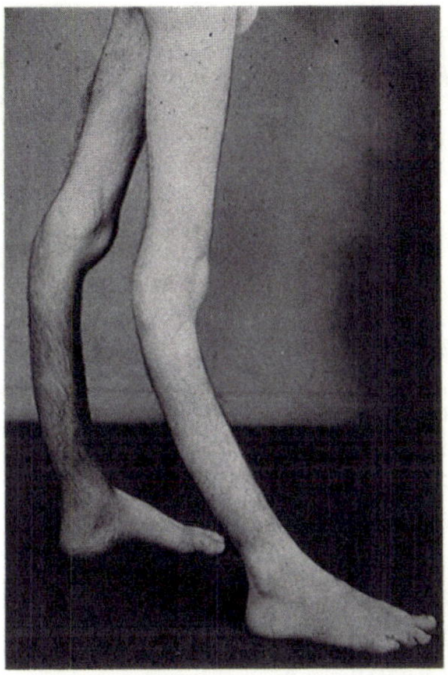

656 Genu recurvatum. Der junge Mann hatte als Kind Poliomyelitis. Trotz der erheblichen Überstreckung der Knie ist die Quadrizeps-Muskulatur beidseits gelähmt. Er steht, indem er die Knie in Anschlagstellung bringt und die Kniegelenke passiv stabilisiert. Die Deformität bringt dem Patienten daher gewisse Vorteile. Sie wird funktionell erworben und operativ eingestellt.

657

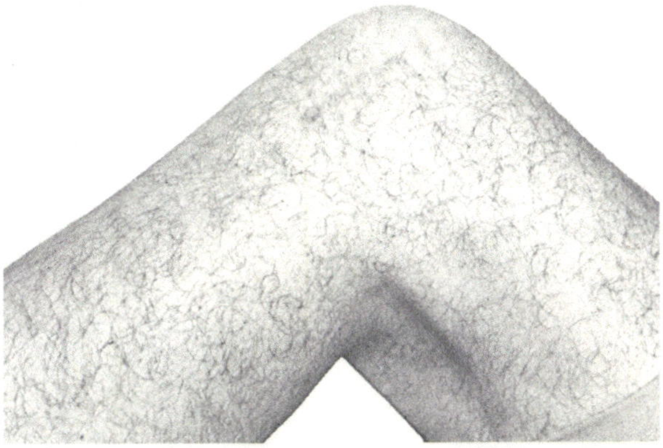

658

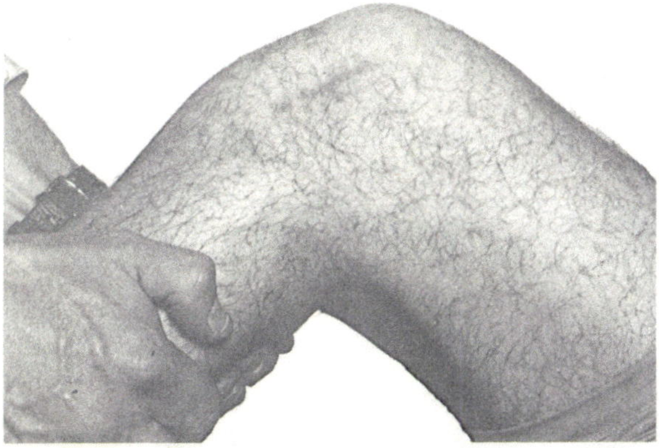

657–659 Alte Ruptur des vorderen Kreuzbandes. In Ruhe ist das gebeugte Knie völlig unauffällig, das vordere Schubladenphänomen ist jedoch deutlich positiv.

659

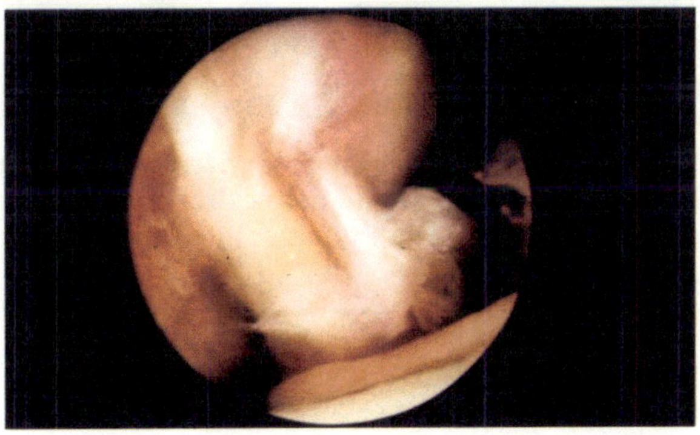

659 Der Riß des vorderen Kreuzbandes ist durch das Arthroskop sichtbar.

660

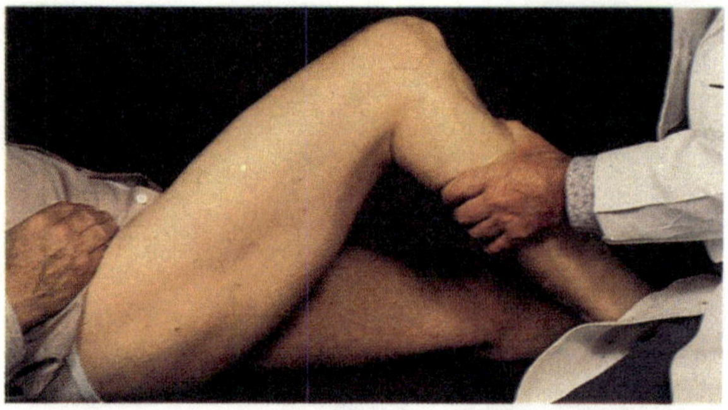

661

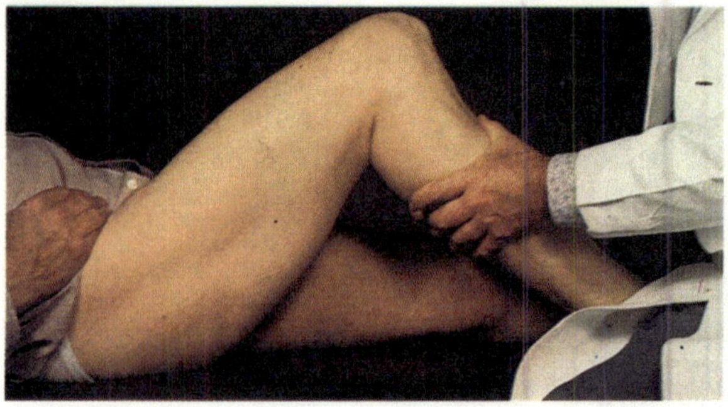

660 und 661 Alte Ruptur des hinteren Kreuzbandes. Bei entspannter Muskulatur und gebeugtem Knie ist das proximale Ende der Tibia auf den Femurkondylen nach hinten subluxiert. Die Subluxation läßt sich passiv verdeutlichen durch Druck nach hinten.

662

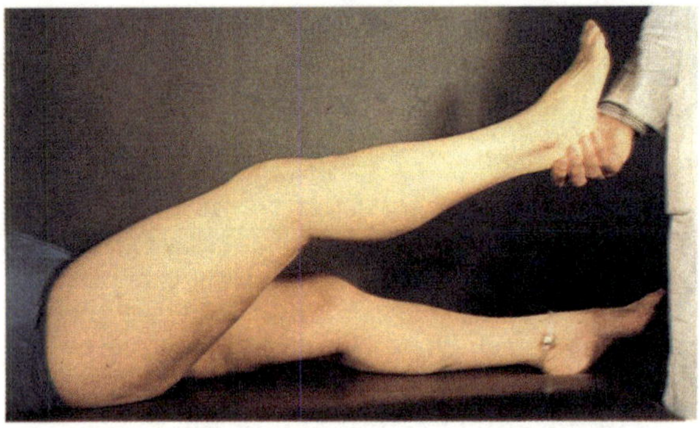

663

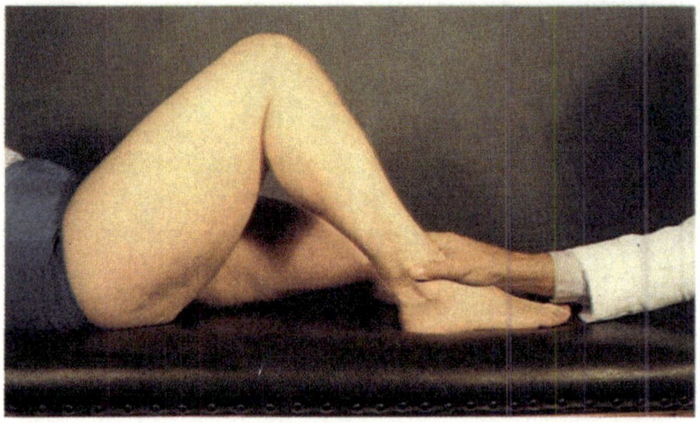

662 und 663 Blockiertes (eingeklemmtes) Kniegelenk. Dieser Begriff will andeuten, daß das Knie nach einer Verletzung nicht normal gestreckt werden kann. Hängt das Bein auf der Hand des Untersuchers, so bleibt ein Streckdefizit des Knies von etwa 20°. Der Seitenvergleich sollte immer durchgeführt werden. Das Knie ist nicht tatsächlich blockiert, weil ein gutes Maß an Beugung bleibt. Die Ursache für die Einklemmung im Kniegelenk kann ein freier Körper sein, meist ist sie aber Folge einer Meniskusverletzung.

664

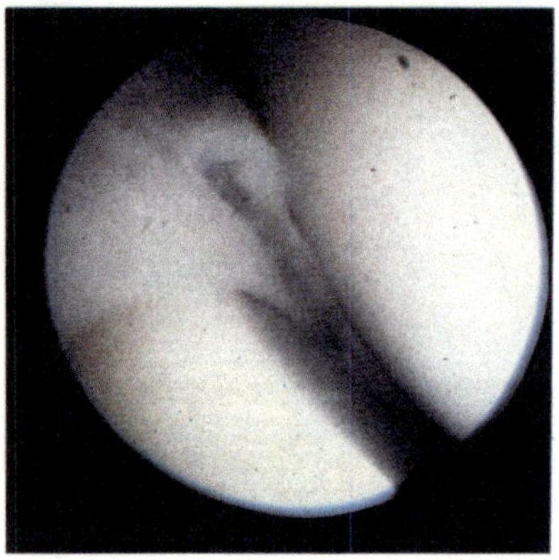

665

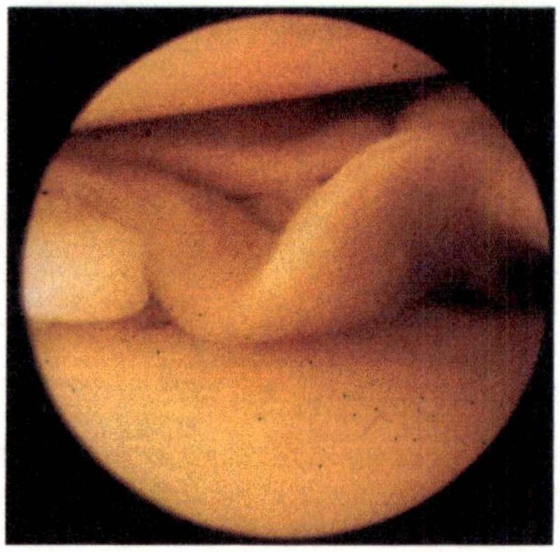

666

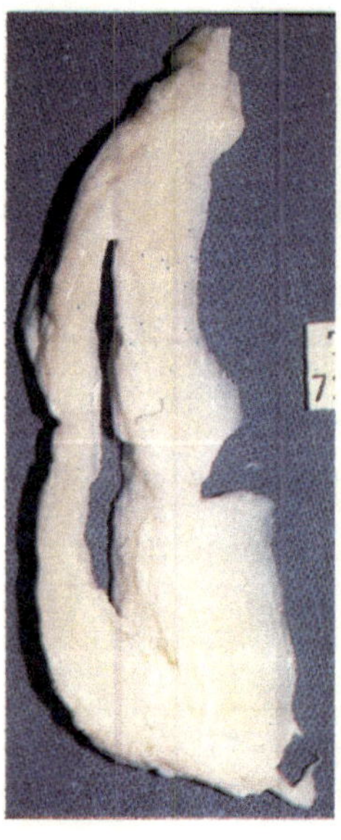

664–666 Rupturierter medialer Meniskus. Das arthrographische Bild ist in Abb. **664** dargestellt, der arthroskopische Befund in Abb. **665** und das operativ entfernte Präparat – „Korbhenkel-Ruptur“ – in Abb. **666**.

667

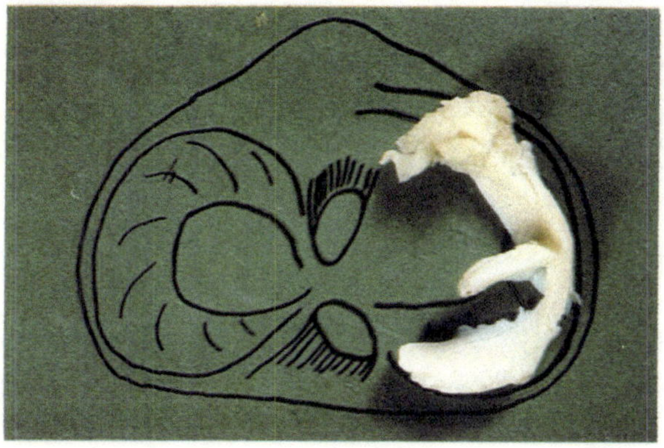

667 Rupturierter medialer Meniskus. Sichtbar ist ein Riß im Hinterhornbereich, eine der häufigeren medialen Meniskusverletzungen.

668

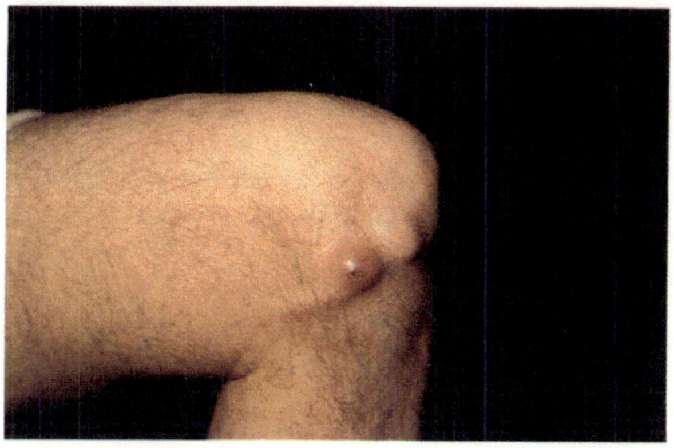

668 Multilokuläre Zyste. An der Medialseite des Knies zeigen sich zwei eindrückbare Schwellungen. Sie verursachen nur geringe Schmerzen und mäßige Funktionseinschränkungen.

669

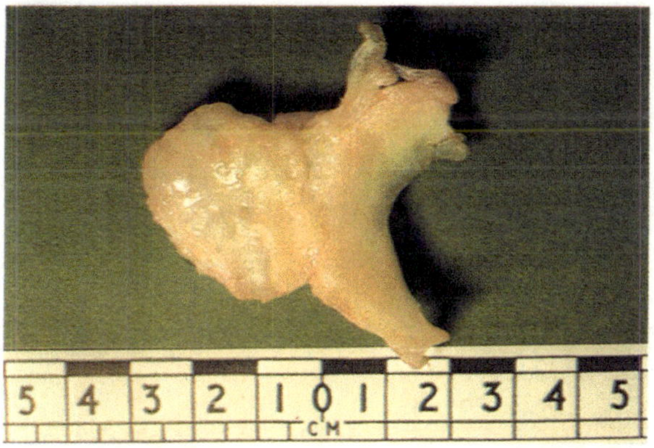

669 Multilokuläre Zyste. Das operative Präparat zeigt, daß sie vom Rand des medialen Meniskus ausgeht.

670

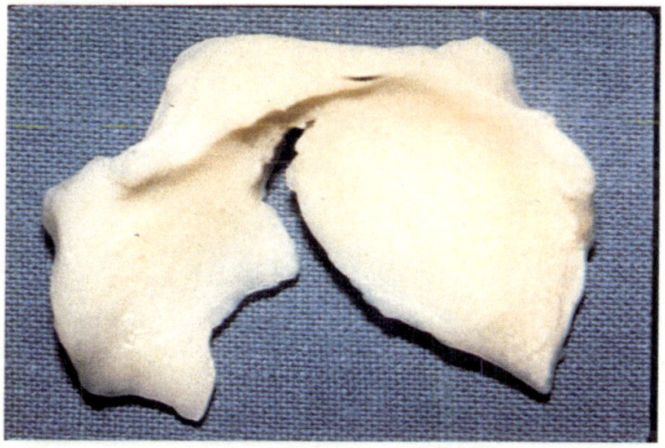

670 Ruptur des lateralen Meniskus. Er zerreißt häufiger quer. Diese Querruptur kann wie ein Papageienschnabel aussehen.

671

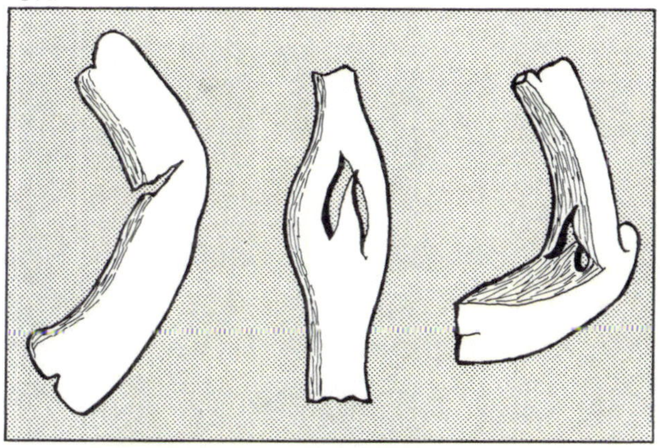

671 „Papageienschnabel-Riß“ des lateralen Meniskus.

672

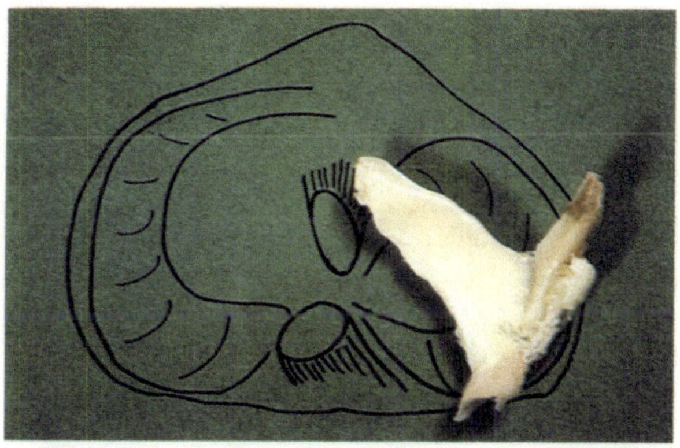

672 Eine andere Art der lateralen Meniskusruptur, die Einklemmungserscheinungen verursacht.

673–676 Zyste des lateralen Meniskus. Sie ist mindestens sechsmal häufiger als eine Zyste des medialen Meniskus. Anamnestisch wird häufig eine vorhergehende Verletzung angegeben.

673 Eine kleine laterale Meniskuszyste ist am besten bei halbgebeugtem Knie zu sehen.

673

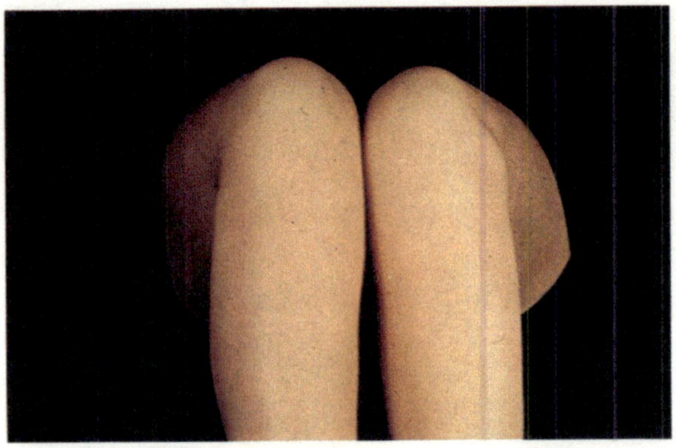

674 Am gestreckten Knie ist die Schwellung nicht sichtbar.

674

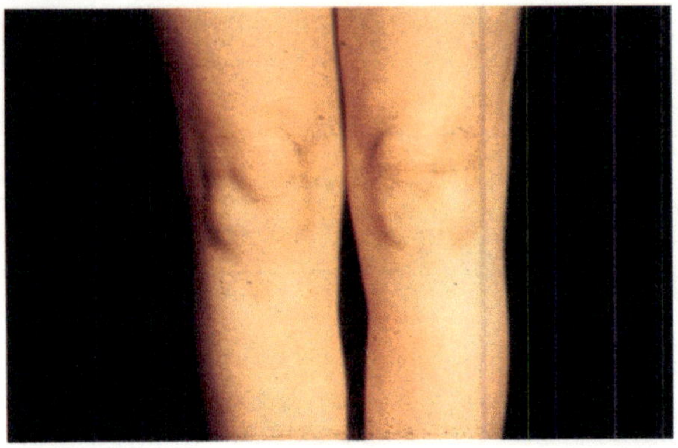

675 Bei voller Beugung ist die Schwellung nicht zu sehen.

675

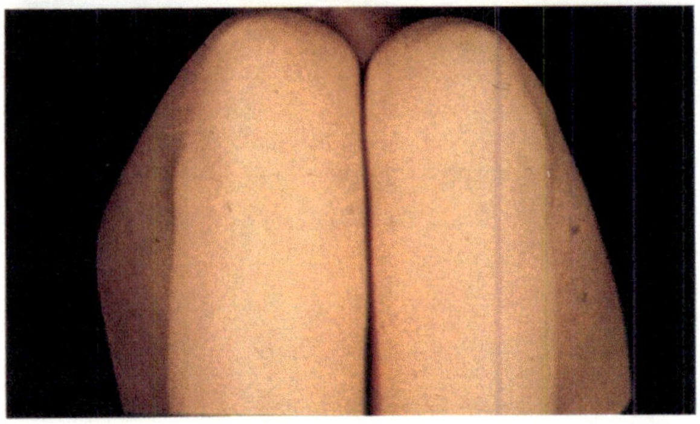

676 Der entfernte laterale Meniskus mit seiner Zyste.

676

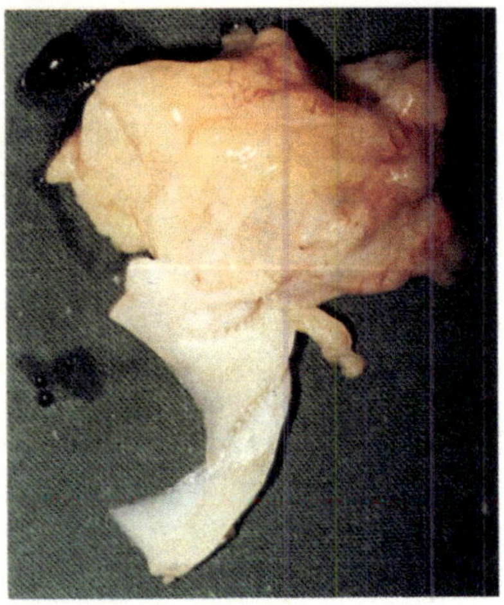

677

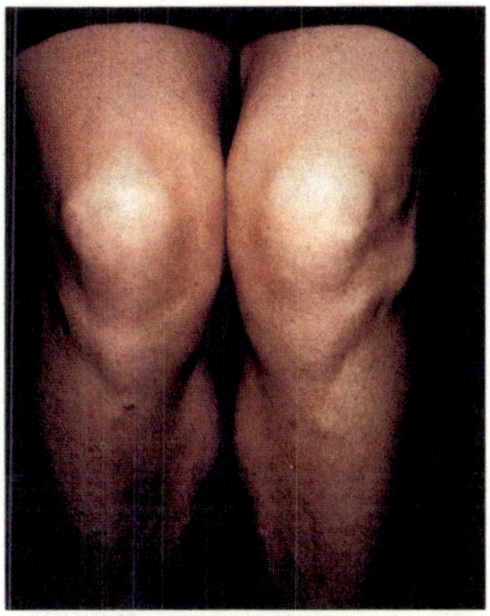

678

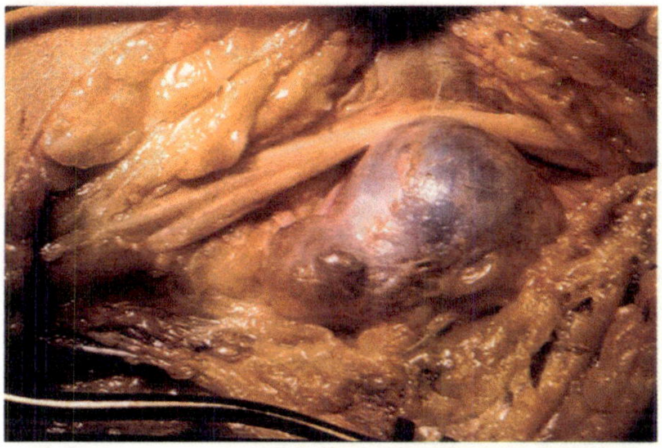

677–679 Multilokuläres Ganglion. Eine Schwellung an der Außenseite des linken Kniegelenkes, die bei voller Streckung und Beugung nicht verschwindet, kann durch ein Ganglion verursacht werden, das vom oberen Tibiofibulargelenk ausgeht. Das multilokuläre Ganglion liegt hier in dichter Nachbarschaft zum N. peronaeus communis.

679

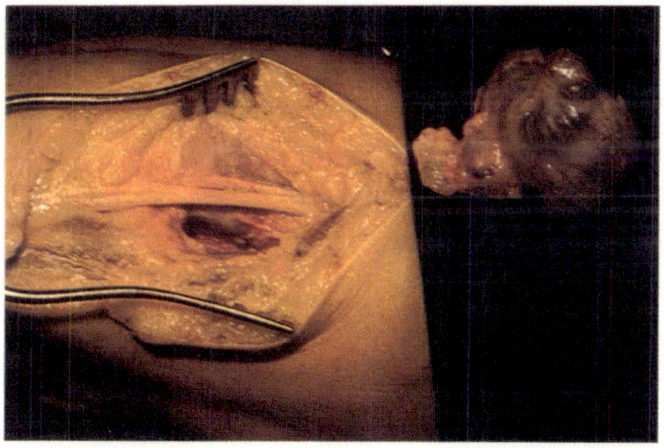

679 Das Ganglion ist vom Nerven freipräpariert.

680

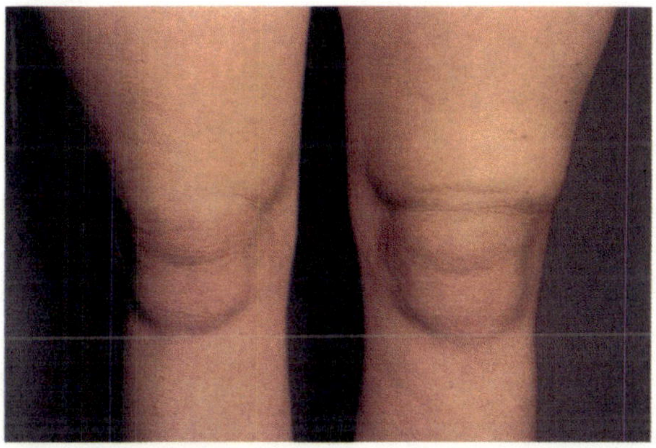

680 Ruptur des M. quadriceps. Sie kann durch eine Trivialverletzung bei einer degenerativ veränderten Sehne ausgelöst werden. Sie wurde als kennzeichnendes Symptom bei Patienten beschrieben, die an Diabetes oder an einer klassischen Tabes dorsalis litten.

681

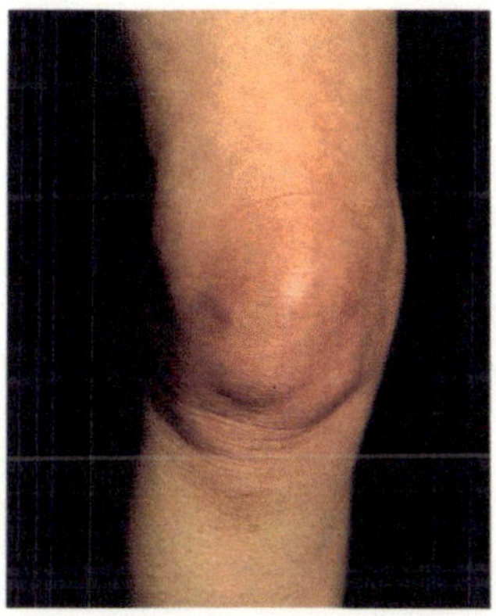

681 Bursitis praepatellaris. Die Schwellung der präpatellaren Bursa kann Folge eines berufsbedingten Druckes sein, aber das sogenannte „Hausmädchen-Knie" betrifft eher die Bursa infrapatellaris, die beim Knien direkt das Gewicht trägt.

682

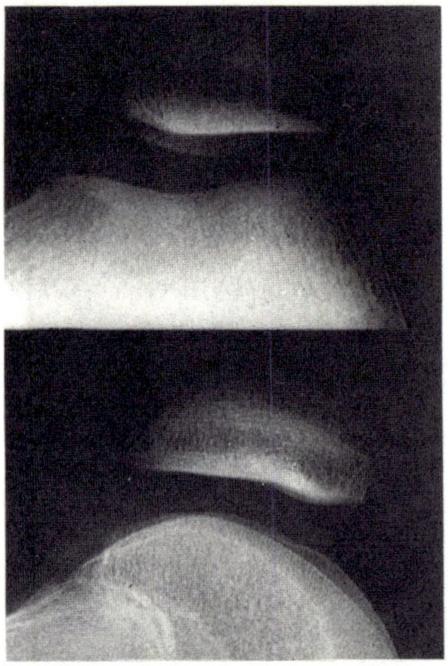

682–686 Chondromalazia patellae. Der Schmerz im femoro-patellaren Gleitlager ist ein häufiges Symptom, insbesondere bei heranwachsenden Mädchen. Ursache ist wahrscheinlich eine vorübergehende Fehlanpassung des Kniegelenkstreckapparates, was eine ungleichmäßige Druckverteilung auf die Patellafacetten bewirkt.

683

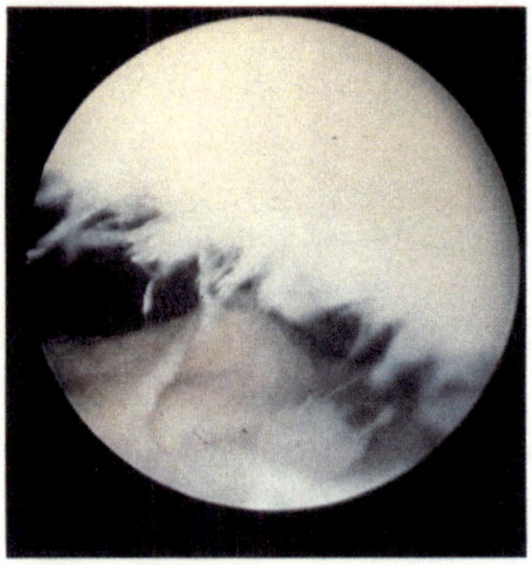

683 Durch das Arthroskop sind Fibrillen aus Gelenkknorpel zu sehen. Gelegentlich schreitet die Erkrankung fort, und der ungleichmäßige Druck auf den Gelenkknorpel der Patella führt zu pathologischen Veränderungen.

684

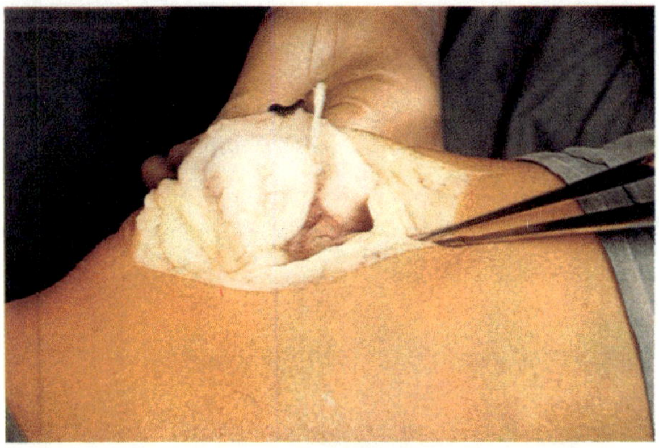

684 Intraoperativer Anblick der Patellarückfläche.

685

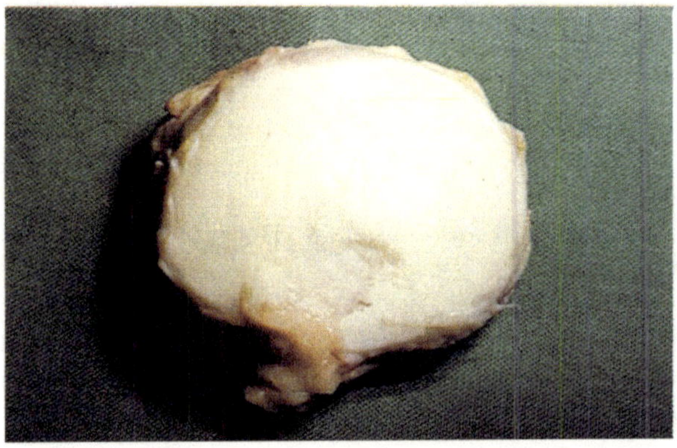

685 Zu Beginn ist im wesentlichen nur eine Facette betroffen, meist die laterale.

686

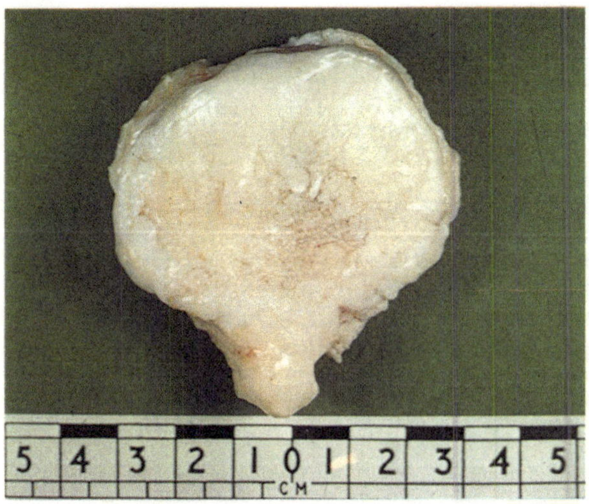

686 Die gesamte Gelenkfläche der Patella ist in diesem fortgeschrittenen Fall beteiligt.

687

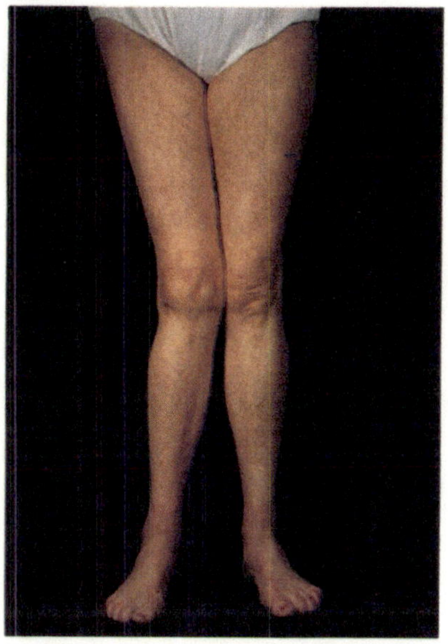

688

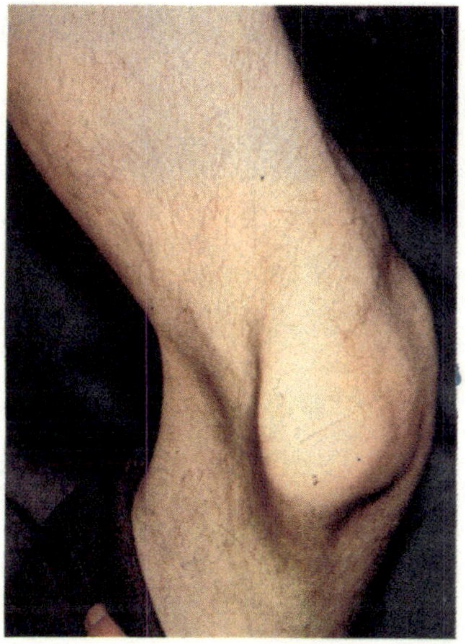

687 und 688 Instabilität der Patella (habituelle Patellaluxation). Das posttraumatische einseitige Genu valgum bei einem jungen Mädchen führt zu einer Fehlausrichtung des Streckapparates und damit zu einer lateralen Instabilität der Patella. Die wiederholte Luxation der Patella ist die Folge.

689

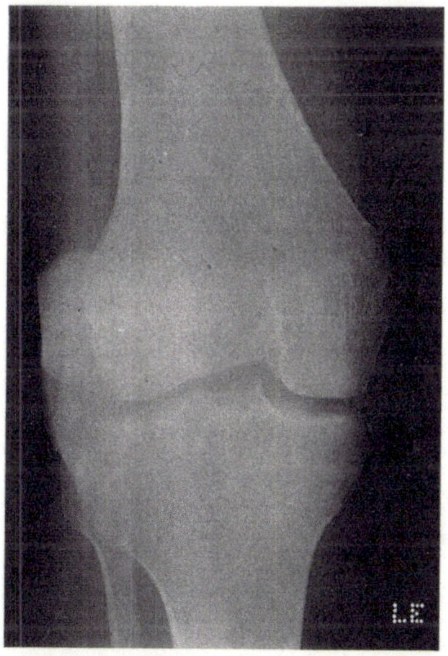

690

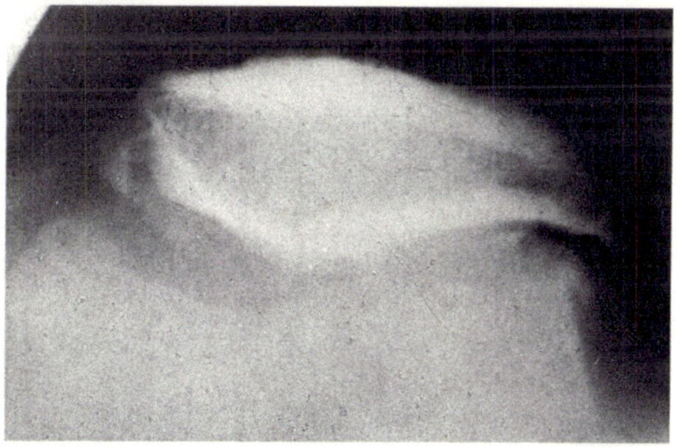

689 und 690 Röntgenaufnahme zum Zeitpunkt der Luxation. Eine ap-Röntgenaufnahme zeigt die laterale Luxation. Die Tangentialansicht zeigt degenerative Veränderungen im Bereich des Femoropatellargelenkes, die vor allem die laterale Facette betreffen. Solche Veränderungen werden entweder als Endresultat einer Chondromalazia patella oder nach wiederholten Patellaluxationen gesehen.

691

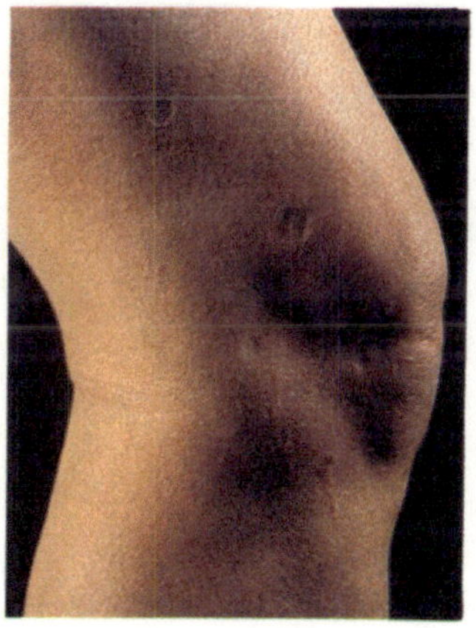

692

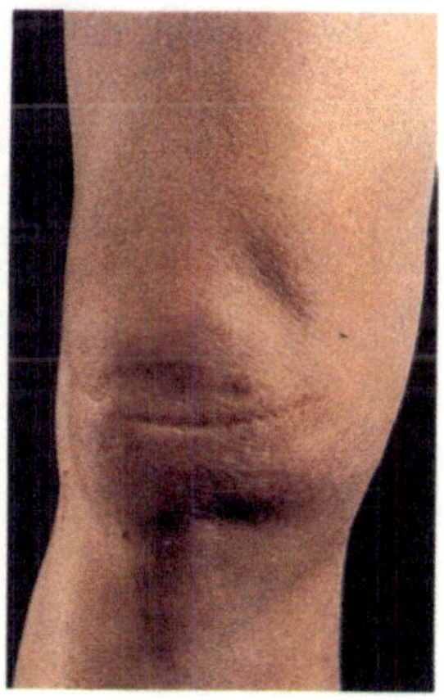

691 und 692 Exzision der Patella. Abgesehen von der Narbe sieht das Kniegelenk normal aus. Die Patienten sind oft unnötig besorgt, da sie meinen, durch diese Operation entstellt zu werden.

693

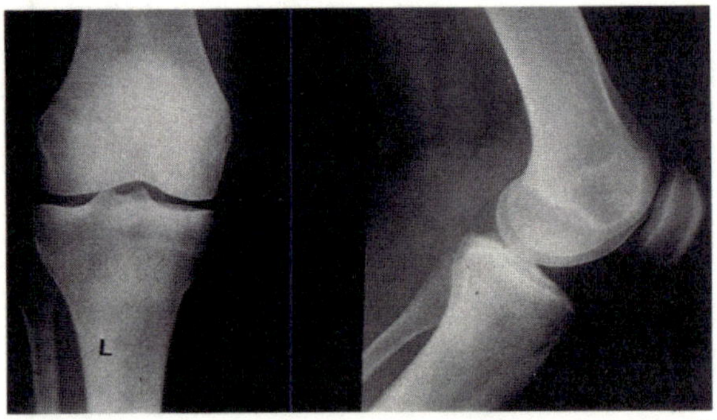

693–698 **Synoviale Chondromatose.** Dargestellt sind die unauffälligen Röntgenaufnahmen des Kniegelenkes eines jungen Mannes, der an Schmerzen, Schwellungen und wiederholten Einklemmungen des Kniegelenkes leidet.

694

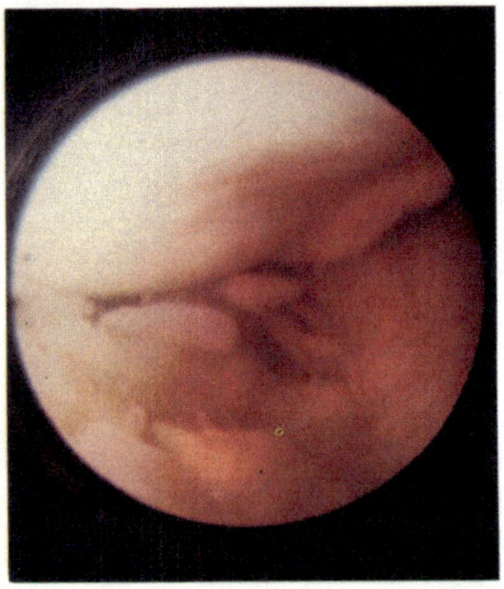

694 Bei der Arthroskopie sind kartilaginöse freie Körper zu sehen.

695

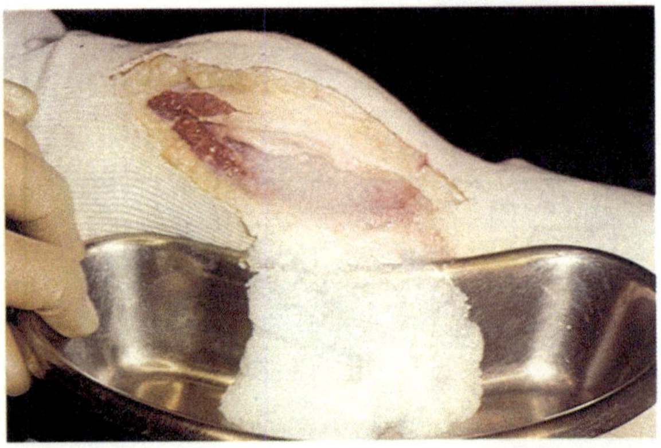

695 Eine große Anzahl von Knorpelstückchen wird bei der Operation entfernt.

696

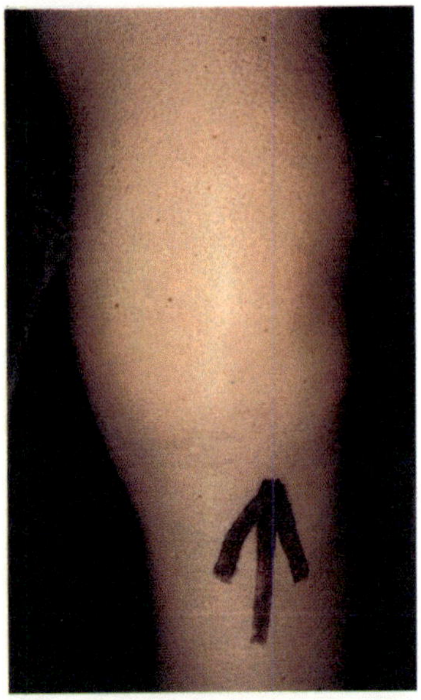

697

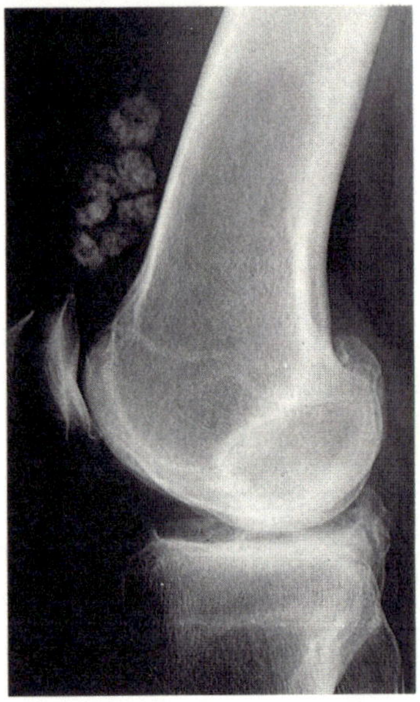

698

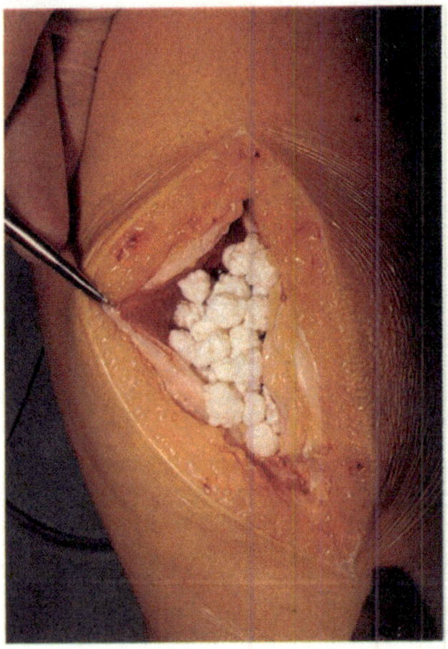

696–698 Bei diesem Patienten entwickelte sich eine allmähliche Schwellung des Knies. Das Röntgenbild zeigt multiple freie Körper. Es handelt sich wahrscheinlich um die gleiche Erkrankung in einem späteren Stadium, wenn sich in einigen der Knorpelknötchen Knochen bildet.

699

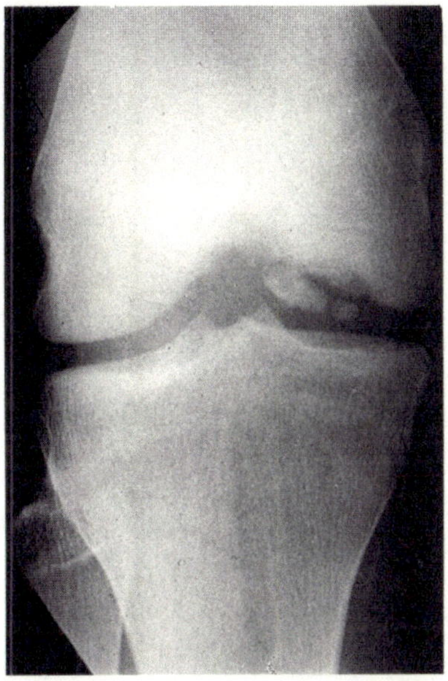

700

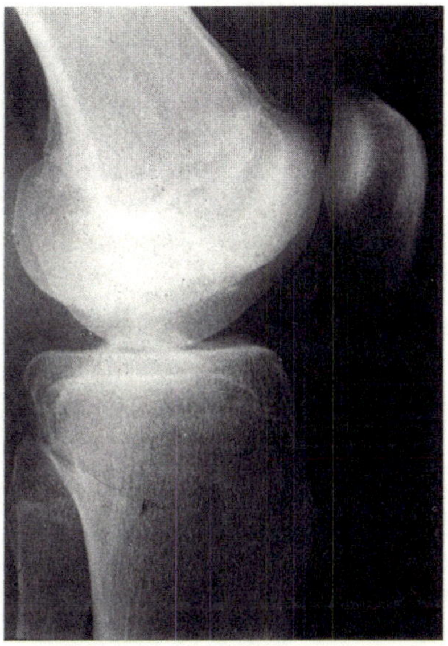

701

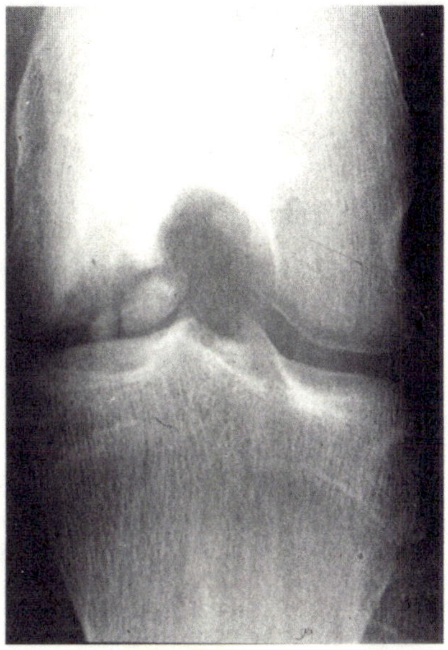

699–703 Osteochondrosis dissecans. Unterschiedliche Gelenke können erkranken, doch am weitaus häufigsten ist der laterale Femurkondylus betroffen. Die Ätiologie ist nicht bekannt. Der Herd läßt sich im ap- und seitlichen Strahlengang erkennen, doch ist die Ausdehnung der Läsion am besten auf Spezialaufnahmen sichtbar.

702

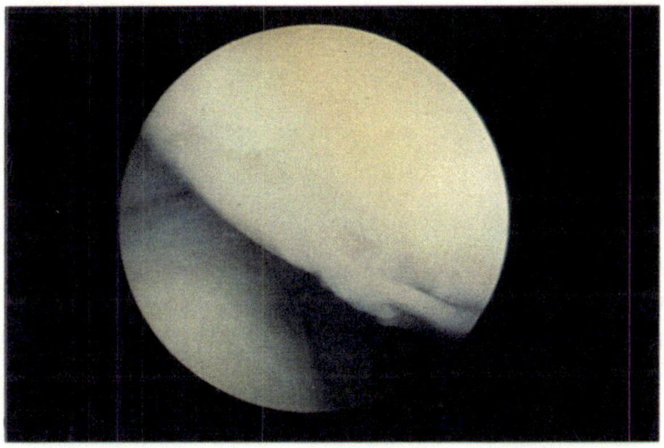

702 Arthroskopisches Bild der Osteochondrosis dissecans.

703

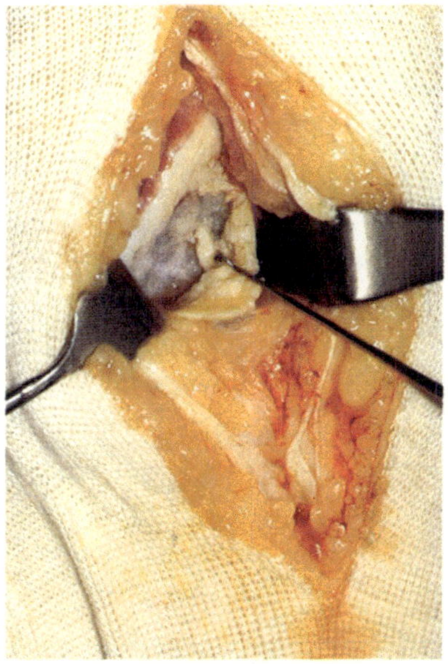

703 Intraoperativ findet sich abgelöster Gelenkknorpel mit einer dünnen, subchondralen Knochenschicht. Das Fragment kann sich lösen und dann den klassischen „freien Gelenkkörper" bilden.

704

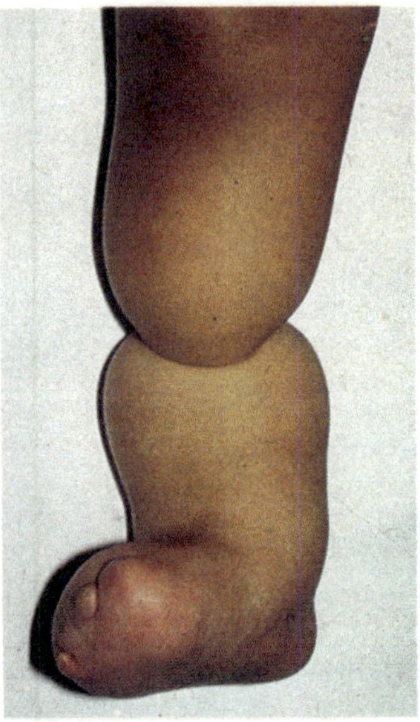

704 Kongenitale Schnürfurche. Selten wird ein Gelenk zufällig durch ein amniotisches Band oder die Nabelschnur im Uterus erfaßt. Hier hat die Einschnürung die normale Entwicklung des Gliedes distal verhindert.

705

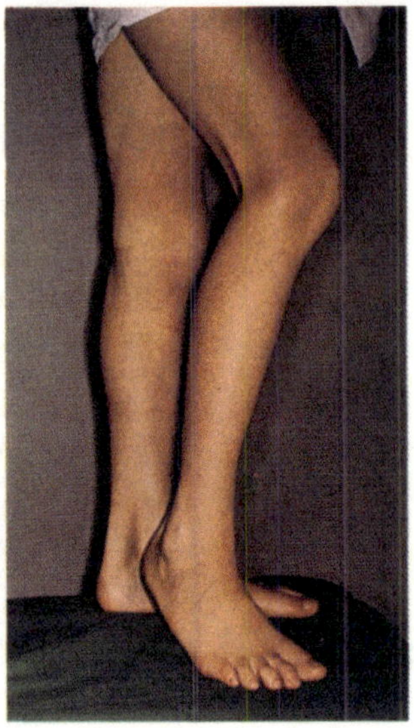

705 Kongenitale Kontraktur der Wadenmuskulatur. Von den vielen Ursachen einer Verkürzung der Wadenmuskulatur ist die hier gezeigte kongenitale Kontraktur wahrscheinlich die ungewöhnlichste. Weitere Abnormalitäten bestehen nicht, eine Ursache ist nicht erkennbar.

706

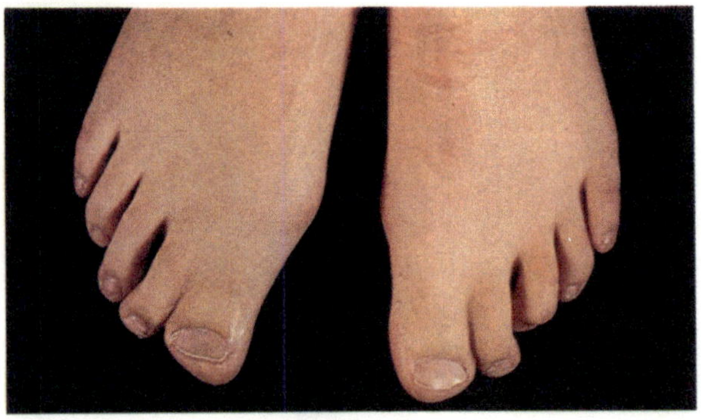

707

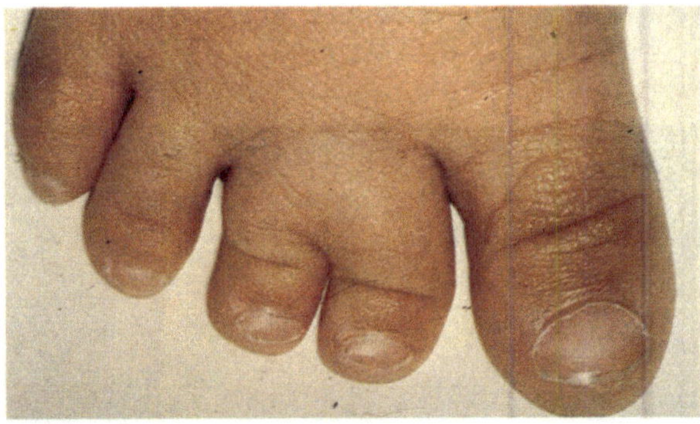

706 und 707 Syndaktylie. Die Syndaktylie bietet vielfältige Formen, von der isolierten Fusion zweier Zehen bis zur ausgedehnten Fusion von mehreren Fingern der Hand oder einigen Zehen.

708

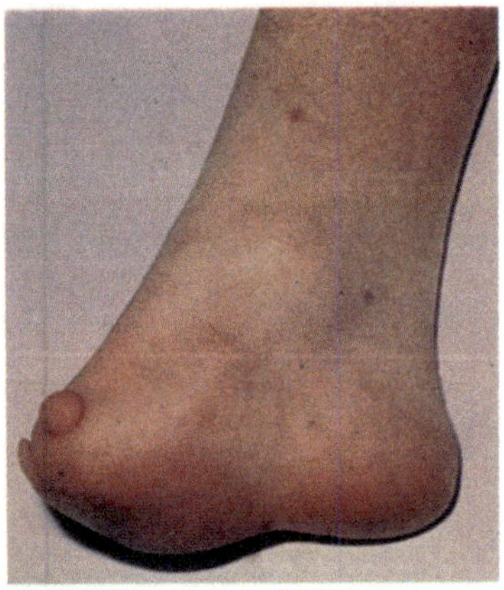

708 und 709 Kongenitale Vorfußamputation. Daß es sich hier nicht einfach um die Folge einer Schnürfurche handelt, wird klar durch die begleitenden Mißbildungen der Hände. Die Ätiologie ist unbekannt.

709

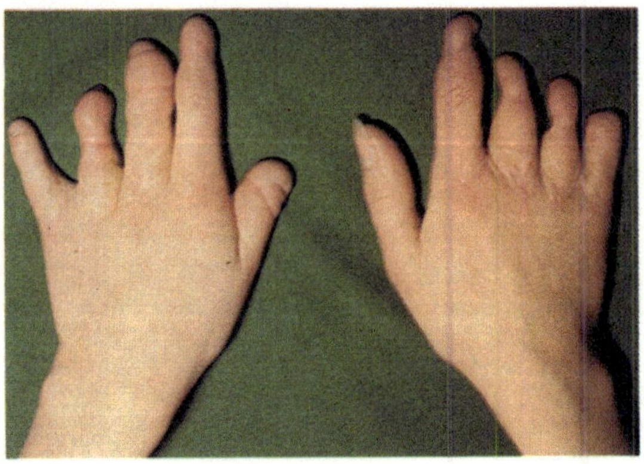

710

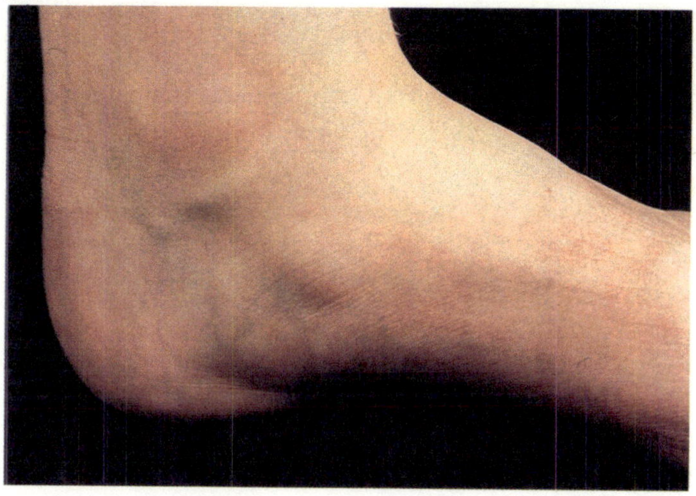

711

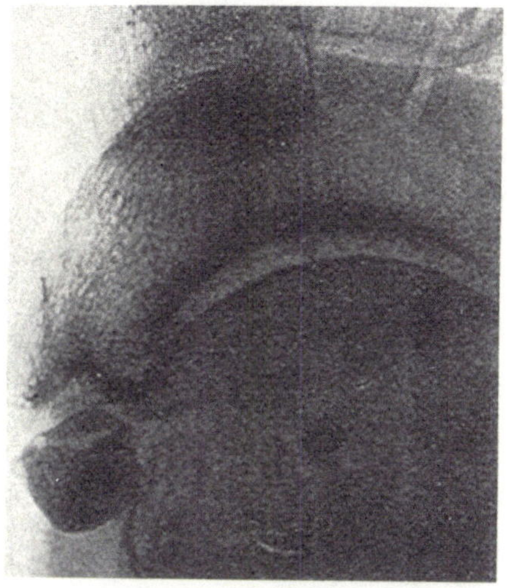

710 und 711 Os tibiale externum. Es handelt sich hier um ein Beispiel der zahlreichen möglichen akzessorischen Fußwurzelknöchelchen. Obwohl es auf der Medialseite des Fußes liegt, rührt der Name von der präaxialen Keimanlage beim Fötus her.

712

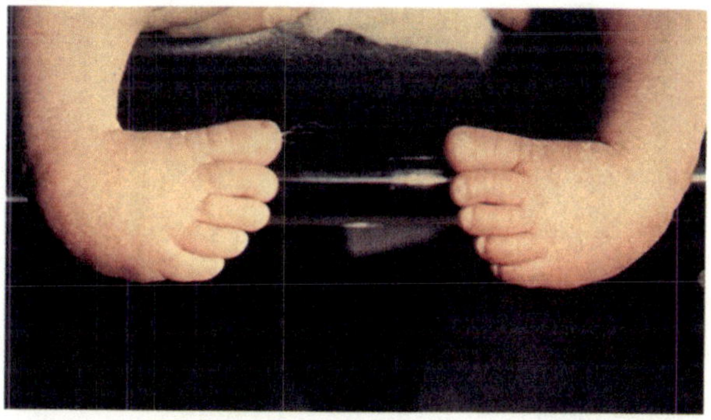

712 Angeborener Pes equinovarus. Es handelt sich um die häufigste Art des Klumpfußes; er kann ein- oder doppelseitig auftreten, lage- oder strukturbedingt sein.

713

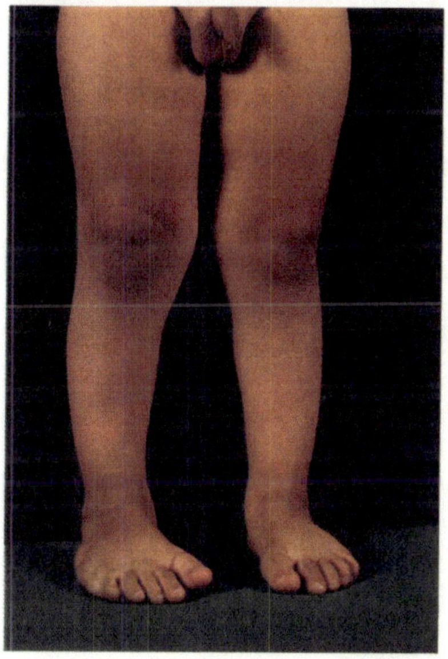

714

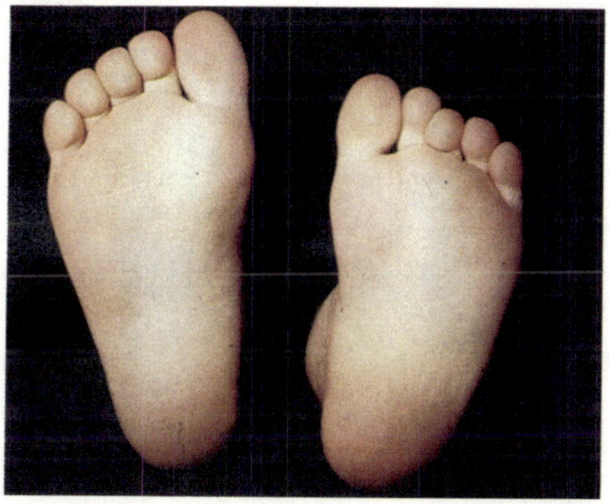

713 und 714 Pes equinovarus. Zu sehen ist die zurückgebliebene Fehlstellung nach einer Behandlung, durch die keine vollständige Korrektur erreicht wurde. Der Vorfuß bleibt adduziert. Bemerkenswert ist die Verkürzung des linken Fußes und die Inversion der Ferse.

715

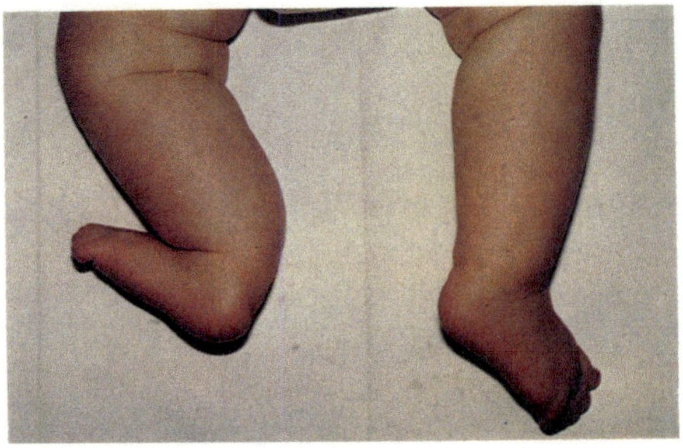

715 Angeborener Pes calcaneovalgus. Es handelt sich um die einfachste Form des Plattfußes. Ursache ist wahrscheinlich eine abnormale intrauterine Lage. Der Fuß ist grundsätzlich normal angelegt und läßt sich daher gut konservativ behandeln.

716 und 717 Angeborener vertikaler Talus. Diese extreme Plattfußstellung ist Folge einer strukturellen Abnormität. Die Behandlung ist schwierig, und das Ergebnis oft nicht befriedigend. Die vertikale Lage des Talus unterscheidet diese Form vom einfachen Plattfuß (Pes calcaneovalgus).

716

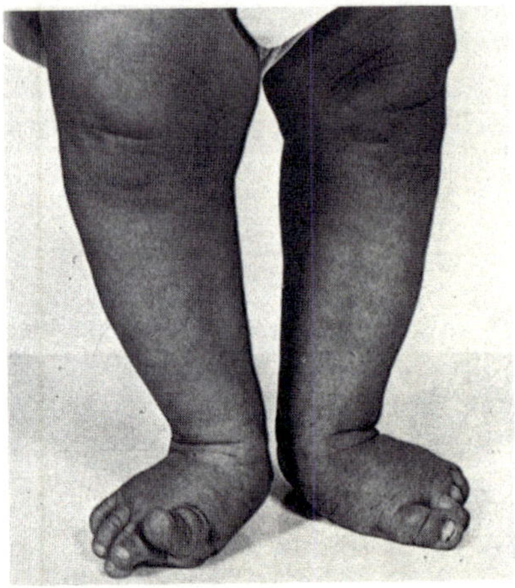

717

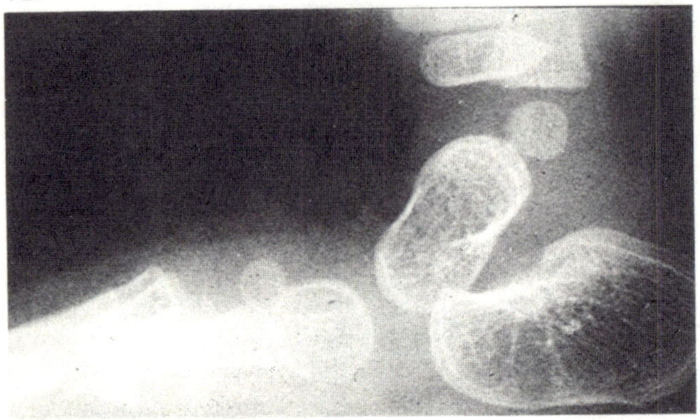

718 und 719 Spastischer Plattfuß. Dieses Krankheitsbild ist auch als Spasmus der Peronealmuskulatur bekannt. Es handelt sich um eine Abart des Plattfußes bei älteren Patienten. Es kann sich um das äußere Bild einer entzündlichen Erkrankung des subtalaren Gelenkes handeln. Bei einem gesunden Patienten ist er Folge einer lokalen strukturellen Abnormalität. Die Röntgenaufnahme zeigt eine kongenitale Ossifikationsbrücke zwischen dem Calcaneus und dem Os naviculare. Irgendeine ähnliche strukturelle Besonderheit ist normalerweise Ursache eines spastischen Plattfußes bei einer sonst gesunden Person.

718

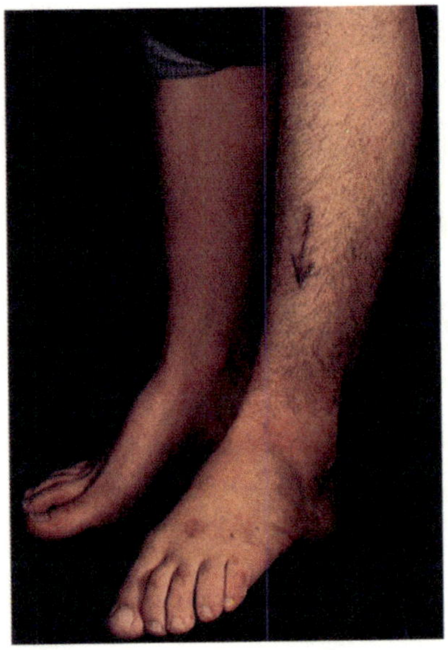

719

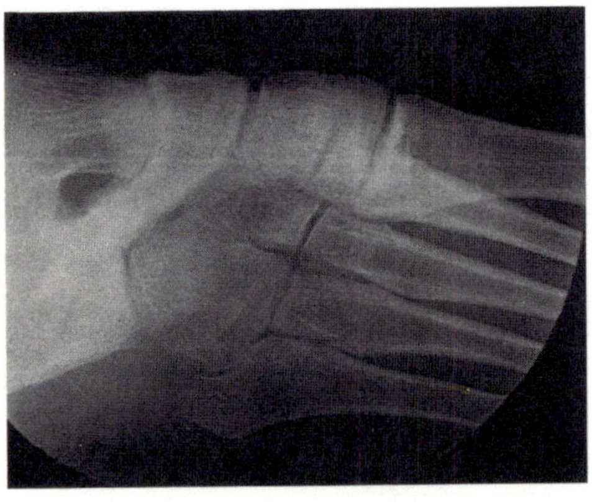

720

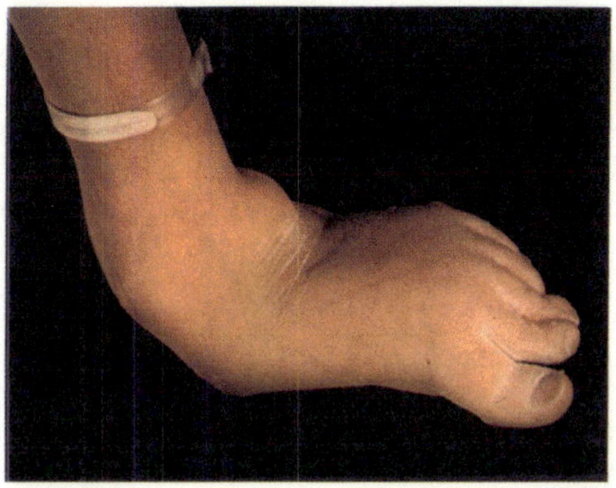

721

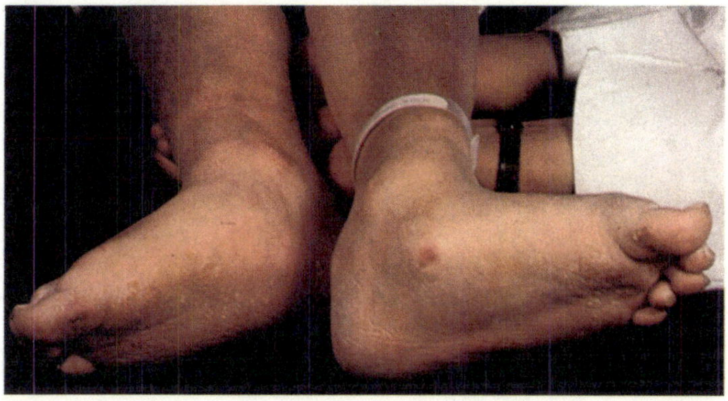

720 und 721 Pes planovalgus (Knickplattfuß). Hier ein extremes Beispiel. Ursache ist eine rheumatoide Arthritis, die zu einer destruktiven Arthropathie führte. Die mediale Fußwölbung ist zusammengebrochen. Während sich ein Druckulkus beim Pes cavus häufig findet, ist es beim Pes planus eher selten.

722

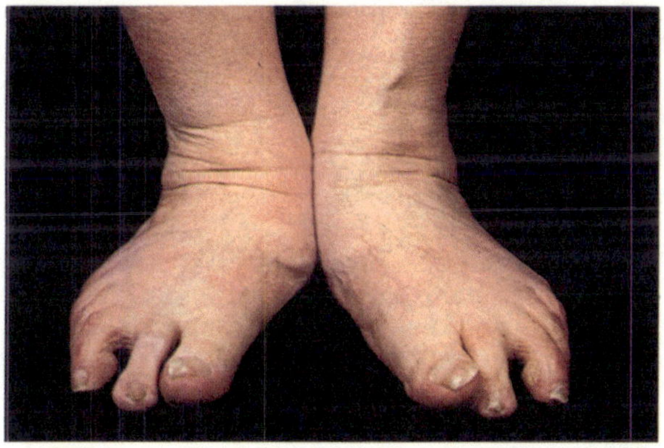

723

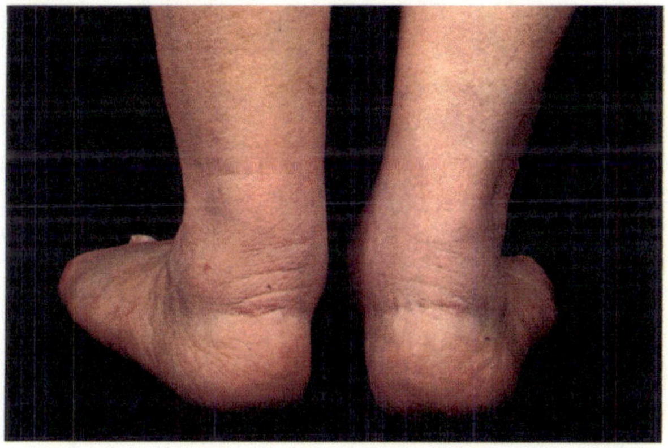

724

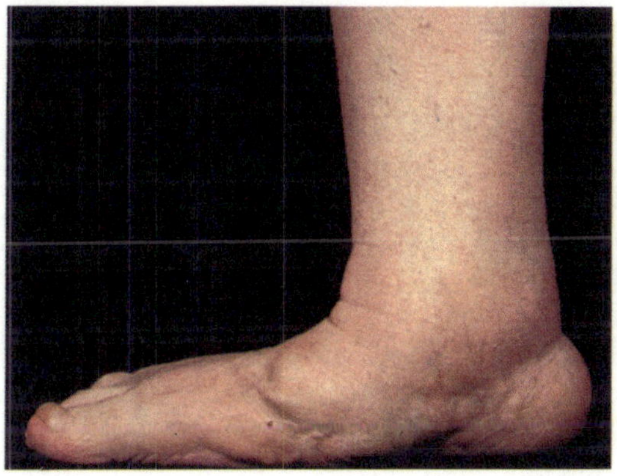

722–724 Haltungsbedingter Plattfuß. Dargestellt sind die Füße einer älteren übergewichtigen Frau, deren Längsgewölbe zusammengebrochen sind. Diese Füße waren ursprünglich normal, haben aber einfach dem zunehmenden Körpergewicht und Verlust des Muskeltonus nachgegeben. Von hinten ist die Eversionsstellung der Fersen sichtbar. Das seitliche Bild zeigt den völligen Zusammenbruch des medialen Längsgewölbes.

725

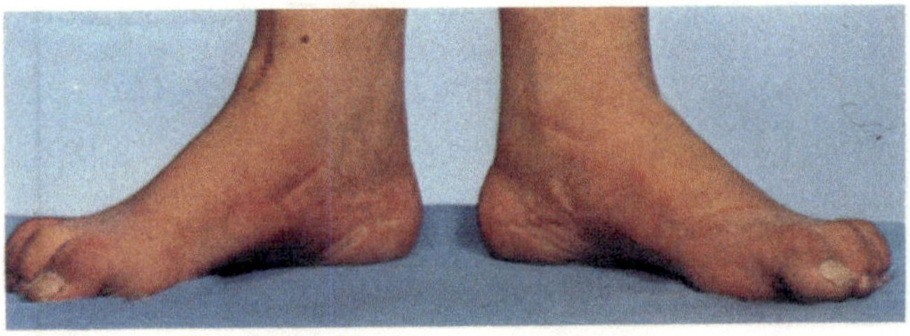

725 Pes cavus. Der Hohlfuß stellt das Gegenstück zum Plattfuß dar. Er ist die klinisch auffälligere und bedeutendere Deformität. Im Gegensatz zur allgemeinen Ansicht stellt er das schwerwiegendere Problem von zwei Extremen dar. Der Pes cavus ist oftmals der lokale Ausdruck einer anderen Erkrankung.

726

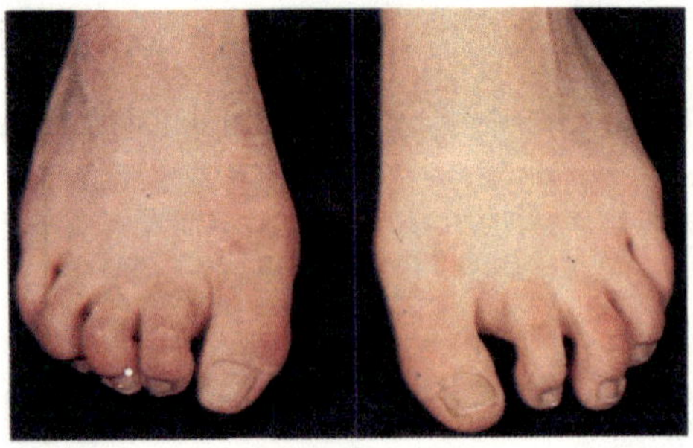

726 Krallenzehen sind meistens mit dem Pes cavus verbunden.

727

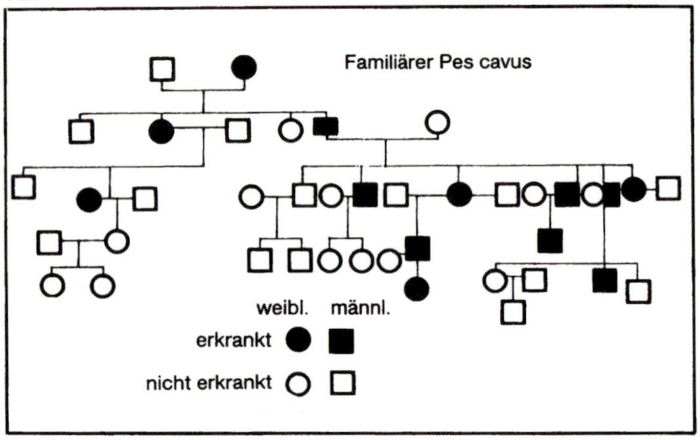

727 Familiärer Pes cavus. Die Familienanamnese ist bei etwa 50% der Patienten mit einem bilateralen, symmetrischen Pes cavus auffällig. Das Schema zeigt den autosomal-dominanten Erbgang. Es besteht eine genetische Verbindung zur Friedreich-Ataxie.

728

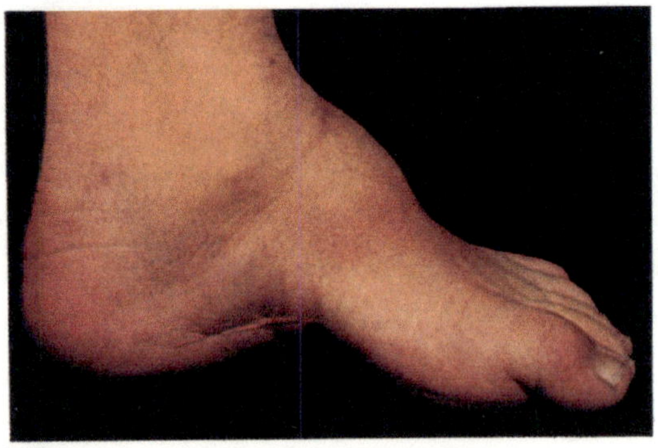

729

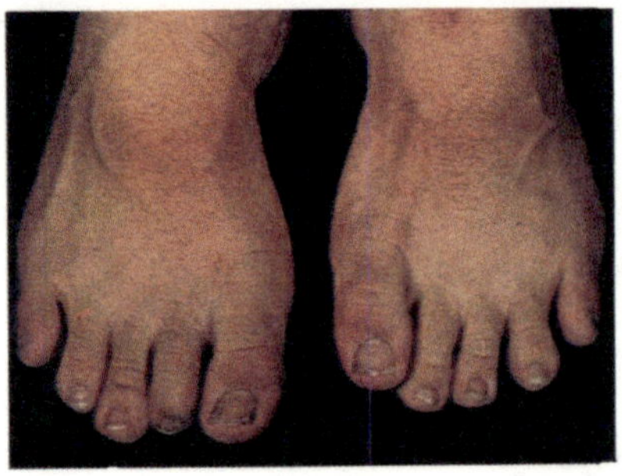

728 und 729 Friedreich-Ataxie. Der kurze stummelförmige Hohlfuß ist charakteristisch bei dieser Erkrankung. Beide Füße sind mehr oder weniger symmetrisch betroffen.

730

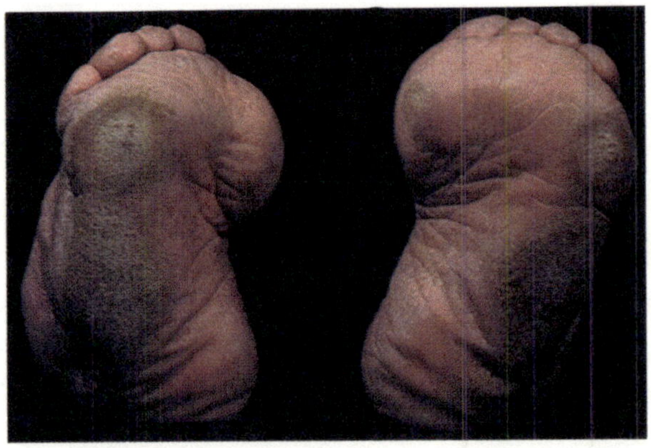

730 Die Füße eines weiter fortgeschrittenen Falles zeigen den kurzen Fuß, retrahierte Zehen, das hohe mediale Gewölbe und auffällige laterale gewichttragende Schwielen.

731

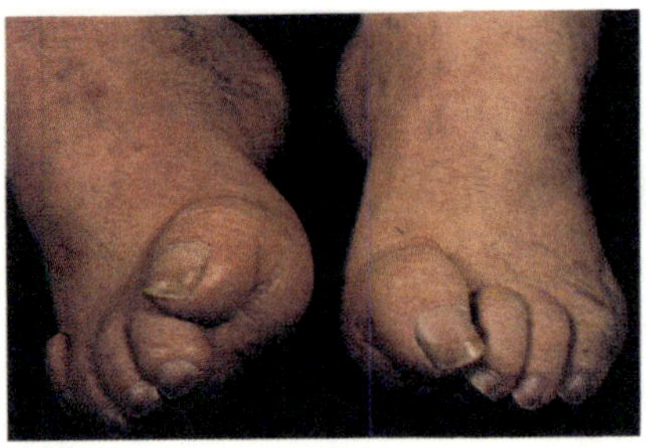

731 Dystrophie der Peronealmuskulatur. Pes cavus und Retraktion der Zehen sind oft früheste Anzeichen einer langsam progressiven, angeborenen Erkrankung des motorischen Neurons.

732

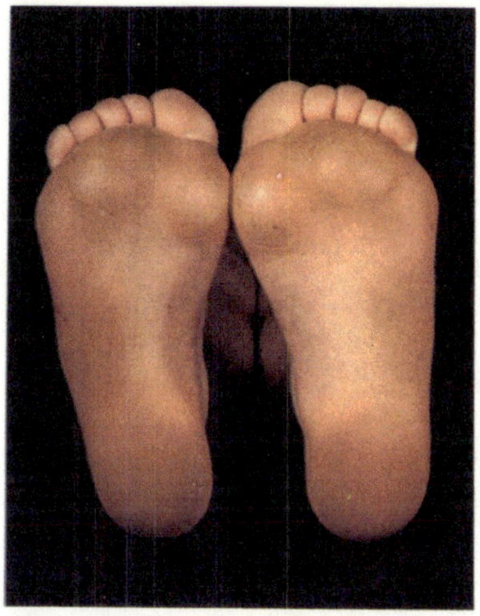

732 und 733 Dargestellt sind die Füße eines jungen Mädchens, das Schwierigkeiten hat, bequeme Schuhe zu erhalten. Die Druckstellen sind sichtbar.

733

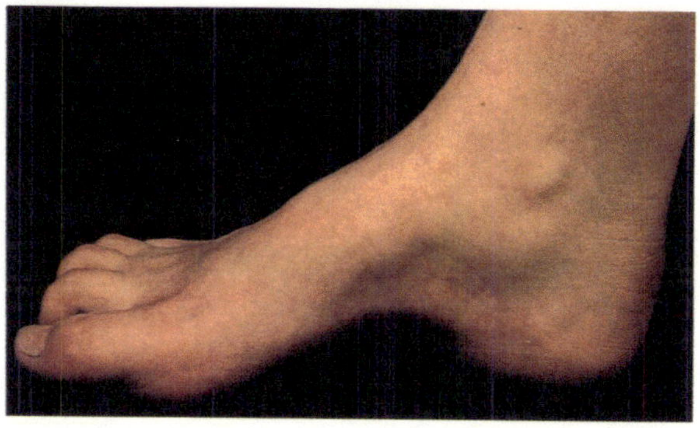

734

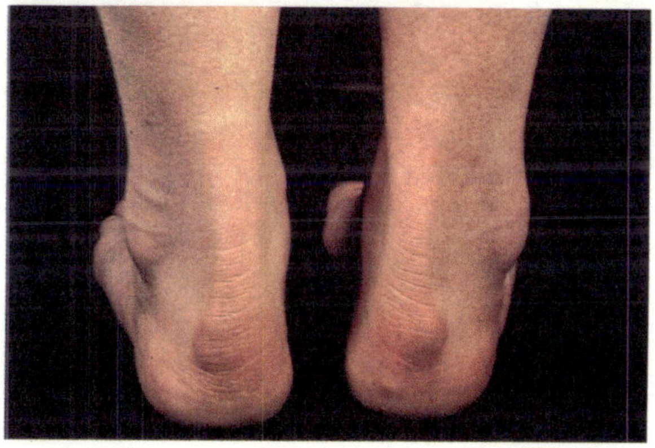

734 Die Rückansicht ihrer Füße zeigt, daß sie einen bilateralen – aber nicht völlig symmetrischen – Hohlfuß hat. Die rechte Ferse ist mehr invertiert.

735–737 Die Untersuchung ihres Rückens zeigt eine Eindellung in der Lumbosakralregion mit einer auffälligen Verfärbung der Haut. Auf der ap-Röntgenaufnahme ist eine Spina bifida bei LKW 5 und ein Defekt im Bereich der Hinterwand des Kreuzbeins zu sehen. Die Seitaufnahme zeigt zusätzlich zu dieser hinteren Anlagestörung eine leichte Spondylolysthesis. Nach weiteren Untersuchungen wurde die Diagnose einer kongenitalen spinalen Dysrhaphie gestellt.

735

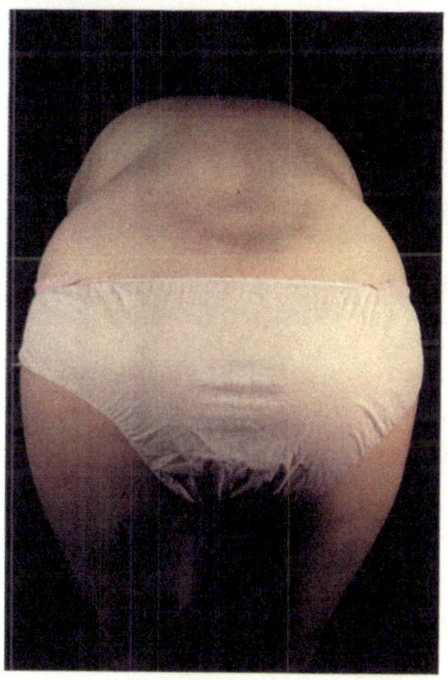

736

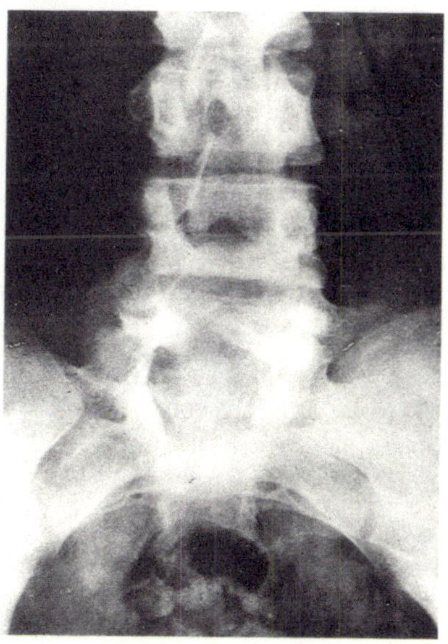

737

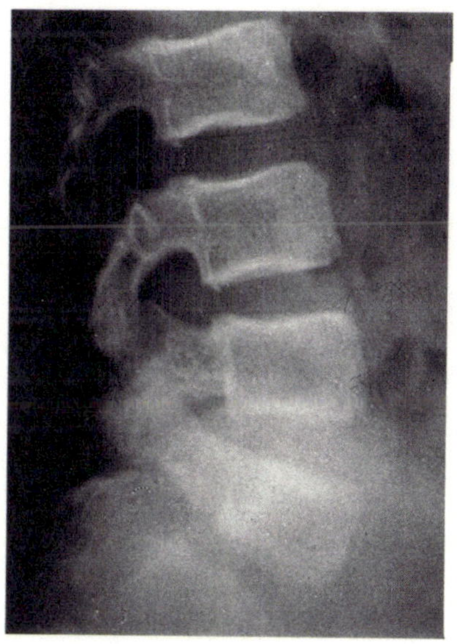

Poliomyelitis (siehe auch Abb. 164–175)

738 Postparalytischer Pes equinovarus als Folge einer Poliomyelitiserkrankung in der Kindheit. Das linke Bein des Patienten ist verkürzt und seine Wadenmuskulatur kontrahiert. Er steht deshalb in Spitzfußstellung, die Ferse befindet sich in Varusstellung.

739 Fehlstellung durch Störung des Muskelgleichgewichtes. Der normal agierende M. extensor hallucis longus führt bei gelähmtem M. tibialis anterior zu einer Störung des Muskelgleichgewichtes am Fuß dieses Patienten.

738

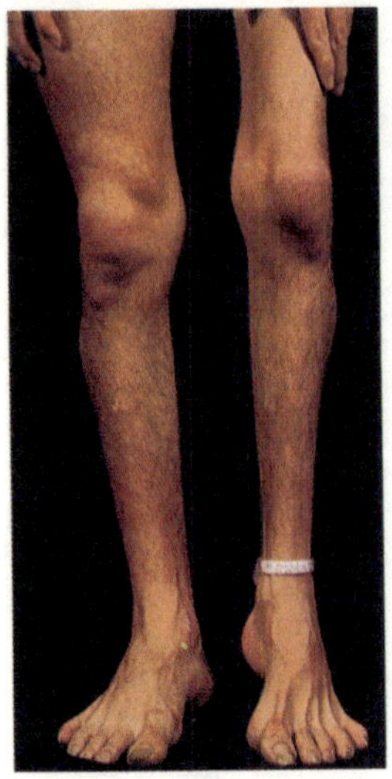

739

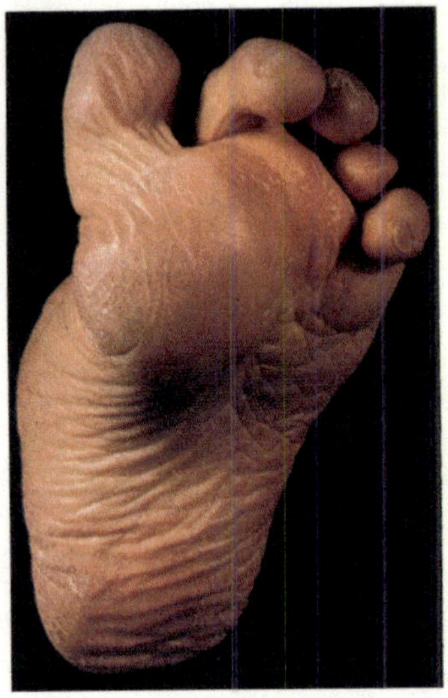

740

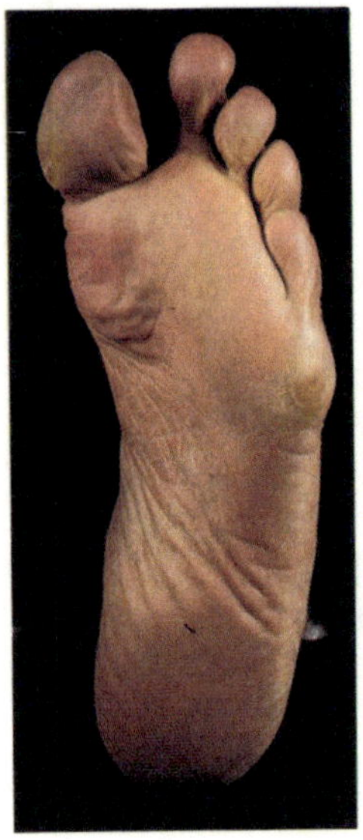

741

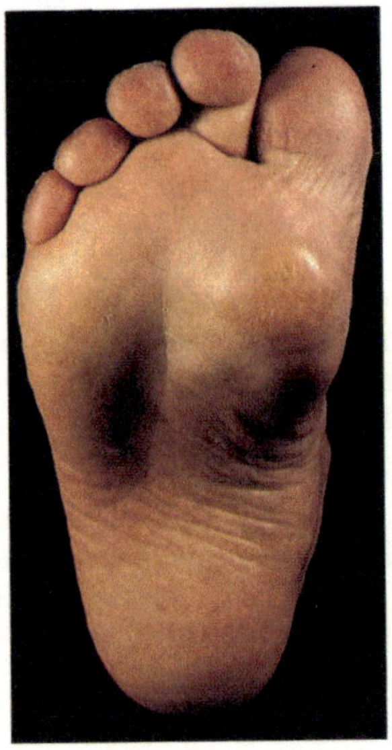

740 Der vermehrte Druck auf die Basis des 5. Metatarsalstrahls ist Folge der normalen Tätigkeit des M. tibialis anterior und M. tibialis posterior bei gelähmten Peronealmuskeln.

741 Der starke Druck auf das Köpfchen des 1. Os metatarsale ist die Folge eines kräftig tätigen M. peronaeus longus bei gelähmten Antagonisten (M. tibialis anterior).

742

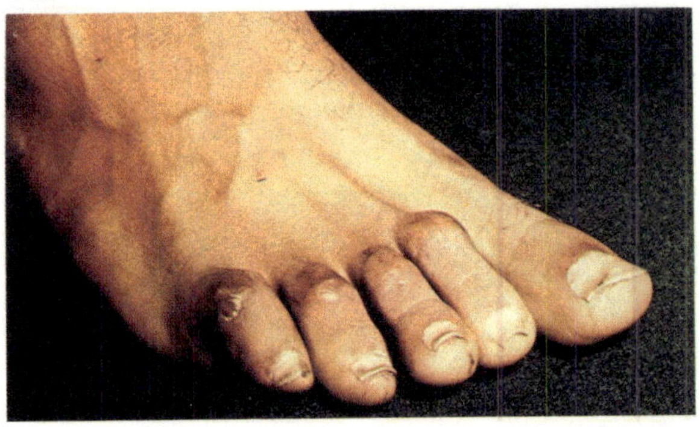

742 Die Krallenstellung der Zehen mit sekundären Druckmarken auf den proximalen Interphalangealgelenken ist häufig. Ursache ist das gestörte Gleichgewicht zwischen den normal tätigen Extensorsehnen der Zehen und der gelähmten Intrinsicmuskulatur.

743

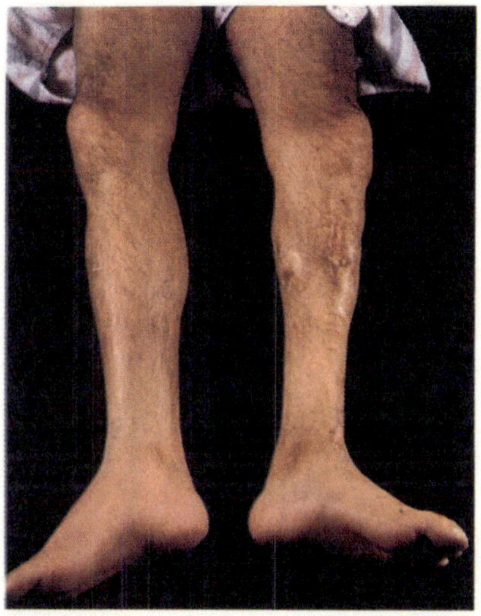

743 Volkmann-Kontraktur (ischämische Muskelkontraktur). Dieser Patient erlitt eine Trümmerfraktur der linken Tibia und Fibula. Die schwere Mitbeteiligung der dorsalen Muskelgruppen zeigt sich an ihrer Atrophie und Kontraktur.

744 und 745 Ischämische Kontraktur der langen Beugemuskeln. Wird das Sprunggelenk passiv dorsal flektiert, zwingen die vernarbten langen Flexoren die Zehen in eine volle Beugung. Wird das Sprunggelenk maximal plantar flektiert, können die Zehen gestreckt werden.

744

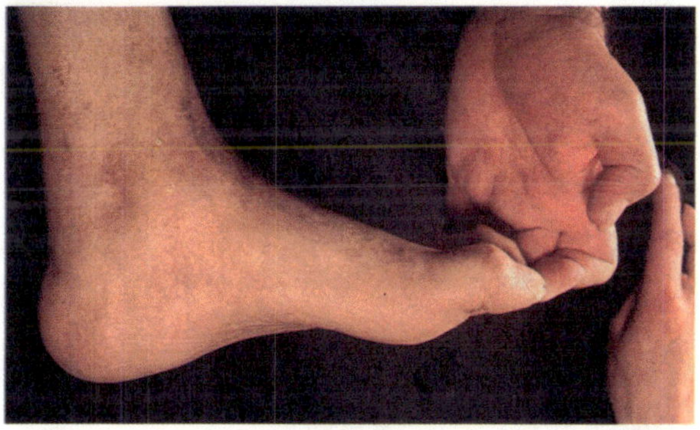

745

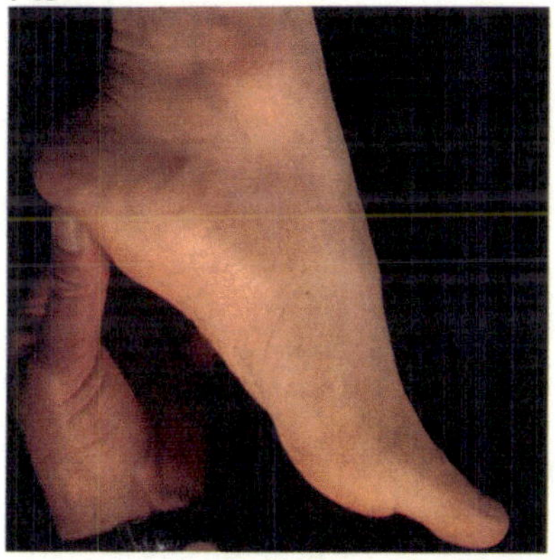

746

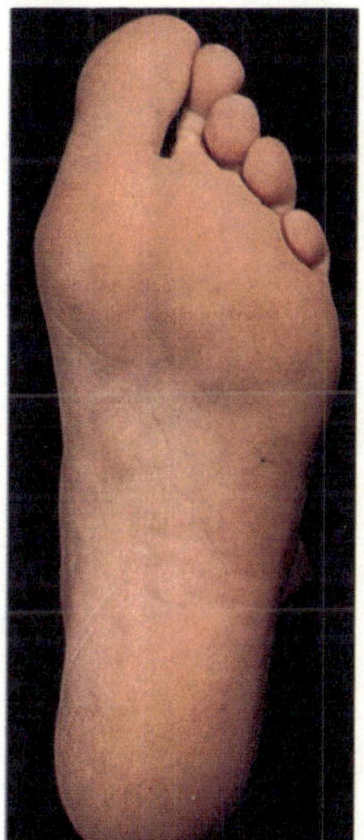

747

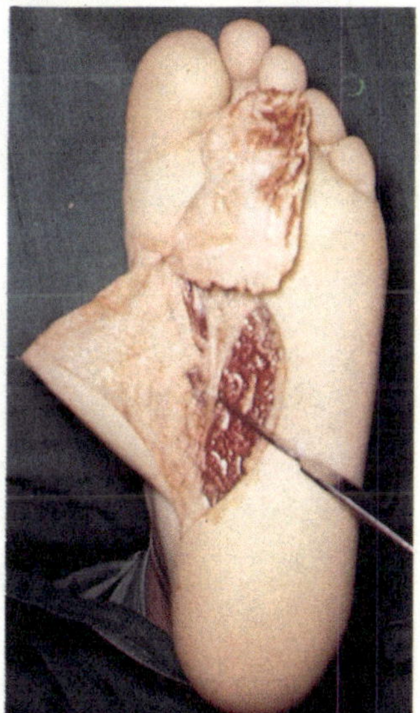

746 Fibrose der Plantarfaszie. Die Fußsohle ist knötchenförmig verdickt. Der Patient hat eine Dupuytrensche Kontraktur an beiden Händen (siehe **511–513**).

747 Die betroffene Plantarfaszie wird operativ entfernt.

748 Hammerzehe. Nur ein oder zwei Zehen an jedem Fuß sind betroffen. Es gibt unterschiedliche Zehenfehlstellungen, je nachdem, welches Gelenk hauptsächlich befallen ist. Die Fehlstellung ist fixiert und tritt oft auch familiär gehäuft auf.

748

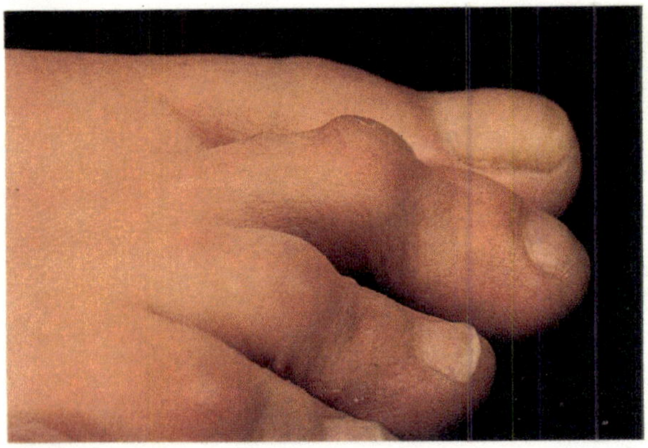

749 Hallux valgus. Die Achsenabweichung zwischen dem ersten Metatarsalstrahl und der proximalen Phalanx beträgt gewöhnlich nicht mehr als etwa 10°. Bei diesem Fuß mißt der Winkel über 30°. Die Fehlstellung ist oft bilateral vorhanden. Eine zusätzliche Bursa über dem medial prominenten Metatarsalköpfchen hat sich vergrößert und entzündet.

749

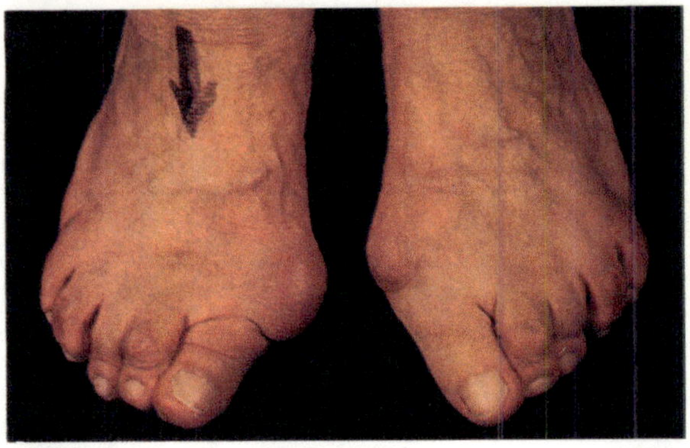

750 Metatarsus primus varus. Die vermutliche Ursache des Hallux valgus ist auf der Röntgenaufnahme unter Belastung dargestellt. Sie ist Folge einer kongenitalen Fehlstellung des 1. Metatarsalknochens, der sich in zu starker Varusstellung befindet: Metatarsus primus varus. Die Erkrankung wird geschlechtsgebunden autosomal vererbt.

750

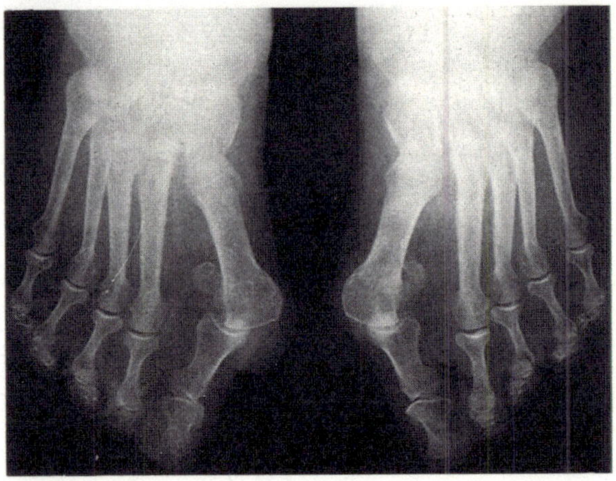

751 Hallux valgus. Ein weiter fortgeschrittener Fall mit Ballenbildung und Überlagerung der angrenzenden 2. Zehen. Sichtbar ist nicht nur die schwere Valgusfehlstellung, sondern auch die deutliche Rotation der Großzehen. Ihre Nägel liegen jetzt medial.

751

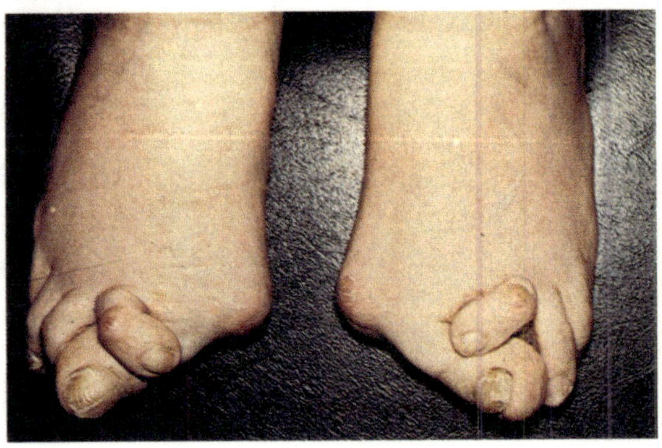

752

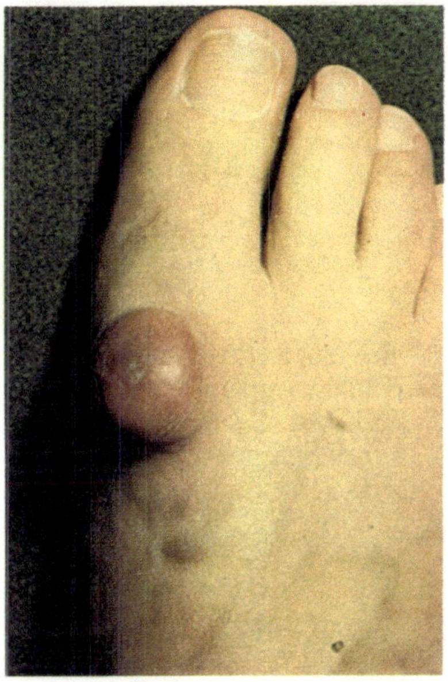

753

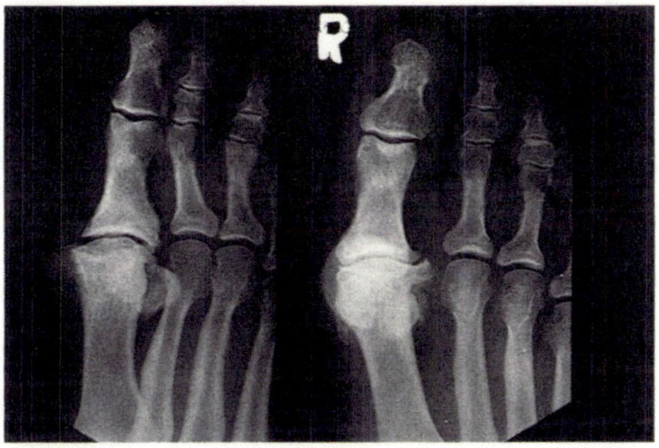

752 und 753 Hallux rigidus. Der entzündete Ballen beim Hallux rigidus liegt nicht medial, sondern auf der Dorsalseite des Köpfchens vom 1. Os metatarsale.

753 Die Röntgenaufnahmen zeigen arthrotische Veränderungen des ersten Metatarso-Phalangealgelenkes und dorsale Exostosen.

754

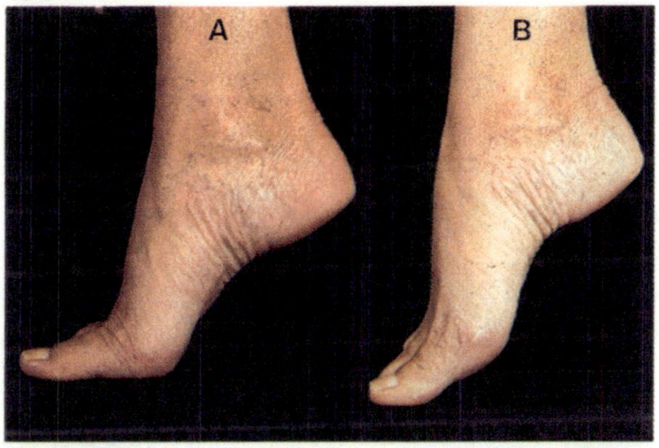

754 Hallux rigidus. Beim normalen Gehen hebt der Fuß im Metatarso-Phalangealgelenk der Großzehe ab, die zu diesem Zeitpunkt dorsalflektiert ist (A). Ist diese Bewegung eingeschränkt, erfolgt das „Abheben" im Interphalangealgelenk, das sich vor dem steifen Metatarso-Phalangealgelenk hyperextendieren muß (B).

755

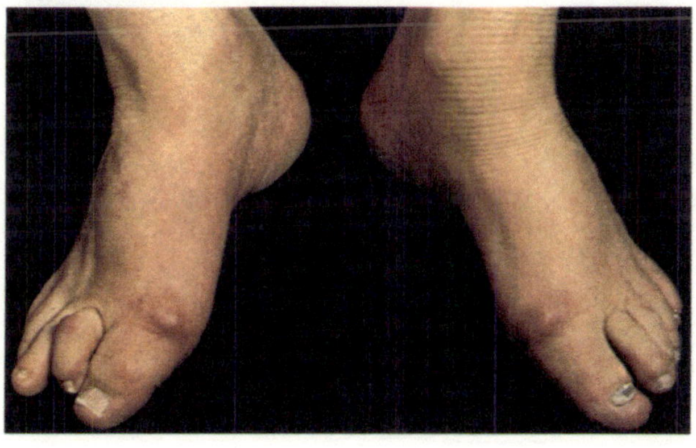

755 Ballen bei Gicht. Es handelt sich um das klassische, aber keineswegs häufigste Erscheinungsbild der Gicht. Bemerkenswert ist, daß hier kein Hallux valgus vorliegt. Der Ballen entsteht durch eine Ablagerung von Harnsäurekristallen in der Bursa.

756

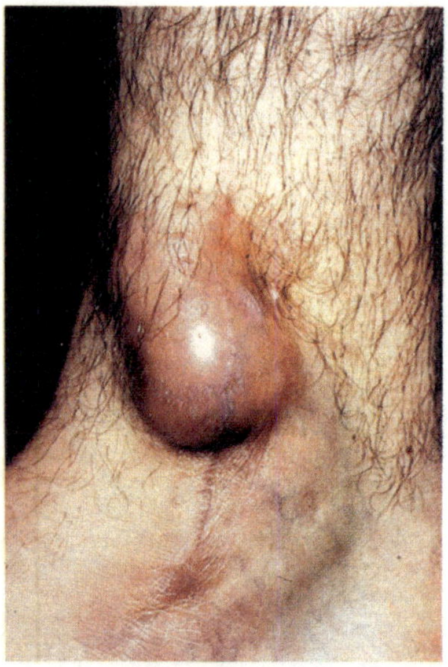

3. Verschiedenes

756 Rezidivierendes Ganglion des Sprunggelenkes. Bei diesem Tumor wurde zunächst angenommen, es handele sich um ein Ganglion, das von der Sehnenscheide des M. tibialis anterior ausgehe. Bei der zweiten Exzision wurde erkannt, daß es vom Sprunggelenk ausgeht.

757 Weichteiltumor am Fußrücken. Es handelt sich hierbei um ein Xanthom der Synovialscheide der Zehenstrecker.

757

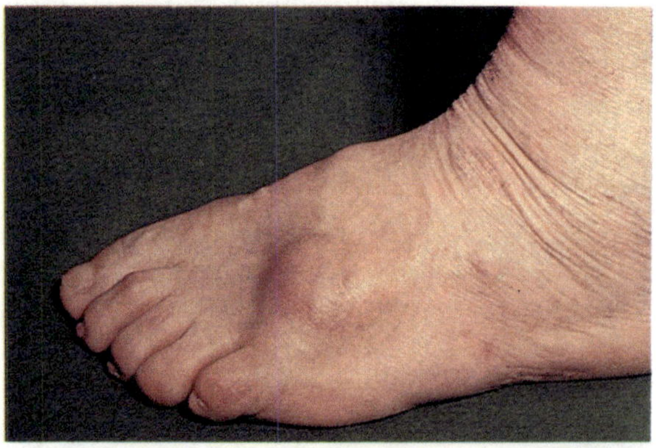

758

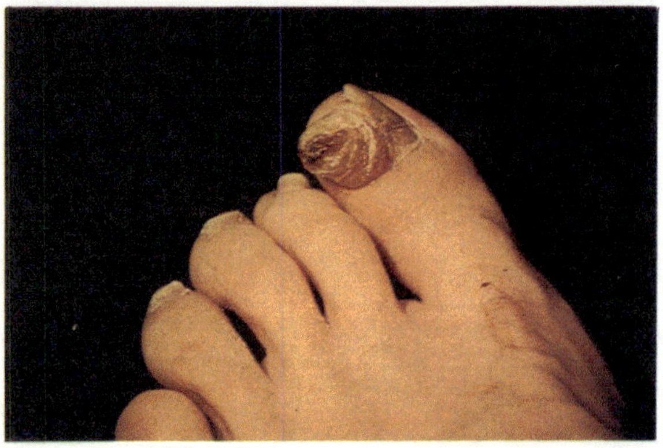

758 und 759 Eine subungale Exostose kann sich an der Dorsalseite der Endphalanx entwickeln – meist an der Großzehe –, und sich als eine Störung des Nagelwachstums darstellen. Ursache ist wahrscheinlich ein vorhergehendes Trauma.

759

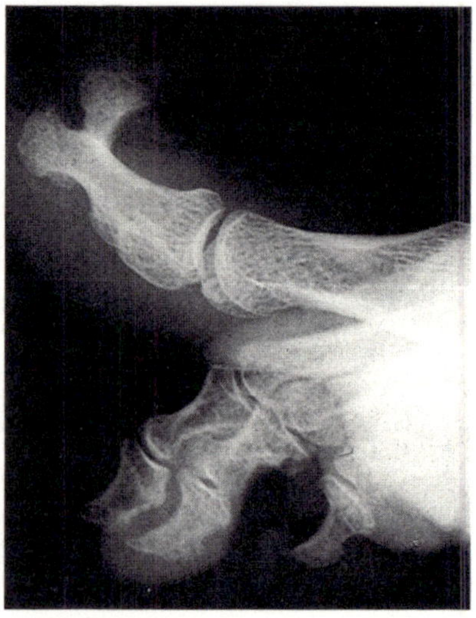

760

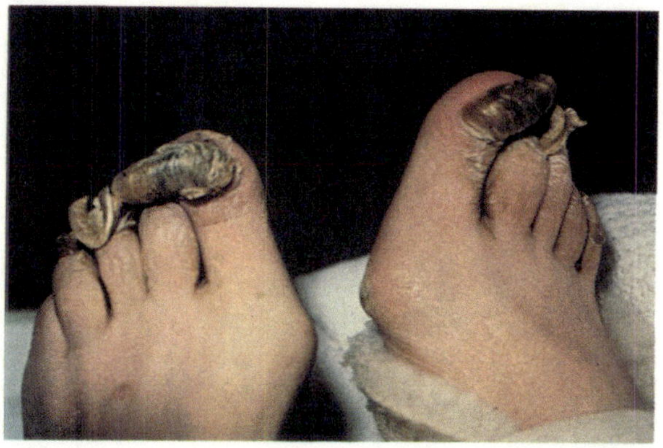

760 **Onychogryposis.** Es handelt sich um eine unansehnliche, aber harmlose Erkrankung durch ein deformierendes übermäßiges Wachstum der Nägel („Widderhorn-Nagel").

761

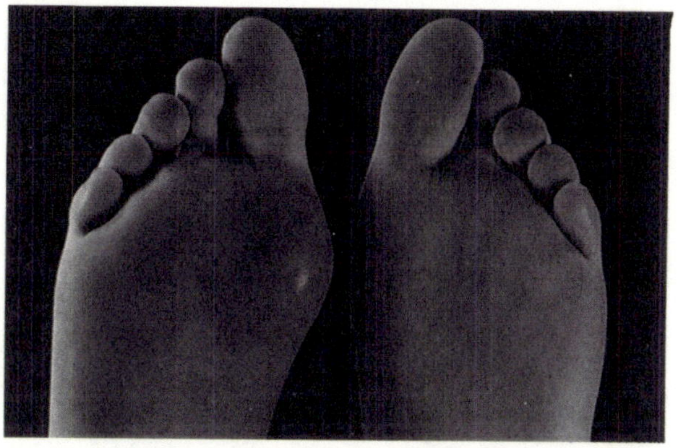

761 **Verkalkte Bursa.** Dieser Patient stellte sich mit einer schmerzhaften Schwellung unter dem rechten ersten Metatarsalköpfchen vor.

762

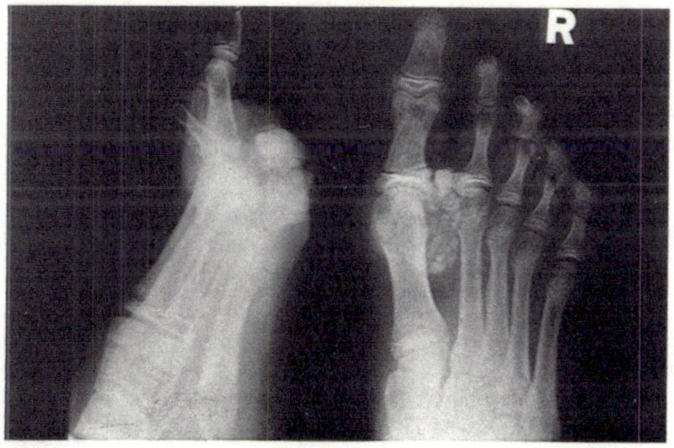

762 Verkalkungen unabhängig von den Sesambeinen.

763

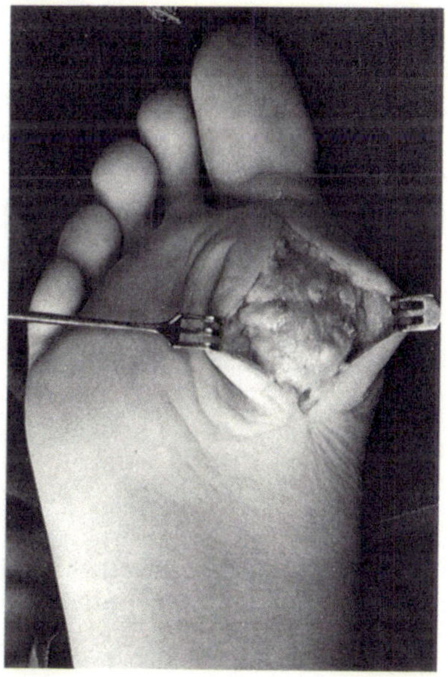

763 Operativ wird eine feste Masse entfernt, die keine Verbindung zu einer wichtigen Struktur hat. Beim Aufschneiden zeigte sich, daß es sich um eine verkalkte Bursa handelte.

764

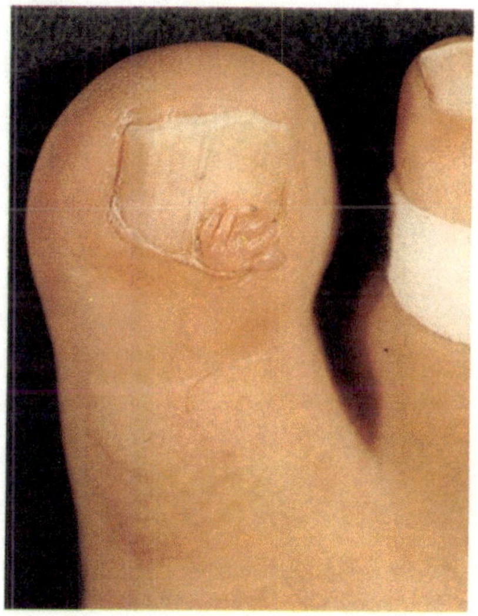

764 **Verruca.** Es ist wichtig, sie von einem malignen Melanom, das unpigmentiert sein kann, zu unterscheiden.

765

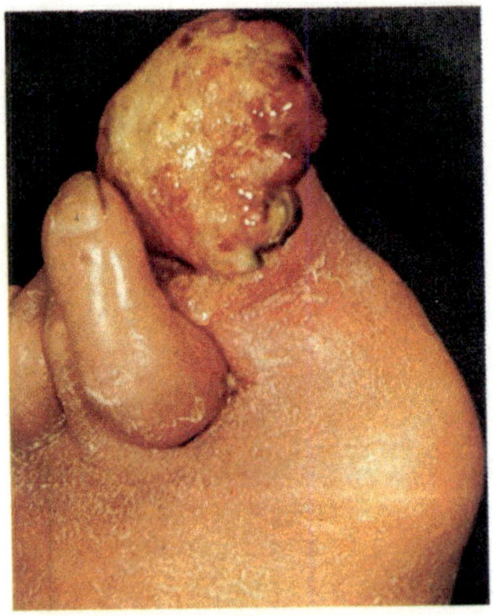

766

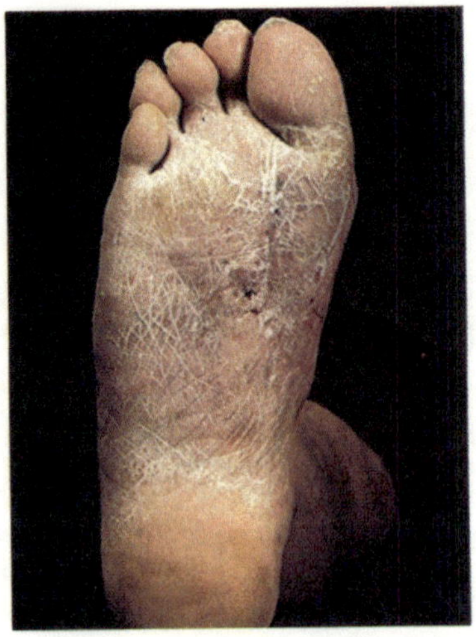

767

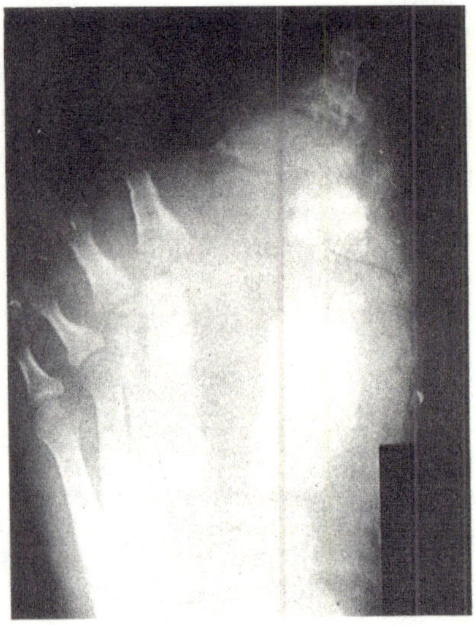

765 Malignes Epitheliom.

766 und 767 Madurafuß. Dieser Patient hatte 7 Jahre lang eine indurierte Wunde mit rezidivierendem Ausfluß an der Sohle seines linken Fußes. Die eingehende Untersuchung führte zur Diagnose einer Infektion durch Pilze.

768

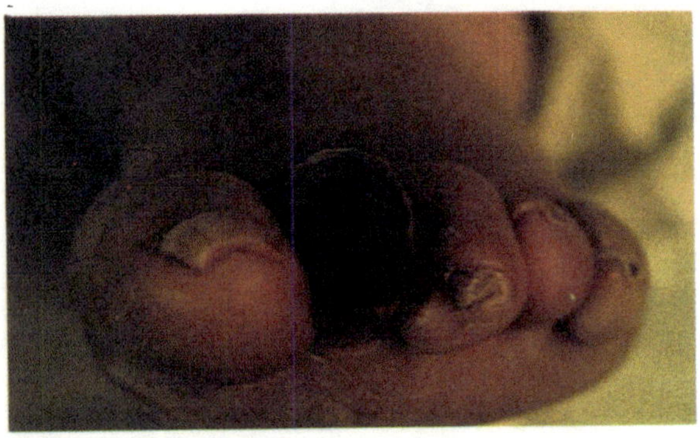

769

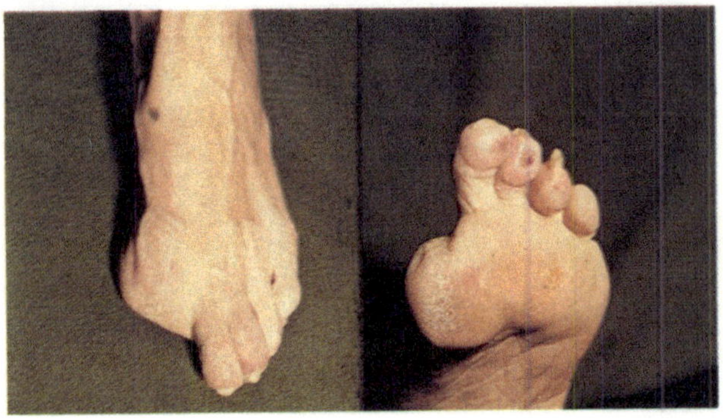

768 Gangrän der zweiten Zehe als Folge einer peripheren Gefäßerkrankung.

769 Erfrierung. Eine Gangrän erforderte die Amputation der Großzehe. Die anderen Zehen sind wegen einer Lähmung der Intrinsicmuskulatur atrophiert und retrahiert.

770

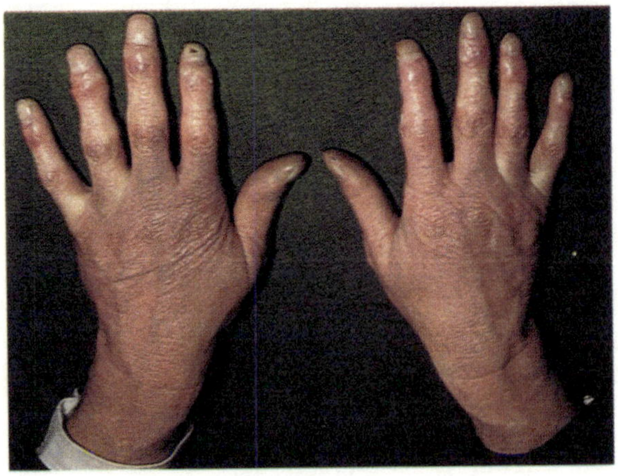

771

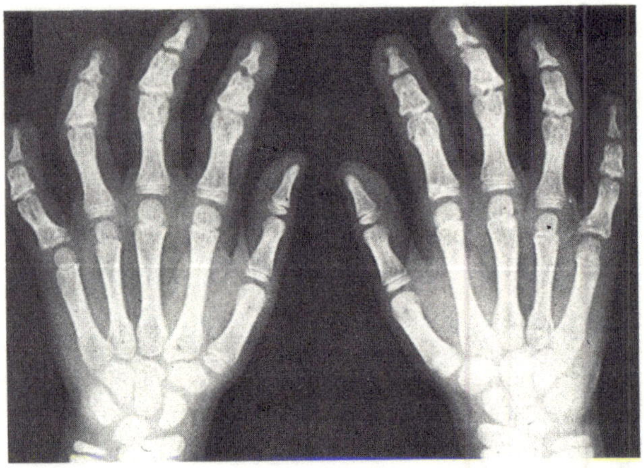

770 Die Hände des Patienten sind ebenfalls durch Kälte geschädigt.

771 Veränderungen, die sich an den Phalangen nach Erfrierung zeigten.

Register

(Zahlenangaben beziehen sich auf Seitennummern.)

Erich Jonasch

Knochenbruchbehandlung bei Kindern

17 x 24 cm. X, 237 Seiten. Mit 149 Abbildungen. 1982. Balacron gebunden.
DM 158,– ISBN 3 11 008683 2

Der Behandlung kindlicher Knochenbrüche wird seit einigen Jahren ganz besondere Aufmerksamkeit geschenkt. Die Erfahrung hat gezeigt, daß die Annahme irrig war, Fehlstellungen bei Knochenbrüchen von Kindern korrigierten sich im Laufe des weiteren Wachstums von selbst.

Die Behandlung kindlicher Knochenbrüche muß genauso exakt wie bei den Erwachsenen erfolgen. Sie soll jedoch weitgehend konservativ sein, um nicht durch operative Maßnahmen Wachstumsfugen zu schädigen.

Dieses Buch ist als Leitfaden für eine ausgewogene konservative und operative Knochenbruchbehandlung bei Kindern gedacht. Die statistischen Angaben stammen aus Untersuchungen an über 260 000 Fällen.

Das zur Verfügung gestellte Bildmaterial erleichtert die Diagnose und bestätigt postoperative Befunde.

W DE G

de Gruyter

Freye · Lammers

Radio-logisches Wörterbuch

Diagnostische Leitsätze für die Praxis

14 cm × 21,5 cm. VIII, 556 Seiten. Mit 450 Abbildungen. 1982.
Gebunden DM 98,– ISBN 3 11 007292 0

Röntgenologische, sonographische und nuklearmedizinische Diagnostik. Erstellt von zahlreichen Radiologen aus Klinik und Praxis sowohl für Röntgenologen als auch sämtliche Diagnostiker anderer Fachdisziplinen.

Das Werk gliedert sich in zwei Teile: 514 Seiten allgemein-radiologisch-diagnostischer Teil; 42 Seiten Technik der Radiologie. Das Werk ist nach Prinzipien der Lexikographie erstellt worden mit zahlreichen Querverweisen und einprägsamen Abbildungen. Es erleichtert durch den schnellen Zugriff dem Nichtradiologen die Indikationsstellung für verschiedenste Untersuchungsverfahren und erläutert dabei knapp und zusammenfassend Prinzip und Methode.

Bei Fragen zur Produktsicherheit wenden Sie sich bitte an:
If you have any questions regarding product safety,
please contact:

Walter de Gruyter GmbH
Genthiner Straße 13
10785 Berlin
productsafety@degruyterbrill.com